全国高等院校医学实验教学规划教材

临床技能学实训

主　编　邓爱军　申志新
主　审　井西学　王亚利
副主编　潘　斌　姜爱芳　刘　永　季加芬　孙银贵
编　委　(按姓氏笔画排序)
　　　　王　飞　王　平　王　娟　王　慧
　　　　王永芹　王亚利　邓爱军　申志新
　　　　刘　永　刘志辉　刘茹辛　刘相明
　　　　刘晓霞　孙树军　孙银贵　李　娜
　　　　李　蕾　李艳青　季加芬　赵司顺
　　　　赵倩倩　姜爱芳　贾丽燕　高艳艳
　　　　黄丽红　崔洪伟　潘　斌

科学出版社
北　京

内 容 简 介

本教材针对医学生需要掌握的 70 项临床技能进行详细讲解,包括内科、外科、儿科、妇产科、急救、护理、眼科、耳鼻咽喉科及皮肤病科等各专科。教材由多年来指导医学生进行临床技能训练的经验丰富的指导教师编写,每项技能讲解包括适应证、禁忌证、准备工作、操作步骤、注意事项等内容,并附有测试题,以指导学生规范训练,提高其临床技能水平。

本教材适用于医学生、低年资住院医师学习使用,也可供各教学医院的临床带教老师学习参考。

图书在版编目(CIP)数据

临床技能学实训 /邓爱军,申志新主编 . —北京:科学出版社,2015. 6
全国高等院校医学实验教学规划教材
ISBN 978-7-03-044669-5

Ⅰ. ①临… Ⅱ. ①邓…②申… Ⅲ. ①临床医学-医学院校-教材 Ⅳ.
①R4

中国版本图书馆 CIP 数据核字(2015)第 124602 号

责任编辑:胡治国　杨鹏远 / 责任校对:胡小洁
责任印制:徐晓晨/ 封面设计:范璧合

科　学　出　版　社 出版
北京东黄城根北街 16 号
邮政编码:100717
http://www.sciencep.com

北京虎彩文化传播有限公司 印刷
科学出版社发行　各地新华书店经销

*

2015 年 6 月第 一 版　　开本:787×1092　1/16
2019 年 10 月第二次印刷　　印张:12 1/4
字数:286 000

定价:**38. 00 元**
(如有印装质量问题,我社负责调换)

前　言

　　医学是一门实验性极强的科学,医学实验教学在整个医学教育中占有极为重要的位置。地方医学院校承担着培养大批高素质应用型医学专门人才的艰巨任务,但目前多数地方医学院校仍然采用以学科为基础的医学教育模式,其优点是学科知识系统而全面,便于学生理解和记忆,该模式各学科之间界限分明,但忽略了各学科知识的交叉融合;实验教学一直依附于理论教学,实验类型单一,实验条件简单;实验教材建设落后于其他教学环节改革的步伐,制约了学生探索精神、科学思维、实践能力、创新能力的培养。

　　近年来,适应国家医学教育改革和医疗卫生体制改革的需要,全国大多数医学院校相继进行了实验室的整合,逐步形成了综合性、多学科共用的实验教学平台,从根本上为改变实验教学附属于理论教学、实现优质资源共享创造了条件。经过多年的探索和实践,以能力培养为核心,基础性实验、综合性实验和设计创新性实验三个层次相结合的实验课程体系,逐步得到全国高等医学院校专家学者的认可。

　　要实现新世纪医学生的培养目标,除实验室整合和实验教学体系改革外,实验教材建设与改革已成为当务之急。为编写一套适应于地方医学院校医学教育现状的实验教材,在科学出版社的大力支持下,"全国高等院校医学实验教学规划教材"编委会组织相关学科专业、具有丰富教学经验的专家教授,遵循学生的认识规律,从应用型人才培养的战略高度,以《中国医学教育标准》为参照体系,以培养学生综合素质、创新精神和实践创新能力为目标,依托实验教学示范中心建设平台,在借鉴相关医学院校实验教学改革经验的基础上,编写了这套实验教学系列教材。全套教材共八本,包括《人体解剖学实验》、《人体显微结构学实验》、《细胞生物学实验》、《医学机能实验学》、《分子医学课程群实验》、《临床技能学实训》、《预防医学实验》和《公共卫生综合实验》。

　　本系列教材力求理念创新、体系创新和模式创新。内容上遵循实验教学逻辑和规律,按照医学实验教学体系进行重组和融合,分为基本性实验、综合性实验和设计创新性实验等3个层次编写。基本性实验与相应学科理论教学同步,以巩固学生的理论知识、训练实验操作能力;综合性实验是融合相关学科知识而设计的实验,以培养学生知识技能的综合运用能力、分析和解决问题的能力;设计创新性实验又分为命题设计实验和自由探索实验,由教师提出问题或在教师研究领域内学生自主提出问题并在教师指导下由学生自行设计和完成的实验,以培养学生的科学思维和创新能力。

　　本系列教材编写对象以本科临床医学专业为主,兼顾预防医学、麻醉学、口腔医学、影像医学、护理学、药学、医学检验技术、生物技术等医学及医学技术类专业需求。不同的专业可按照本专业培养目标要求和专业特点,采取实验教学与理论教学统筹协调、课内实验教学和课外科研训练相结合的方式,选择不同层次的必修和选修实验项目。

由于医学教育模式和实验教学模式尚存在地域和校际之间的差异,加上我们的理念和学识有限,本系列教材编写可能存在偏颇之处,恳请同行专家和广大师生指正并提出宝贵意见。

"全国高等院校医学实验教学规划教材"编委会

2014 年 7 月

目　录

第一章 内科部分

一、胸膜腔穿刺术

【适应证】

(1) 胸腔积液性质不明者,抽液常规化验,做胸水涂片、培养、细胞学和生化学检查以明确病因。

(2) 大量胸腔积液或气胸产生压迫症状,可抽液或抽气以减压。

(3) 急性脓胸或恶性肿瘤侵及胸膜引起积液,可抽液或注入药物。

【术前准备】

(1) 了解、熟悉患者病情。

(2) 与患者及家属谈话,解释手术的重要性和必要性,交代检查目的、大致过程、可能出现的并发症,并在手术协议书上签字。使患者放松,对患者进行安抚,以消除患者的顾虑及紧张情绪。清洗穿刺点局部皮肤,将患者送操作室。

(3) 器械准备:操作所用的推车或方盘、消毒用具(镊子、无菌棉球、75% 乙醇溶液、2% 碘酊、0.5% 碘伏)、局麻药(2% 利多卡因)、砂轮、包扎固定所用胶布、穿刺点标记所用的墨水或甲紫、胸膜腔穿刺术无菌包(包括手套、洞巾、弯盘、注射器、针头、胸膜腔穿刺针、镊子、纱布、血管钳、留取标本的试管)、无菌棉签。

(4) 操作者准备:洗手,戴帽子口罩,穿隔离衣,核对患者姓名、床号、住院号及诊断。

【操作过程】

1. 体位　扶患者取坐位面向椅背,两前臂置于椅背上,前额伏于前臂上,自然呼吸。不能起床者可取半卧位,患侧前臂上举抱于枕部。

2. 确定穿刺点　穿刺点应根据胸部叩诊选择实音最明显部位进行,胸液多时一般选择肩胛线或腋后线第 7 ~ 8 肋间;必要时也可选腋中线第 6 ~ 7 肋间或腋前线第 5 肋间。包裹性积液穿刺前最好应结合 X 线或超声波检查定位以确保穿刺成功。气胸患者选择锁骨中线第 2 肋间或腋中线第 4 ~ 5 肋间。穿刺点可用蘸甲紫的棉签在皮肤上作标记。

3. 消毒　常规消毒皮肤(以穿刺点为中心,由内向外逐渐消毒局部皮肤,注意消毒用棉球不要过湿,避免消毒液外溢,消毒范围直径超过 15cm,先用 2% 碘酊消毒 2 ~ 3 次,待干燥后再用 75% 乙醇溶液棉球脱碘 2 ~ 3 次;或 0.5% 碘伏棉球消毒 3 遍)。操作者戴无菌手套,选取与自己手尺码相一致的手套。用手自手套袋内捏住手套套口翻折部,将手套取出。注意:没有戴无菌手套的手,只允许接触手套套口的向外翻折部分,不能碰到手套的外面。先用右手插入右手手套内,注意勿触及手套外面;再用已戴好的右手指插入左手手套翻折部的内侧面,帮助左手插入手套内。已戴手套的右手不可触碰左手皮肤。将手套翻折部翻回隔离衣袖口。在操作开始前,双手应放于胸前。覆盖无菌洞巾。

4. 局部麻醉　选用 2% 利多卡因,由助手首先用碘伏棉球将安瓿颈部消毒,再用砂轮作划痕,然后再消毒安瓿颈部,掰开安瓿,将写药物名称的一面显示给操作者,核对药品无误后,操作者取无菌空针抽吸2%利多卡因2~3ml,左手固定穿刺点皮肤,右手持注射器在下一肋骨上缘的穿刺点注射局麻药形成皮丘,然后缓慢的边进针边抽吸,观察有无混血(目的是避免局部麻醉药进入血管内),自皮肤至胸膜壁层进行局部浸润麻醉。

5. 穿刺　止血钳夹闭穿刺针胶皮管,左手固定穿刺部位的皮肤,右手持穿刺针在麻醉处缓缓刺入,当针锋抵抗感突然消失时,表明已穿入胸膜腔。助手用止血钳协助固定穿刺针,以防针刺入过深损伤肺组织。再接上注射器,松开止血钳,抽吸胸腔内积液,抽满后再次用血管钳夹闭胶管,然后取下注射器,将液体注入弯盘或标本瓶中,以便计量或送检。也可用带三通活栓的穿刺针进行胸膜腔穿刺,进入胸膜腔后,转动三通活栓使其与胸腔相通,进行抽液。注射器抽满后,转动三通活栓使其与外界相通,排出液体。根据需要抽液完毕后可注入药物。

6. 抽液完毕　拔出穿刺针,酒精或碘伏棉球消毒穿刺点,覆盖无菌纱布,稍用力压迫穿刺部位片刻,用胶布固定。

【术后处理】

(1)手术结束后嘱患者卧位或半卧位休息半小时,测血压并观察病情有无变化。避免洗澡及局部清洗。

(2)给患者穿好衣服,送入病房。

(3)根据临床需要填写检验单,分送标本。

(4)清洁器械及操作场所。

(5)做好穿刺记录。

【注意事项】

(1)操作前应向患者说明穿刺目的,消除顾虑;对精神紧张者,可于术前半小时给地西泮(安定)10mg,或可待因0.03g以镇静止痛。

(2)操作中应密切观察患者的反应,如有头晕、面色苍白、出汗、心悸、胸部压迫感或剧痛、昏厥等胸膜过敏反应;或出现连续性咳嗽、气短、咳泡沫痰等现象时,立即停止抽液,并皮下注射0.1%肾上腺素0.3~0.5ml,或进行其他对症处理,如吸氧、建立静脉通道等。

(3)一次抽液不宜过多、过快,诊断性抽液50~100ml即可。减压抽液,首次不超过600ml,以后每次不超过1000ml;如为脓胸每次尽量抽净。疑为化脓性感染时,助手用无菌试管留取标本,行涂片革兰染色镜检、细菌培养及药敏试验。做细胞学检查时至少抽取100ml,并应立即送检,以免细胞自溶。

(4)严格无菌操作,操作中要防止空气进入胸腔,始终保持胸腔负压。

(5)应避免在第9肋间以下穿刺,以免穿透膈肌损伤腹腔脏器。进针部位沿肋骨上缘以免损伤肋间血管。

(6)恶性胸腔积液,可在胸腔内注入抗肿瘤药或硬化剂诱发化学性胸膜炎,促使脏层与壁层胸膜粘连,闭合胸腔。

(7)若穿刺处皮肤有炎症或疤痕,应选取其他穿刺点。

附:胸膜腔穿刺术评分标准

项目	分值	内容及评分标准	满分	得分
		胸膜腔穿刺术		
术前准备	15	1. 与患者及家属沟通(口述即可)。	5	
		2. 了解、熟悉患者病情、生命体征。	5	
		3. 检查所需物品:胸前穿刺包、无菌手套、5ml注射器、治疗盘、弯盘、2%利多卡因、0.5%碘伏、棉签、胶带、血压计、标本容器等。	5	
操作过程	85	1. 摆体位:协助患者采取舒适体位,骑跨坐位,两前臂平置椅背上。注:若未到位,则扣5分。	10	
		2. 选择适宜穿刺点:暴露背部、叩诊确认并正确选择穿刺点。抽液:胸部叩诊实音最明显部位。胸液较多时一般常取肩胛下角线或腋后线第7~8肋间,有时也选腋中线第6~7肋间或腋前线第5肋间。	5	
		3. 常规消毒:以穿刺点为中心用碘伏消毒3遍,直径约15cm。注:若未到位,则扣5分。	10	
		4. 戴无菌手套:打开手套包,取出手套,左手捏住手套反折处,右手对准手套5指插入戴好。已戴手套的右手,除拇指外4指插入另一手套反折处,左手顺势戴好手套。	5	
		5. 打开穿刺包并铺巾:检查包内物品是否完善,铺无菌洞巾。	5	
		6. 局麻:检查并抽取2%利多卡因5ml,在穿刺点麻醉时固定皮肤并打起皮丘,垂直进针,边进针边抽吸麻醉至胸膜壁层,进行局部浸润麻醉。注:无检查麻醉药的过程扣3分。不注意回抽扣3分。	10	
		7. 穿刺:根据患者病情正确选择穿刺针并夹闭针尾胶管。左手固定穿刺部皮肤,右手持穿刺针沿下肋上缘以垂直背部的方向缓慢刺入,针尖斜面必须向上,待针锋抵抗感消失时进入胸膜腔,即可抽取胸水,并将抽出液放入试管中送检。注:1次成功30分,2次成功10分,3次以上0分。	30	
		8. 先夹闭针尾胶管后去除注射器,拔出穿刺针,覆盖无菌纱布,消毒穿刺部位,纱布加压覆盖,胶布固定。	5	
		9. 术后口述再次测血压,并交代注意事项,观察患者反应及术后处理。	5	
总分	100		100	

测 试 题

1. 有关胸腔穿刺的方法,下列哪项不正确( )
   A. 穿刺抽液时,穿刺点取浊音明显部位,一般取肩胛线7~8肋间隙或腋中线6~7肋间隙
   B. 穿刺抽气时,穿刺点取患侧锁骨中线第2肋间
   C. 抽液量首次不超过600ml,以后每次不超过1000ml
   D. 穿刺时应沿肋骨下缘进针
   E. 抽气量每次可大于1000ml
2. 胸腔穿刺时,患者出现头晕、面色苍白、出汗、四肢发凉应立即( )
   A. 减慢抽液速度
   B. 停止抽液,平卧观察血压
   C. 胸穿抽气
   D. 高浓度吸氧
   E. 给予安定肌注
3. 胸腔穿刺并发症及不良反应有哪些( )
   A. 局麻药物过敏
   B. 胸膜反应
   C. 损伤神经、血管
   D. 损伤肺组织
   E. 并发气胸
4. 胸腔穿刺有哪些治疗作用?

测试题答案

1. D 2. B 3. ABCDE

4. a. 减轻胸腔大量积液、气胸引起的压迫症状；b. 抽取脓液治疗脓胸；c. 向胸腔内注射药物。

（刘 永 高艳艳）

二、腹膜腔穿刺术

【适应证】

（1）诊断未明的腹部损伤、腹腔积液，可做诊断性穿刺，抽取腹腔积液进行各种实验室检验，以便寻找病因，协助临床诊断。

（2）对大量腹水引起腹部胀痛、呼吸困难、气促、少尿等症状患者难以忍受时，可适当抽放腹水以缓解症状。一般每次放液不超过 3000～6000ml。

（3）某些疾病如腹腔感染、肿瘤、结核等可以腹腔内注射药物，如注射卡那霉素、链霉素或庆大霉素等抗生素，及注射化疗药物，如环磷酰胺、噻替派、丝裂霉素等，以协助治疗疾病。

【术前准备】

（1）了解、熟悉患者病情。

（2）与患者及家属谈话，解释手术的重要性和必要性，交代检查目的、大致过程、可能出现的并发症，并在手术协议书上签字。使患者放松，对患者进行安抚，以消除患者的顾虑及紧张情绪。

（3）先嘱患者排空尿液，以免穿刺时损伤膀胱。清洗穿刺点局部皮肤，将患者送操作室。放液前应测量腹围、脉搏、血压和腹部体征，以观察病情变化。

（4）器械准备：操作所用的推车或方盘、消毒用具（镊子、无菌棉球、75% 乙醇溶液、2% 碘酊、0.5% 碘伏）、局麻药（2% 利多卡因）、砂轮、包扎固定所用胶布、穿刺点标记所用的墨水或甲紫、腹膜腔穿刺术无菌包（包括手套、洞巾、弯盘、注射器、针头、腹膜腔穿刺针、镊子、纱布、血管钳、留取标本的试管）、无菌棉签，多头绷带。

（5）操作者准备：洗手，戴帽子口罩，穿隔离衣，核对患者姓名、床号、住院号及诊断。

【操作过程】

1. 体位　根据病情和需要可取平卧位、半卧位、稍左侧卧位，并尽量使患者舒适，以便能耐受较长手术时间。

2. 选择适宜穿刺点　①左下腹部脐与左髂前上棘连线中外 1/3 交点处，此处不易损伤腹壁动脉；②脐与耻骨联合连线的中点上方 1cm，稍偏左或右 1.0～1.5cm 处，无重要器官且易愈合；③侧卧位脐水平线与腋前线或腋中线的交点处较为安全，常用于诊断性穿刺；④对少量或包裹性腹水，常须 B 超指导下定位穿刺。选择穿刺点后用棉签蘸墨水或甲紫标记。

3. 消毒　常规消毒皮肤（以穿刺点为中心，由内向外逐渐消毒局部皮肤，注意消毒用棉球不要过湿，避免消毒液外溢，消毒范围直径超过 15cm，先用 2% 碘酊消毒 2～3 次，待干燥后再用 75% 乙醇溶液棉球脱碘 2～3 次；或 0.5% 碘伏棉球消毒 3 遍）。操作者戴无菌手套，选取与自己手尺码一致的手套。用手自手套袋内捏住手套套口翻折部，将手套取出。注意：没有戴无菌手套的手，只允许接触手套套口的向外翻折部分，不能碰到手套的外面。先用右手插入右手手套内，注意勿触及手套外面；再用已戴好的右手手指插入左手手套翻折部的内侧面,帮助左手插入手套内。已戴手套的右手不可触碰左手皮肤。将手套翻折部翻回隔离衣袖口。在操作开始前,双手应放于胸前。覆盖无菌洞巾。

4. 局部麻醉 选用2%利多卡因,由助手首先用碘伏棉球将安瓿颈部消毒,再用砂轮作划痕,然后再消毒安瓿颈部,掰开安瓿,将写药物名称的一面显示给操作者,核对药品无误后,操作者取无菌空针抽吸2%利多卡因2~3ml,左手固定穿刺点皮肤,右手持注射器穿刺点注射局麻药形成皮丘,然后缓慢的边进针边抽吸,观察有无混血(目的是避免局部麻醉药进入血管内),自皮肤至腹膜壁层进行局部浸润麻醉。

5. 穿刺 术者以左手固定穿刺部位的皮肤,右手将穿刺针后的胶皮管用血管钳夹住,持针经麻醉处垂直刺入腹壁,然后倾斜45°~60°进1~2cm后再垂直刺入腹膜层,当针锋抵抗感突然消失时,表示针尖已穿过腹膜壁层,即可行抽取和引流腹水,并置腹水于消毒试管中以备做检验用。诊断性穿刺可直接用无菌的20ml或50ml注射器和7号针尖进行穿刺。大量放液时可用针尾连接橡皮管的8号或9号针头,助手用消毒血管钳固定针尖并夹持橡皮管,用输液夹子调整放液速度,将腹水引流入容器中计量或送检。腹水不断流出时,应将预先绑在腹部多头绷带逐步收紧,以防腹压骤然降低,内脏血管扩张而发生血压下降甚至休克等现象。

6. 抽液完毕 拔出穿刺针,酒精或碘伏消毒穿刺点,覆盖无菌纱布,稍用力压迫穿刺部位片刻,用胶布固定。如遇穿刺孔继续有腹水渗漏时,可用蝶形胶布或涂上火棉胶封闭。

【术后处理】
(1)手术结束后嘱患者平卧休息1~2小时,并使穿刺孔位于上方以免腹水漏出。测血压并观察病情有无变化。避免洗澡及局部清洗。
(2)给患者穿好衣服,送入病房。
(3)根据临床需要填写检验单,分送标本。
(4)清洁器械及操作场所。
(5)做好穿刺记录。

【注意事项】
(1)有肝性脑病先兆者,禁忌腹腔穿刺放腹水。
(2)若穿刺处皮肤有炎症或疤痕,应选取其他穿刺点。
(3)术中应密切观察患者,如发现头晕、恶心、心悸、气促、脉快、面色苍白应立即停止操作,并作适当处理。
(4)腹腔放液不宜过快过多,肝硬化患者一次放腹水一般不超过3000ml,过多放液可诱发肝性脑病和电解质紊乱,但在补充输注大量白蛋白的基础上(一般放腹水1000ml补充白蛋白6~8g)也可以大量放液。
(5)在放腹水时若流出不畅,可将穿刺针稍作移动或变换体位。
(6)大量腹水患者,为防止腹腔穿刺后腹水渗漏,在穿刺时注意勿使皮肤至腹膜壁层位于同一条直线上。
(7)术后应严密观察有无出血和继发感染等并发症。

附:腹膜腔穿刺术评分标准

腹膜腔穿刺术				
项目	分值	内容及评分标准	满分	得分
术前准备	15	1. 与患者及家属沟通,核对患者的姓名、床号,嘱患者排尿,昏迷者导尿;询问患者有无麻药过敏史(口述即可)。	5	
		2. 了解、熟悉患者病情、生命体征。	5	
		3. 准备和检查所需物品:腹腔穿刺包、无菌手套、5ml 注射器、50ml 注射器、治疗盘、弯盘、2% 利多卡因、0.5% 碘伏、棉签、胶带、血压计、皮尺、标本容器等。	5	
操作过程	85	1. 摆体位:患者仰卧于硬板床上,合适暴露腹部。注:若未到位,则扣5分。	5	
		2. 选择适宜穿刺点:腹部叩诊确定移动性浊音并正确选择穿刺点;甲紫标记穿刺点。	5	
		3. 常规消毒:以穿刺点为中心用碘伏消毒3遍,直径15cm。注:若未到位,则扣5分。	10	
		4. 戴无菌手套:打开手套包,取出手套,左手捏住手套反折处,右手对准手套5指插入戴好。已戴手套的右手,除拇指外4指插入另一手套反折处,左手顺势戴好手套。注:若不按无菌操作要求执行则扣5分。	5	
		5. 打开穿刺包并铺巾:检查包内物品是否完善,铺无菌洞巾。注:不检查物品扣1分,铺无菌洞巾不注意无菌原则扣4分。	5	
		6. 局麻:检查并抽取2%利多卡因2~3ml,在穿刺点行局部浸润麻醉。注:无检查麻醉药的过程扣3分。不注意回抽扣3分。	10	
		7. 穿刺:根据患者病情正确选择穿刺针并夹闭针尾胶管。左手固定穿刺部皮肤,右手持针经麻醉处垂直刺入腹壁,针尖斜面必须向上,后倾斜45°~60°后再垂直刺入腹膜层,待针锋抵抗感消失时即可抽取腹水,并将抽出液放入试管中送检。注:1次成功35分,2次成功25分,3次以上0分。违反无菌观念扣10分。	35	
		8. 拔出穿刺针后,消毒穿刺部位,覆盖干净无菌纱布,按压数分钟,胶布固定。观察患者反应及术后处理。	5	
		9. 术后口述再次测血压及量腹围,并交代注意事项。	5	
总分	100		100	

测 试 题

1. 腹腔穿刺每次放液量不超过( )
   - A. 600ml
   - B. 1000ml
   - C. 1500ml
   - D. 2000ml
   - E. 3000ml

2. 下列哪些不是腹腔穿刺的禁忌证( )
   - A. 严重肠胀气
   - B. 有肝性脑病先兆者
   - C. 妊娠

   - D. 大量腹水引起严重胸闷气促者
   - E. 既往手术引起肠粘连者

3. 腹腔穿刺点的选择如下,除了( )
   - A. 脐与左髂前上棘连线中外1/3
   - B. 脐与右髂前上棘连线中外1/3
   - C. 脐与耻骨联合连线的中点上方1cm,偏左1.0~1.5cm处
   - D. 脐与耻骨联合连线的中点上方1cm,偏

右 1.0~1.5cm 处

E. 侧卧位脐水平线与腋前线或腋中线的交点处

4. 腹腔穿刺体位可选择（　　）

A. 反椅坐位　　　　B. 半坐位

C. 半卧位　　　　　D. 侧坐位

E. 以上都不是

5. 防止腹腔穿刺后腹水外渗的方法,除了以下哪一

项外都有效（　　）

A. 迷路穿刺

B. 蝶形胶布固定

C. 静脉补充白蛋白

D. 明胶海绵封闭穿刺处

E. 穿刺后使用腹带

测试题答案

1. E　2. D　3. B　4. C　5. C

（李 蕾 黄丽红）

三、骨髓穿刺术

【适应证】

（1）血液细胞形态学检查。

（2）造血干细胞培养。

（3）细胞遗传学分析及病原生物检查。

（4）原因不明的肝、脾、淋巴结肿大。

（5）原因不明长期发热。

（6）协助临床诊断、观察疗效和判断预后。

（7）用于骨髓腔内给药。

（8）用于骨髓移植。

【禁忌证】

（1）血友病。

（2）严重的弥散性血管内凝血。

（3）有出血倾向者。

【操作准备】

（1）器械用具的准备:操作所用的推车或方盘、消毒用具(镊子、无菌棉球、75% 乙醇溶液、2% 碘酊、0.5% 碘伏)、2% 利多卡因、砂轮、包扎固定所用胶布、穿刺点标记所用的墨水或甲紫、清洁玻片及推片、骨髓穿刺术无菌包(包括手套、洞巾、弯盘、5ml、10ml、20ml 注射器、针头、骨髓穿刺针、镊子、纱布);必要时准备血细胞培养及细菌培养液留取标本瓶。

（2）操作者准备:清洗双手,戴帽子口罩,穿隔离衣,核对患者姓名、床号、住院号及诊断。

（3）准备患者:操作前对患者或家属解释手术的重要性和必要性,并在手术协议书上签字。询问药物过敏史。使患者放松,对患者进行安抚,以消除患者的顾虑及紧张情绪。清洗穿刺点局部皮肤,将患者送操作室。

【操作过程】

（1）确定穿刺点:①髂前上棘穿刺点:髂前上棘后 1~2cm 处,该处骨面平坦,易于固定操作,危险性极小。②髂后上棘穿刺点:骶椎两侧、臀部上方突出的部位。③胸骨穿刺点:

胸骨柄、胸骨体相当于第 1～2 肋间隙的部位。此处胸骨较薄,且其后有大血管和心房,穿刺时务必小心,以防穿透胸骨而发生意外。但由于胸骨的骨髓液丰富,当其他部位穿刺失败时,仍需要进行胸骨穿刺。④腰椎棘突穿刺点:腰椎棘突突出的部位。选择穿刺点后用棉签蘸墨水或甲紫标记。

(2)体位:选择髂前上棘及胸骨穿刺时,患者取仰卧位;采用髂后上棘穿刺时,患者取侧卧位;采用腰椎棘突穿刺时,患者取坐位或侧卧位。

(3)消毒:常规消毒皮肤(以穿刺点为中心,由内向外逐渐消毒局部皮肤,注意消毒用棉球不要过湿,避免消毒液外溢,消毒范围直径超过15cm,先用2%碘酊消毒3次,待干燥后再用酒精脱碘,或直接应用0.5%碘伏棉球消毒3次),操作者戴无菌手套,覆盖无菌洞巾。

(4)局部麻醉:选用2%利多卡因,由助手首先用碘伏棉球将安瓿颈部消毒,再用砂轮作划痕,然后再消毒安瓿颈部,掰开局麻药物,将写有药物名称的一面显示给操作者,核对药品无误后,操作者取无菌空针抽吸2%利多卡因2ml,左手固定穿刺点皮肤,右手持针在穿刺点注射形成皮丘,然后缓慢的边进针边抽吸,观察有无混血(目的是避免局部麻醉药进入血管内),直至骨膜麻醉。

(5)穿刺针:选择合适的骨髓穿刺针,检查是否通畅,将骨髓穿刺针的固定器固定在适当的长度上,髂骨穿刺深度约1.5cm,胸骨穿刺深度约1.0cm。

(6)穿刺:操作者用左手拇指和食指固定穿刺部位皮肤,右手持骨髓穿刺针与骨面垂直刺入,若为胸骨穿刺则应与骨面成30°～40°角刺入。当穿刺针针尖接触骨质后,沿穿刺针的针体长轴左右旋转穿刺针、并向前推进,缓慢刺入骨质。当突然感到穿刺阻力减轻,且穿刺针已经固定在骨内时,表明穿刺针已经进入骨髓腔。如果穿刺针尚未固定,则应继续刺入少许以达到固定为止。

(7)抽取骨髓:拔出穿刺针芯,接上干燥的注射器(10ml或20ml)用适当的力量抽取骨髓液。当穿刺针在骨髓腔时,抽吸时患者感到有尖锐酸痛,随即便有红色骨髓液进入注射器。抽取0.1～0.2ml骨髓液涂片送检。若用力过猛或抽吸过多,会使骨髓液稀释。如果需作骨髓液细菌培养,应在留取骨髓液计数和涂片标本后,再抽取1～2ml,以用于细菌培养。若未能抽取骨髓液,则可能是针腔被组织块堵塞或"干抽",此时应重新插上针芯,稍加旋转穿刺针或再刺入少许。拔出针芯,如果针芯带有血迹,再次抽取即可取得红色骨髓液。

(8)涂片:将骨髓液滴在载玻片上,立即制备骨髓液涂片数张。

(9)加压固定:骨髓液抽取完毕,重新插入针芯,左手取无菌纱布置于穿刺处,右手将穿刺针拔出,局部皮肤消毒,无菌纱布覆盖,胶布加压固定。

(10)手术结束,术后嘱局部制动,避免洗澡及局部清洗。

(11)给患者穿好衣服,送入病房。

(12)操作者撰写骨髓穿刺术记录。

【注意事项】

(1)骨髓穿刺前应检查出血时间和凝血时间,有出血倾向者应特别注意。

(2)骨髓穿刺针和注射器必须干燥,以免发生溶血。

(3)穿刺针针头进入骨质后要避免过大摆动,以免折断穿刺针。胸骨穿刺时不可用力过猛、穿刺过深,以防穿透内侧骨板而发生意外。

(4)穿刺过程中,如果感到骨质坚硬,难以进入骨髓腔时,不可强行进针,以免断针。应考虑为大理石骨病的可能,及时行骨骼X线检查,以明确诊断。

（5）做骨髓细胞形态学检查时,抽取的骨髓液不可过多,以免影响骨髓增生程度的判断、细胞计数和分类结果。

（6）行骨髓液细菌培养时,需要在骨髓液涂片后,再抽取 1～2ml 骨髓液用于培养。

（7）由于骨髓液中含有大量的幼稚细胞,极易发生凝固。因此,穿刺抽取骨髓液后应立即涂片。

（8）送检骨髓液涂片时,应同时附送 2～3 张血片。

附:骨髓穿刺术评分标准

骨髓穿刺术				
项目	分值	内容及评分标准	满分	得分
术前准备	15	1. 与患者及家属沟通(口述即可)。	5	
		2. 了解、熟悉患者病情、生命体征。	5	
		3. 检查所需物品:骨髓穿刺包、无菌手套、5ml、10ml、20ml 注射器、治疗盘、弯盘、2% 利多卡因、0.5% 碘伏、棉签、胶带、血压计、玻片等。	5	
操作过程	85	1. 摆体位:选择髂前上棘及胸骨穿刺时,取患者仰卧位;选择髂后上棘穿刺时,取患者侧卧位;选择腰椎棘突穿刺时,取患者坐位或侧卧位。注:若未到位,则扣 5 分。	10	
		2. 选择适宜穿刺点:①髂前上棘穿刺点:髂前上棘后 1～2cm 处,该处骨面平坦,易于固定操作,危险性极小。②髂后上棘穿刺点:骶椎两侧、臀部上方突出的部位。③胸骨穿刺点:胸骨柄、胸骨体相当于第 1、2 肋间隙的部位。此处胸骨较薄,且其后有大血管和心房,穿刺时务必小心,以防穿透胸骨而发生意外。但由于胸骨的骨髓液丰富,当其他部位穿刺失败时,仍需要进行胸骨穿刺。④腰椎棘突穿刺点:腰椎棘突突出的部位。选择穿刺点后用棉签蘸墨水或甲紫标记。	5	
		3. 常规消毒:以穿刺点为中心,用碘伏消毒 3 遍,由内向外消毒局部皮肤,消毒用棉球不要过湿,避免消毒液流溢,消毒范围直径不少于 15cm。注:若一处未到位,则扣 2 分,直至扣完 10 分。	10	
		4. 戴无菌手套:打开手套包,取出手套,左手捏住手套反折处,右手对准手套 5 指插入戴好。已戴手套的右手,除拇指外 4 指插入另一手套反折处,左手顺势戴好手套。注:若不按无菌操作要求执行则扣 5 分。	5	
		5. 打开穿刺包并铺巾:检查包内物品是否完善,铺无菌洞巾。注:不检查物品扣 1 分,铺无菌洞巾不注意无菌原则扣 4 分。	5	
		6. 局麻:选用 2% 利多卡因,由助手首先用碘酊棉球将安培颈部消毒,再用砂轮作划痕,然后再消毒安培颈部,掰开局麻药物,将写药物名称的一面显示给操作者,核对药品无误后,操作者取无菌空针抽吸 2% 利多卡因 5ml,左手固定穿刺点皮肤,右手持空针以穿刺点注射形成皮丘,然后缓慢的边进针边抽吸,观察有无混血(目的是避免局部麻醉药进入血管内),直至骨膜麻醉。注:无检查麻醉药的过程扣 3 分。不注意回抽扣 3 分。	10	
		7. 穿刺:选择合适的骨髓穿刺针,检查是否通畅,将骨髓穿刺针的固定器固定在适当的长度上,髂骨穿刺深度约 1.5cm,胸骨穿刺深度约 1.0cm。左手固定穿刺部皮肤,右手持穿刺针,以垂直穿刺骨面的方向刺入,若为胸骨穿刺则应与骨面成 30°～40° 角刺入。当穿刺针针尖接触骨质后,沿穿刺针的针体长轴左		

续表

项目	分值	内容及评分标准	满分	得分
操作过程	85	右旋转刺针、并向前推进,缓慢刺入骨质。当突然感到穿刺阻力消失,且穿刺针已经固定在骨内时,表明穿刺针已经进入骨髓腔。如果穿刺针尚未固定,则应继续刺入少许以达到固定为止。拔出穿刺针芯,接上干燥的注射器(10ml 或 20ml)用适当的力量抽取骨髓液。当穿刺针在骨髓腔时,抽吸时患者感到有尖锐酸痛,随即便有红色骨髓液进入注射器。抽取 0.1～0.2ml 骨髓液涂片送检。若用力过猛或抽吸过多,会使骨髓液稀释。如果需作骨髓液细菌培养,应在留取骨髓液计数和涂片标本后,再抽取 1～2ml,以用于细菌培养。若未能抽取骨髓液,则可能是针腔被组织块堵塞或"干抽",此时应重新插上针芯,稍加旋转穿刺针或再刺入少许。拔出针芯,如果针芯带有血迹,再次抽取即可取得红色骨髓液。注:1 次成功 30 分,2 次成功 10 分,3 次以上 0 分。	30	
		8. 涂片:将骨髓液滴在载玻片上,立即作有核细胞计数和制备骨髓液涂片数张。	5	
		9. 骨髓液抽取完毕,回套插入针芯,左手取无菌纱布置于穿刺处,右手将穿刺针拔出并将无菌纱布敷于针孔上,按压 1～2 分钟后,消毒穿刺部位,胶布固定无菌纱布。	5	
总分	100			
			100	

测　试　题

1. 下列成人骨髓穿刺部位不正确的是(　　)
   A. 髂前上棘　　　　　B. 髂后上棘
   C. 胸骨　　　　　　　D. 胫骨
   E. 腰椎棘突

2. 下列哪项禁做骨髓穿刺(　　)
   A. 白细胞升高者　　　B. 粒细胞缺乏者
   C. 贫血患者　　　　　D. 血友病
   E. 血小板减少患者

3. 以下骨髓穿刺术注意事项不正确的是(　　)
   A. 骨髓穿刺前应做凝血实验
   B. 胸骨穿刺要特别小心,穿刺针应倾斜 30°～40°进针
   C. 骨髓抽液时应迅速,以免凝血

   D. 穿刺针应干燥,避免溶血
   E. 若骨质太硬不可强行进针,以免折断穿刺针

4. 以下哪项不是骨髓穿刺成功的表现(　　)
   A. 抽吸骨髓液时,患者尖锐酸痛感
   B. 待骨穿针固定后,拔出骨穿针针芯时,见骨髓液迅速流出
   C. 骨髓涂片镜检时能见到一定量的巨核细胞浆细胞、组织细胞以及幼红、幼粒细胞等骨髓特有细胞时
   D. 骨髓穿刺液涂片可见到骨髓小粒

5. 骨髓穿刺常选体位不包括(　　)
   A. 仰卧位　　　　　　B. 侧卧位
   C. 半卧位　　　　　　D. 坐位

测试题答案

1. D　2. D　3. C　4. B　5. C

(刘　永　刘晓霞)

四、腰椎穿刺术

【适应证】 腰椎穿刺术常用于检查脑脊液的性质,对诊断脑膜炎、脑炎、脑血管病变、脑瘤等神经系统疾病有重要意义,也可测定颅内压力和了解蛛网膜下腔是否阻塞等,有时也用于鞘内注射药物。

【禁忌证】

(1) 严重颅内压增高。

(2) 脑疝。

(3) 病情危重,休克、衰竭、濒危状态。

(4) 穿刺点周围皮肤、组织及器官炎症性疾病。

(5) 颅后窝有占位性病变。

【操作准备】

1. 器械用具的准备 操作所用的推车或方盘、消毒用具(镊子、无菌棉球、75%乙醇溶液、2%碘酊、0.5%碘伏)、2%利多卡因、砂轮、包扎固定所用胶布、穿刺点标记所用的墨水或甲紫、腰椎穿刺术无菌包(包括手套、洞巾、弯盘、空针、纱布、腰椎穿刺针、镊子、测脑压管、留取标本瓶)、无菌棉签。

2. 操作者准备 清洗双手,戴帽子、口罩,穿隔离衣,核对患者姓名、床号、住院号及诊断。

3. 准备患者 操作前对患者或家属解释手术的重要性和必要性,并在手术协议书上签字。询问药物过敏史。使患者放松,对患者进行安抚,以消除患者的顾虑及紧张情绪,嘱患者排小便。清洗穿刺点局部皮肤,将患者送操作室。

【操作过程】

(1) 体位:扶患者侧卧位于硬板床上,背部与床面垂直,头向前胸屈曲,双手抱膝,紧贴腹部,使躯干尽可能弯曲呈弓形,或由助手在操作者对面用一手挽患者头部,另一手挽下肢腘窝处用力抱紧,使脊柱尽量后凸以增宽椎间隙,以便进针。

(2) 确定穿刺点:通常以双侧髂嵴连线与后正中线的交汇处为穿刺点,然后用棉签蘸墨水或甲紫标记,此处相当于第3~4腰椎棘突间隙,有时也可在上一或下一腰椎间隙进行。

(3) 消毒:常规消毒皮肤(以穿刺点为中心,由内向外逐渐消毒局部皮肤,注意消毒用棉球不要过湿,避免消毒液外溢),消毒范围直径超过15cm,先用2%碘酊消毒3次,待干燥后再用酒精脱碘(或直接应用0.5%碘伏消毒3次),戴无菌手套,覆盖无菌洞巾。

(4) 局部麻醉:选用2%利多卡因,由助手首先用碘伏棉球将安瓿颈部消毒,再用砂轮作划痕,然后再消毒安瓿颈部,掰开局麻药物,将写有药物名称的一面显示给操作者,核对药品无误后,操作者取无菌空针抽吸2%利多卡因3~4ml,左手固定穿刺点皮肤,右手持空针以穿刺点注射形成皮丘,然后缓慢的边进针边抽吸,观察有无混血(目的是避免局部麻醉药进入血管内),直至椎间韧带作局部麻醉。

(5) 选择合适的腰椎穿刺针,检查是否通畅。

(6) 操作者用左手固定穿刺部位皮肤,右手持穿刺针以穿刺点刺入,穿刺针与背部垂直,针尖稍微斜向头部的方向缓慢进针,成人进针深度4~6cm,儿童2~4cm。当针头穿过韧带与硬脑膜时,有阻力突然消失落空感。此时可将穿刺针芯慢慢抽出(以防脑脊液迅速流出造成脑疝),可见脑脊液流出,注意观察脑脊液的颜色及清晰程度。

（7）放液前先接上测压管测量压力。正常侧卧位脑脊液压力为 $70 \sim 180mmH_2O$（$0.098kPa = 10\ mmH_2O$）或 $40 \sim 50$ 滴/分。若继续作 Queckenstedt 试验,可了解蛛网膜下腔有无阻塞。即在测初压后,由助手先压迫一侧颈静脉约 10 秒,再压另一侧,最后同时按压双侧颈静脉。正常时压迫颈静脉后,脑脊液压立即迅速升高一倍左右,解除压迫后 $10 \sim 20$ 秒,迅速降至原来水平,称为梗阻试验阴性,提示蛛网膜下腔通畅;若压迫颈静脉后,不能使脑脊液压升高,则为梗阻试验阳性,提示蛛网膜下腔完全阻塞;若施压后压力缓慢上升,放松后又缓慢下降,提示有不完全阻塞。但是,颅内压增高者,禁做此试验。

（8）撤去测压管,用无菌标本瓶收集脑脊液 $2 \sim 3ml$ 送检。

（9）将穿刺针芯插入后一起拔出穿刺针,局部皮肤消毒,覆盖无菌纱布,用胶布固定。

（10）手术结束,术后嘱去枕平卧 $4 \sim 6$ 小时,以免引起术后低颅压头痛。

（11）给患者穿好衣服,送入病房。

（12）操作者撰写腰椎穿刺术记录。

【注意事项】

（1）严格掌握禁忌证,凡疑有颅内压升高者必须先作眼底检查,如有明显视乳头水肿或有脑疝先兆者禁忌穿刺。

（2）穿刺时患者如出现呼吸、脉搏、面色异常等症状时,立即停止操作,并作相应的处理。

（3）鞘内给药时,应首先放出等量脑脊液,然后再等量置换药物注入。

附:腰椎穿刺术评分标准

腰椎穿刺术				
项目	分值	内容及评分标准	满分	得分
术前准备	15	1. 与患者及家属沟通(口述即可)。	5	
		2. 了解、熟悉患者病情、生命体征。	5	
		3. 检查所需物品:腰椎穿刺包、无菌手套、5ml 注射器、治疗盘、弯盘、2% 利多卡因、0.5% 碘伏、棉签、胶带、血压计、标本容器等。	5	
操作过程	85	1. 摆体位:患者侧卧于硬板床上,背部与床面垂直,头向前胸屈曲,两手抱膝紧贴腹部,使躯干呈弓形。注:若未到位,则扣 5 分。	10	
		2. 选择适宜穿刺点:以髂嵴最高点连线与后正中线的交点处为穿刺点(相当于 $3 \sim 4$ 腰椎棘突间隙),也可在上一或下一腰椎间隙进行。	5	
		3. 常规消毒:以穿刺点为中心用碘伏消毒 3 遍,直径约 15cm。注:若未到位,则扣 5 分。	10	
		4. 戴无菌手套:打开手套包,取出手套,左手捏住手套反折处,右手对准手套 5 指插入戴好。已戴手套的右手,除拇指外 4 指插入另一手套反折处,左手顺势戴好手套。注:若不按无菌操作要求执行则扣 5 分。	5	
		5. 打开穿刺包并铺巾:检查包内物品是否完善,铺无菌洞巾。注:不检查物品扣 1 分,铺无菌洞巾不注意无菌原则扣 4 分。	5	
		6. 局麻:检查并抽取 2% 利多卡因 5ml,在穿刺点自皮肤至椎间韧带进行局部浸润麻醉。注:无检查麻醉药的过程扣 3 分。不注意回抽扣 3 分。	10	

续表

项目	分值	内容及评分标准	满分	得分
操作过程	85	7. 穿刺:左手固定穿刺部皮肤,右手持穿刺针以垂直背部的方向缓慢刺入,针尖斜面必须向上,注:针尖斜面不向上扣5分;可稍倾向头部方向,当感觉两次突破感后(成人一般进针深度4~6cm),可将针芯慢慢抽出,见脑脊液流出,留取脑脊液约3ml。注:1次成功30分,2次成功10分,3次以上0分。	30	
		8. 回套针芯,拔出穿刺针,覆盖无菌纱布,消毒穿刺部位,纱布加压覆盖,胶布固定。	5	
		9. 术后口述再次测血压,并交代去枕平卧4~6小时等注意事项。	5	
总分	100		100	

测 试 题

1. 下列哪项不是腰椎穿刺的适应证(　　)
　A. 鞘内注射给予注药　　　B. 测压
　C. 颅内高压时用于减压　　D. 鉴别各种脑炎
　E. 了解脑脊液的性质

2. 两侧髂脊连线中点对应的是(　　)
　A. 腰1、2间隙　　　B. 腰2、3间隙
　C. 腰3、4间隙　　　D. 腰4、5间隙
　E. 腰5、骶1间隙

3. 腰椎穿刺术后,患者应去枕平卧(　　)
　A.1~3小时　　　B.2~4小时
　C.3~5小时　　　D.4~6小时
　E.6~8小时

4. 卧位穿刺,脑脊液压力正常值为(　　)
　A. 50~70mmH$_2$O　　B. 60~90mmH$_2$O
　C. 90~120mmH$_2$O　　D. 70~180mmH$_2$O
　E. 120~180mmH$_2$O

5. 下列有关腰椎穿刺术的叙述,错误的是(　　)
　A. 穿刺后应去枕平卧4~6小时
　B. 术中患者采取侧卧位,背部与床面垂直,头向前胸屈曲,双手抱膝,紧贴腹部,使躯干尽可能弯曲呈弓形
　C. 一般选择腰2、3椎间隙穿刺
　D. 穿刺部位有软组织或脊柱感染者禁做穿刺
　E. 术后常见不良反应为头痛、恶性、呕吐

测试题答案

1. C　2. C　3. D　4. D　5. C

(刘志辉　刘　永)

五、三腔二囊管的使用

【适应证】　肝硬化合并食管下段、胃底静脉曲张破裂出血的局部压迫止血。
【禁忌证】　严重冠心病、高血压、心功能不全者慎用。
【操作准备】
1. 器械用具的准备　三腔二囊管、胃包(内含治疗巾、2个弯盘、镊子、3把止血钳)、换药碗、无菌纱布、棉签、无菌手套、500ml玻璃盐水瓶、绷带、滑轮支架、50ml注射器(2个)、石蜡油、棉球、蒸馏水、无菌持物钳、压舌板。

2. 操作者准备　洗手,戴帽子口罩,核对患者姓名、床号、住院号及诊断。

3. 准备患者　操作前对患者或家属解释插管的重要性和必要性,并在手术协议书上签字。使患者放松,对患者进行安抚,以消除患者的顾虑及紧张情绪,争取清醒患者的配合。检查有无鼻息肉、鼻甲肥厚和鼻中隔偏曲,选择鼻腔较大侧插管,用棉签清除鼻腔内的结痂及分泌物。

【操作过程】

(1) 检查三腔二囊管:将碗中倒入蒸馏水。打开胃包,用持物钳将弯盘等摆好,放入三腔二囊管、压舌板、2个注射器、无菌纱布、棉球、倒入石蜡油。戴手套,铺治疗巾,将一个弯盘放在患者头侧。打胃气囊250ml,食管囊150ml,夹闭尾端(做标记),置水中检查,认真检查双气囊有无漏气和充气后有无偏移,通向双气囊和胃腔的管道是否通畅。检查合格后打开止血钳,抽尽双囊内气体,用止血钳夹闭胃管,涂以石蜡油,置于弯盘。

(2) 插管:持三腔管测量从发际到剑突的距离;用镊子从患者鼻腔缓慢插入三腔二囊管,到达咽部(15cm左右)时嘱患者吞咽配合,使三腔管顺势插入65cm,用压舌板观察三腔管有无盘在口中,胃管内抽出胃内容物或向胃内注气能听到气过水声,可证明已插入胃内。

(3) 注气及牵引:用注射器向胃囊注气250~300ml,用止血钳将此管腔钳住,将三腔管向外牵引,感觉有中度弹性阻力时,表示胃囊已压于胃底部,系上牵引绳,再以0.5kg悬挂物(500ml盐水瓶加250ml水)通过滑轮牵引,顺着鼻腔方向,角度呈45°,鼻下垫棉球。

(4) 食管囊充气:观察引流器内有无再出血,若无活动性出血,则食管囊不必充气;若仍有出血,再向食管囊注气100~200ml,用止血钳夹闭。

(5) 拔管:首次胃囊充气压迫可持续24小时,24小时之后必须减压15~30分钟,减压前先口服石蜡油20ml,10分钟后,将管向内略送入,使气囊与胃底黏膜分离,去除止血钳,让气囊逐渐缓慢自行放气,抽吸胃管观察是否有活动出血,一旦发现活动出血,立即再充气压迫。如无出血,30分钟后仍需再充气压迫12小时,再口服石蜡油、放气减压,留管观察24小时,如无出血,可拔管。拔管前须先口服石蜡油20ml,并将气囊内气体抽净,才能缓慢拔出。

(6) 食管气囊压迫持续时间为8~12小时,放气15~30分钟。

(7) 压迫止血后,应利用胃管抽吸胃内血液,并用冰盐水洗胃,以减少氨的吸收和使血管收缩减少出血,并可注入止血药、抑酸剂等。

【注意事项】

(1) 操作最好在呕血的间歇进行,向清醒患者说明操作目的,取得患者配合,以免引起胃液反流进入气管引起窒息。

(2) 压迫24小时应放气减压,以防气囊压迫过久可能引起黏膜糜烂。

(3) 牵引沙袋不宜过重,以防压迫太重,引起黏膜糜烂。

(4) 注意检查气囊是否漏气,以免达不到压迫止血目的。

(5) 加强护理,防止窒息的发生,如充气后患者出现呼吸困难,必须及时放气。

(6) 防止鼻翼压迫性坏死,最好用牵引装置,鼻孔用棉花垫加,以免压迫摩擦。

(7) 三腔管压迫一般以3~5天为限。

测 试 题

1. 下列关于三腔二囊管的操作,哪项是不正确的　　　　(　　)

A. 三腔二囊管胃囊注气一般为 250～300ml

B. 食管囊注气一般为 100～200ml

C. 三腔二囊管一般以 0.5kg 悬挂物牵引固定

D. 胃囊压迫 12 小时后,必须放气 15～20 分钟,

以免引起胃黏膜糜烂

E. 若胃囊充气后已止血,则可不向食管囊内注气

2. 三腔二囊管拔管时应如何操作?

测试题答案

1. D

2. 首次胃囊充气压迫可持续 24 小时,24 小时之后必须减压 15～30 分钟,减压前先口服石蜡油 20ml,10 分钟后,将管向内略送入,使气囊与胃底黏膜分离,去除止血钳,让气囊逐渐缓慢自行放气,抽吸胃管观察是否有活动出血,一旦发现活动出血,立即再充气压迫。如无出血,30 分钟后仍需再充气压迫 12 小时,再口服石蜡油,放气减压,留管观察 24 小时,如无出血,可拔管。拔管前须先口服石蜡油 20ml,并将气囊内气体抽净,才能缓慢拔出。

（李　蕾）

第二章 外科部分

一、外科伤口的换药

【基本原则】 无菌原则。

【换药目的】

（1）观察伤口情况,作相应处理。

（2）保持创面清洁,清除伤口异物、坏死组织,引流渗出物。

（3）保持和防止伤口受损和外来感染。

（4）总的目的:通过以上三点达到促进组织生长,伤口愈合的最终目的。

【换药指征】

（1）有异物或失去活力的组织需要清除者。

（2）需松动拔除或更换引流物者。

（3）外敷料被脓液渗液浸透或被外来物污染者。

（4）疑有或已经出现伤口感染、出血、裂开者。

（5）无特殊情况术后第三天换药,观察伤口情况。

【基本技术】

（1）树立无菌观念。

（2）揭除敷料的方法。

（3）换药物品的传递方法。

（4）创面及周围皮肤的消毒方法。

（5）包扎固定方法。

（6）污物敷料的处理。

【换药室管理】 换药室严格消毒,定期测试紫外线照射强度。严格区分无菌、清洁、污染的物品,并且要标上标志,严格执行消毒隔离和无菌操作制度,防止交叉感染。护士应对任何违反无菌操作的行为进行监督和制止。患者家属和非换药人员均不能进入换药室。医生护士进入换药室时必须穿工作服,戴口罩、帽子,每次换药前后须用肥皂彻底洗手。严格遵守无菌操作原则,一切换药物品必须保持无菌,遵守一人一套的原则。

【换药前准备】

（1）患者准备:准备换药前应先到病床旁了解伤口情况。能够下床行走的患者去换药室换药,病情不允许的患者在床边换药。首先向患者说明换药的必要性和可能发生的不适反应,消除其恐惧心理,取得理解、支持与合作;让患者保持适当体位,要求即能很好暴露伤口,又能最大限度满足患者安全、保暖、舒适的需要;如分泌物多或需冲洗伤口时应垫放治疗巾,以保护床罩;尽力尊重患者隐私权。

（2）换药前半小时内不要扫地,避免室内尘土飞扬;了解患者的伤口情况;穿工作服,戴好帽子、口罩,洗手。

（3）换药前操作者仔细观察伤口情况,根据不同情况选择其他适宜的器械和敷料数量。

换药室通常将无菌持物钳置于消毒的大口量杯或大口瓶内,用其取物时需注意:

1)不可将其头端(即浸入消毒液内的一端)朝上,正确持法是头端应始终朝下。

2)专供夹取无菌物品,不能用于换药。

3)取出或放回时应将头端闭合,勿碰容器口,也不能接触器械台。由换药室推到病房之前盛无菌持物钳的大口量杯应盖无菌纱布。

4)准备换药物品打开换药包时应注意将换药包束带缠绕成团放置于换药包外侧,按包裹次序手持反折外侧打开换药包,包裹时按打开时相反次序包好换药碗。

(4)换药物品由操作者和护士一起准备充分,放置在换药车上,放于患者头侧。

【操作】

(1)打开换药包(注意无菌操作),用持物钳夹取污物盘放置左手平托,紧贴患者身旁放置。

(2)用手揭去外层敷料放入污物盘。戴手套后用镊子(无齿)揭去内层敷料,放入污物盘,暴露伤口。如敷料因渗出物使其与伤口粘连较紧,不可硬性将其揭下。应先用生理盐水将其润湿,然后慢慢的将其揭下,这样可减少对伤口的撕裂,减轻患者的痛苦,揭敷料的方向应与伤口纵轴方向一致。

(3)观察伤口有无血肿、出血,有无分泌物及其性质,注意创面皮肤、黏膜、肉芽组织的颜色变化。

(4)用镊子夹取酒精或碘伏棉球清洁、消毒伤口,消毒时应注意:

1)换药者左手持有齿镊向右手无齿镊传递无菌物品,右手持无齿镊接触伤口并清洁伤口,两把镊子均尖端向下,两镊勿接触。

2)皮肤由70%乙醇溶液棉球或碘伏棉球消毒,黏膜用碘伏棉球消毒。

3)消毒顺序应遵循自上而下,先里后外的原则。如果是感染伤口应由外向内,切口内用过氧化氢、生理盐水等进行清洗。

4)对切口、线结处消毒应为蘸拭而不是擦拭,消毒完切口后再环形消毒切口周围皮肤。范围为距切口 5~8cm。

5)蘸拭创面的棉球不得再擦洗皮肤,同样,污染切口消毒时擦洗皮肤的棉球也不得再擦洗伤口。

6)一般消毒三遍,范围一遍比一遍小。

7)根据伤口情况选用引流物,一般浅而无感染、分泌物不多的伤口常用凡士林纱布,分泌物多时可用盐水纱布,外加多层干纱布。伤口较小而较深时,应将凡士林纱布条送达伤口底部,但勿堵塞伤口,分泌物很多的伤口可用胶管负压吸引,注意避免引流物遗留在创腔内。

(5)伤口上覆盖消毒的干纱布,一般盖6~8层,最下一块纱布光滑面朝下,最上一块光滑面朝上,两端注意不要外露切口,覆盖范围应超过伤口长度2cm,宽5~8cm。

(6)用胶布固定纱布,注意胶布间隙均匀,方向与皮纹方向一致。与身体纵轴垂直,超过敷料约5cm。

(7)更换下来的污染敷料、绷带及擦洗创面的棉球等,需用钳、镊夹取集中放于弯盘内,倒入污物桶,作为医疗垃圾集中烧毁;器械及碗盘擦洗干净后重新消毒、灭菌。

(8)换药情况描述、记录。

【换药的相关知识】

1. 换药的基本原则　　无菌原则。

2. 换药的目的

（1）观察伤口的情况,作相关的处理。

（2）保持创面清洁,清除伤口异物、坏死组织,引流分泌物、脓液。

（3）保持和防止伤口受损和外来感染。

（4）总的目的:通过以上三点达到促进组织生长、伤口愈合的最终目的。

3. 换药的指征

（1）有异物或失去活力的组织需要清除者。

（2）需松动、拔除或更换引流物者。

（3）外敷料被脓液、溶液渗透者或被外来物污染者。

（4）疑有或已经出现的伤口污染、出血、裂开者。

（5）手术后需要常规换药者。

4. 换药时间、次数

（1）术后无菌伤口,如无特殊反应,3～5天后第一次换药。

（2）感染伤口:分泌物较多,外层纱布湿透即需换药。

（3）新鲜肉芽创面,隔1～2天换药一次。

（4）严重感染或置引流的伤口及粪瘘等,应根据引流量的多少决定换药的次数。

5. 乙、丙级愈合伤口的处理　　浅部感染表现为伤口隆起,皮肤红肿有波动,范围超过两侧缝线以外者,应将脓肿的缝线拆除;波动者,在波动的最明显处撑开伤口;波动不明显,能确定有脓肿时,可用粗针头或探针,经切口插入进行探查。撑开切口,排净脓液、渗液或血液,若液体积存较多或黏稠时,应扩大开口,使其开放,并探查里面有无线头等异物,清洗干净后,渗出物不多时,填塞凡士林纱布,渗出物多时可用盐水纱布,外加多层干纱布。定期换药,待创面清洁后,行二期缝合,将渗液取标本作细菌培养+药敏试验,选择敏感抗生素,消炎治疗。

6. 绿脓杆菌感染如何换药及污物处理方法　　除清除伤口坏死组织外,创面可用连续湿敷的方法,常用1:1000苯氧乙醇(phenoxyaethanolum),0.1%多黏菌素湿敷或可试用暴露疗法。换药后应重新洗手,并用0.25%消毒灵(domiphen)浸泡双手2分钟,以免交叉感染;污染敷料要另行放置,焚烧处理。

7. 肉芽创面的判断及换药方法

（1）健康肉芽色鲜红,颗粒细小分布均匀,分泌物很少,接触易出血。可用凡士林纱布覆盖,每2～3日更换敷料一次,如创面大尚需植皮。

（2）水肿肉芽色淡红或苍白,表面光滑晶亮,分泌物较多,不易出血,边缘呈堤状隆起,不易愈合。应检查伤口内有无异物、线头等,并予以及时去除、剪去或刮除此水肿肉芽,创面敷高渗盐水敷料,也可用1%碳酸液烧灼,随即用酒精棉球(棉签)、生理盐水洗净,创面湿敷。注意改善全身营养状态,加强支持疗法。

（3）肉芽过长或色彩暗红超出伤口平面或凹凸不平,应予修平;分泌物少可用油纱布覆盖,反之用盐水纱布覆盖。

（4）陈旧性肉芽创面再生能力差(颜色暗红,不新鲜,高低不平,有时呈陈旧性出血貌),周围组织不易愈合,以刮匙将表面肉芽组织刮除或剪除,使之出血露出新鲜肉芽,外敷橡皮膏。如有脓液,应注意观察有无脓腔或窦道,注意患者体温变化。

测 试 题

1. 换药用过的器械处理应( )
   A. 先清洗再浸泡消毒后灭菌
   B. 先清洗后灭菌
   C. 先浸泡消毒后清洗再灭菌
   D. 先浸泡消毒后清洗
   E. 先灭菌再清洗
2. 为防止交叉感染应先安排下列哪一位患者首先换药( )
   A. 褥疮创面　　　　B. 下肢慢性溃疡
   C. 脓肿切开引流　　D. 清创缝合后拆线
   E. 下肢开放性损伤
3. 女性,56岁,阑尾炎手术3天后需换药,换药时下列哪些操作不正确( )
   A. 外层无污染敷料用镊子揭除
   B. 内层敷料用镊子揭除

C. 双镊操作,一把接触伤口揭除敷料
   D. 无污染的伤口表面敷料可用手揭除
   E. 敷料与伤口粘连,宜浸湿后揭除
4. 一胃大部切除术后患者,术后切口红肿,有硬结和压痛,但未化脓,经换药后愈合,如何安排换药时间( )
   A. 2~3天换药1次　　B. 每日换药1次
   C. 每周换药1次　　　D. 每日换药数次
   E. 隔日换药1次
5. 一胃大部切除术后患者,术后切口红肿,有硬结和压痛,但未化脓,经换药后愈合,此患者切口的愈合应属于( )
   A. Ⅱ类、甲级愈合　　B. Ⅱ类、乙级愈合
   C. Ⅱ类、丙级愈合　　D. Ⅰ类、甲级愈合
   E. Ⅲ类、乙级愈合

测试题答案

1.C　2.D　3.A　4.B　5.B

（王　飞）

二、切口的拆线

【操作前准备】　同换药,另外准备无菌拆线剪刀一把。
【操作步骤】
（1）同换药时1~4步,一般可消毒2~3遍。
（2）用镊子(无齿)夹起线头轻轻捏起,用剪刀轻压线结侧皮肤,插进线结下空隙,紧贴线眼,从线结下方由皮肤内拉出的部分将线剪断,向线结侧将缝线拉出,动作要轻巧,如向对侧硬拉可能使创口拉开,且患者有疼痛感。注意勿使原来露在皮肤外面的缝线拉入皮肤。
（3）再次消毒伤口,伤口上覆盖无菌的干纱布,用胶布或绷带固定。
（4）污物处理同换药。
（5）拆线情况描述、记录。
【拆线相关知识】
1. 拆线的时间　头、面、额、颈部4~5天;下腹部、会阴部6~7天;胸、上腹部、背部、臀部7~9天;四肢10~12天,关节处需延长时间;减张缝线14天;一般情况下手术切口到达拆线时间即可拆线,如老年营养不良、腹压增高、切口过长等可延期或间断拆线。另外发现切口如有积液或化脓,需引流者,应适当拆除几针缝线,敞开引流。电刀切口也应推迟1~2天拆线。

2. 切口类型　Ⅰ类切口(清洁切口):指缝合的无菌切口,如甲状腺大部切除术。Ⅱ类切口(可能污染切口):指手术时可能有污染的缝合切口,如胃大部切除术后切口。Ⅲ类切口(污染切口):指邻近污染区或组织直接暴露于感染物的切口,如胃穿孔、肠破裂术后切口。

3. 愈合分级　甲级愈合:愈合良好,无不良反应。乙级愈合:指愈合处有炎症反应,如红肿、血肿、硬结、积液等,但未化脓。丙级愈合:指切口化脓。

测　试　题

1. 手术切口分为_____、_____、_____三类,
分别用_____、_____、_____字母来表示;

2. 手术切口愈合的分级是_____、_____、_____。

测试题答案

1. 无菌切口　污染切口　感染切口,Ⅰ　Ⅱ　Ⅲ
2. 甲级愈合　乙级愈合　丙级愈合

（王　飞）

三、手臂的消毒

【刷手前准备】　脱去个人衣裤,换穿刷手衣裤,换鞋、戴帽,注意不应露出额部头发。头发易附着微尘与细菌,额部露出头发不符合无菌原则。戴口罩应罩全口鼻。有上呼吸道感染者不能参加手术,刷手前必须剪除长指甲,去除甲下污垢,手有破损或炎症感染不能参加手术。

【肥皂水洗手法】

(1) 用肥皂和清水将手臂按普通洗手法(六步洗手法)清洗一遍,流水冲净。

(2) 取第一把无菌洗手刷,蘸灭菌肥皂液洗刷两手臂。洗刷部位分三段:双手、双腕和前臂、双肘和肘上10cm范围(相当于上臂的1/2)。按指尖、指甲下缘、指甲、甲沟、指掌、指内外侧、指间、指背、手掌、手背、腕、前臂、肘、肘上10cm的顺序,左右交替进行。特别要注意甲缘、甲沟、指间、手掌、腕部及肘部的刷洗。刷洗时要均匀,不得漏刷,并适当用力,有一定的频度。每刷一遍3分钟左右。

(3) 用流水冲净肥皂液(水龙头开关应为长柄以便洗手者用头部自行控制,或设脚踏开关或电感应开关控制水流)。将手指朝上,肘朝下,用水冲净手臂的肥皂水。冲洗时从手开始使水自手部流向肘部。注意肘部的水不可逆流至腕部,并勿在肘后部皮肤上遗留肥皂泡沫。

(4) 更换无菌刷进行第二、第三遍手臂的刷洗,3遍共约10分钟。后两次刷的高度以不超过第一次为准。

(5) 每侧手臂各用一块无菌毛巾。用无菌毛巾擦干手后对折成三角形,放置于腕部并使三角形的底边朝近端,另一手抓住下垂两角拉紧、旋转、逐渐向近端移动至肘上10cm,用同样的方法擦干另一手臂。注意握毛巾的手不要触到擦过的手的一面,同时还注意握毛巾

的手不要触到未洗过的皮肤,以免污染已洗过的区域。擦干后手臂的消毒选择下列两种方法之一:

1)酒精消毒法:双手伸入盛有70%乙醇溶液的泡手桶中浸泡5分钟。浸泡时要淹没肘上6cm,手指分开,可用泡手桶内的纱布(或小毛巾)揉擦双手及前臂,使药液充分发挥作用。浸泡毕,手臂自桶内取出后要取拱手姿势,使手上酒精沿肘流入泡手桶中(注意伸入和离开桶时,手或手指不要碰到桶边),浸泡后的手臂应待其自干,或用酒精桶内的纱布(或小毛巾)轻轻擦干。

2)采用灭菌王消毒法:用灭菌王均匀全面地将手臂涂擦一遍,到肘上6cm,自然晾干后,再重点擦手一遍,即可穿手术衣进行无菌手术操作。

(6)洗手消毒完毕后,保持拱手姿势。双手远离胸部30cm以外,向上不能高于肩部,向下不能低于腰际,手臂不能下垂。入手术间时用背部推开门或用感应门,手臂不可触及未消毒物品,否则需重新刷手消毒。

【灭菌王刷手消毒法】 先用肥皂清洗手部至肘上10cm,冲净后用无菌刷蘸灭菌王3~5ml刷手、前臂到肘上6cm,约3分钟,流水冲净,用无菌小方巾擦干。再取吸足灭菌王的海绵涂擦一边,自然干后穿手术衣、戴手套。参加手术区域消毒的助手,消毒完后再涂擦灭菌王一遍。

刷手的顺序:手指→手掌→手背→腕部→前臂→肘部→肘上两侧交替进行。

【洗手和刷手相关知识】

(1)普通六步洗手法的步骤:

第一步:手心相对,手指并拢相互搓擦。

第二步:手心对手背沿指缝相互搓擦,交换进行。

第三步:掌心相对,双手交叉沿指缝相互搓擦。

第四步:双手互握搓擦手指背。

第五步:一手握另一手大拇指旋转搓擦,交换进行。

第六步:一手手指并拢,手指间在另一手掌心搓擦,交换进行。

(2)手臂消毒常用的方法:①肥皂洗手法;②氨水洗手法;③速干性消毒剂刷手法。

(3)常用的泡手消毒液及浓度:①乙醇溶液:70%;②碘酊:0.1%;③新洁尔灭:1:1000。

(4)擦手时手臂上肥皂和水一定要擦干的原因:水会稀释泡手用的消毒液。肥皂是阴离子除污剂,会影响泡手用的一类阳离子消毒剂的灭菌效果。

(5)每桶新洁尔灭溶液可泡手40人次。

测 试 题

1. 灭菌法的目的可以达到( )
   A. 杀死一切微生物
   B. 杀不死带芽孢细菌
   C. 清除器械表面上的细菌
   D. 清除皮肤表面上的细菌
   E. 清除切口内的细菌
2. 进入抗菌外科阶段的年份是( )

A. 1812 年　　B. 1825 年
C. 1858 年　　D. 1863 年
E. 1867 年

3. 煮沸灭菌的时间要求是( )
   A. 煮沸开始起10分钟
   B. 煮沸开始起20分钟
   C. 煮沸开始起30分钟

D. 煮沸开始起40分钟

E. 煮沸开始起60分钟

4. 高压蒸汽灭菌,要求的温度是( )

A. 100~106℃   B. 110~116℃

C. 112~120℃   D. 121~126℃

E. 128~136℃

5. 飞沫中的细菌数量很大,一次喷嚏可喷出1万~2万个飞沫,含有细菌大约为( )

A. 1200~2500   B. 2000~3000

C. 5000~8000   D. 6000~10000

E. 4500~15000

6. 手套等烟卷引流物的消毒方法是( )

A. 煮沸灭菌   B. 浸泡灭菌

C. 高压蒸汽灭菌   D. 化学药品熏蒸灭菌

E. 碘酒、酒精涂擦灭菌

测试题答案

1. A   2. E   3. B   4. D   5. E   6. C

(潘 斌)

四、参加手术人员的手术前准备

参加手术的人员在进行手术之前,要做好准备工作,包括洗手前准备、洗手(手臂消毒)和穿手术衣、戴手套共三个步骤。

【洗手前准备】 手术人员在洗手前必须更换手术室专用衣、裤、鞋,戴好消毒口罩、帽子。口罩必须遮住口与鼻孔,帽子完全遮住头发。修剪指甲、倒刺,除去甲缘下积垢。摘下身上所戴饰品,将双侧衣袖卷至上臂上1/3处。如未脱内衣,需将内衣的衣领、衣袖卷入手术衣内,勿外露。上衣的下摆塞在裤腰内。然后进入洗手间。手臂有皮肤破损或有化脓性感染时,不能参加手术。有上呼吸道感染者,原则上也不要参加手术。如遇寒冬季节,戴眼镜者为了防止呼吸时的水蒸气使镜片模糊,可在镜片上涂少许肥皂液,然后用布擦干,或用宽胶布将口罩之上缘粘于面部皮肤,效果良好。

【洗手方法】 见本章手臂的消毒一节。

【穿无菌手术衣、戴无菌手套】 任何一种洗手的方法,都不能完全消灭皮肤深处的细菌(常驻菌),这些细菌在手术过程中逐渐移行到皮肤表面并迅速繁殖生长,故洗手之后必须穿上无菌手术衣、戴上无菌手套,方可进行手术,以减少伤口污染。

1. 穿无菌手术衣的方法 从已打开的无菌衣包内取出无菌手术衣一件,在手术室内找一较宽阔的地方,先认出衣领,双手提起衣领的两角,充分抖开手术衣,注意勿将手术衣的外面对着自己。看准袖筒的入口,将衣服轻轻抛起,双手迅速同时伸入袖筒内,向前平举伸直,此时由巡回护士在后面拉紧领带,双手即可伸出袖口,然后双手在前交叉提起腰带,由巡回护士在背后接过腰带,并协助系好腰带和后面的衣带。有时由于手术衣宽大、袖长,穿衣时双手不能伸出袖口,避免用手去拉,可用左、右前臂尺侧交替往上搓,使手完全伸出袖口(图2-1)。

穿无菌手术衣注意事项:

(1)穿衣必须在手术室比较宽、空的地方进行。一旦接触未灭菌的物件,立即更换。

(2)若发现手术衣有破洞,应立即更换。

(3)若估计手术进行时手术者的背部会触及参加手术的器械护士、助手或器械台等,则应加穿一件特制的无菌背心,或用一块消毒无菌巾固定于手术者的背部。

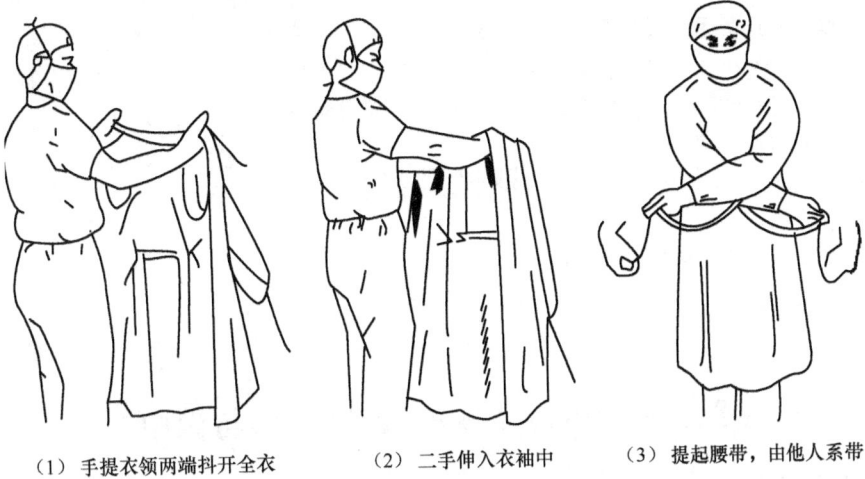

（1）手提衣领两端抖开全衣　　（2）二手伸入衣袖中　　（3）提起腰带，由他人系带

图 2-1　穿无菌手术衣

2. 戴无菌手套的方法　穿好无菌手术衣后，取出手套包（或盒）内的无菌滑石粉小包，将滑石粉涂在手心，然后均匀地涂抹在手指、手掌、手背上，再从手套包（或盒）内取出手套。取手套时只能捏住手套套口翻折部，不能用手接触手套外面，戴手套时先对好手套使双侧拇指对向前方并靠拢，右手提起手套，左手拇指朝前，其他四指并拢，插入手套内并使各手指插入手套相应的指筒末端。再将已戴手套的左手手指插入右侧手套套口翻折部之下，将右侧手套拿稳，然后同法再将右手插入右侧手套内，最后将手套套口翻折部翻转并包盖于手术衣的袖口上。用消毒生理盐水洗净手套外面的滑石粉，以免刺激组织，产生异物反应（图 2-2）。

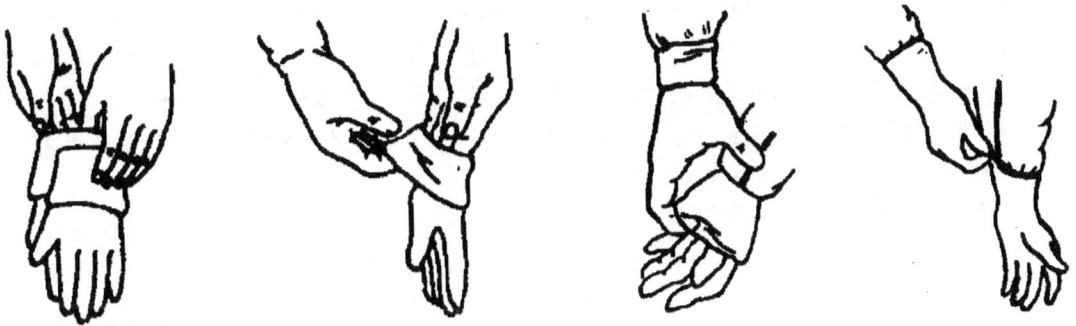

图 2-2　戴无菌手套示意图

戴手套注意事项：

手套有各种不同的号码，常用的有 6 码、6.5 码、7 码、7.5 码和 8 码，手术人员应根据自己手的大小选择合适的手套。一定要掌握戴手套的原则，即未戴手套的手，只允许接触手套向外翻折的部分，不可触及手套的外面，已戴手套的手则不可触及未戴手套的手或另一手套的内面。手套破损须更换时，应以手套完整的手脱去应更换的手套，但勿触及该手的皮肤。

测 试 题

1. 任何洗手方法都不能使手保持绝对无菌（　　）　　2. 消毒的原则是由不清洁区向相对清洁区进行涂

擦（　）

3. 有慢性呼吸道感染的手术人员严禁进入手术室（　）

4. 参加手术的手术人员在进行手术之前，要做好准备工作，包括洗手前的准备、洗手（手臂消毒）和穿无菌手术衣戴无菌手套，共三个步骤（　）

5. 手术人员穿好手术衣后，可将整个胸腹部及背部都被视为有菌区（　）

测试题答案

1.（√）　2.（×）　3.（×）　4.（√）　5.（×）

（潘　斌）

五、手术区域皮肤的清洁、消毒与铺巾

任何手术都要通过患者一定区域的皮肤（或黏膜）作切口，进入病变部位进行操作。为了防止皮肤上的细菌进入手术创口内，手术区域一定要作特殊的准备，包括五个步骤：手术区皮肤清洁、手术区皮肤消毒、铺无菌巾（单）隔离、切开皮肤前再消毒和无菌巾（单）保护切口。

患者进入手术室前均按护理常规在手术区剃除毛发并清洁皮肤，有的用滑石粉涂搽后剃毛备皮；有的用肥皂温水清洗，剃除毛发，后者清洗程度为佳，故常用。

【手术区皮肤清洁】　术前剃毛约始于1850年，20世纪初已列为常规，但对它的价值，有人提出怀疑。有人研究，术前剃刀备皮者，术后有5.6%的伤口感染率，而使用脱毛剂或不作备皮者其伤口感染率仅为0.6%，两者相差近10倍。另外有人分析18 090例清洗伤口之后发现，剃毛、剪毛和去除毛发三种不同备皮方法的伤口感染率分别为2.3%、1.7%和0.9%。1983年有人报告，术晨剃毛并不优于隔夜剃毛；而术前晚剃毛的伤口感染率却低于任何时间剃毛者。

现在认为术前不必一律剃毛，如果擦洗比较彻底，毛发并不带有多量细菌，但切口位于腋部、会阴部或头部者，必须剃除该部毛发和粗汗毛，以免阻碍清洁和消毒剂涂搽。如须剃毛，剃毛时间以接近手术为佳，但又不应在手术室进行，剃毛时严禁损伤皮肤，即使是显微镜下可见之破口，亦易导致感染。

【手术区皮肤消毒】　各手术部位皮肤的准备及消毒范围：一般由第一助手在手臂消毒后，未穿手术衣和未戴手套前进行。用海绵钳夹折叠纱布（或棉球）蘸2.5%~3%碘酊涂搽皮肤，待干后，再用70%乙醇溶液涂搽2~3遍，脱尽碘渍，然后准备无菌巾、中单和有孔大单（剖腹单）等。

1. 消毒原则　由清洁区向相对不清洁区消毒。如系清洁手术，消毒液应自手术中心部（切口处）向四周涂搽，即通常称之为离心性消毒。如系肛门、会阴及感染伤口的手术，消毒顺序与之相反，即消毒液应由外周向中心部涂搽，通常称之为向心性消毒。

2. 消毒范围　至少在已确定手术切口处向四周延展到周径15~20cm的区域。这样即可预防因手术巾移动或手术时患者流汗而污染手术区，也为必要时延长或改变切口留有余地。

3. 消毒方式　有环形（或螺旋形）消毒和平行消毒两种。前者适用于小手术，后者适用于大手术。现以腹部正中切口为例，其具体操作方法如下：用海绵钳夹无菌纱布或棉球蘸2.5%~3%碘酊，首先自上而下涂搽手术切口部位，然后依次向手术切口两侧自上而下对称地涂搽，最后涂搽手术区的外周皮肤，已经接触外周部位的纱布或棉球不要再返回中心区域，涂搽时注意不留空白点。待碘酊干后，再用70%酒精以同样的操作方法涂搽两遍将碘渍拭净，用酒精涂搽范围开始应在碘酊所涂范围之内，最后涂至外围部位时酒精范围应超过碘渍。腹

部手术消毒范围,一般是上界达乳头水平,下界达耻骨联合平面,两侧至腋中线。

值得提出的是,脐孔又深又脏,要注意消除积垢后并在消毒前用汽油、松节油或乙醚等洗净。消毒时先滴入碘酊浸泡,可增加局部浓度及杀菌时间,用纱布(或棉球)拭净。继续用70%酒精滴入脐孔,最后用纱布颅脑手术(或棉球)拭净,如遇手术区皮肤有膏药、胶布污迹时,亦可用同法洗净。

附:常见手术皮肤消毒范围(图2-3～图2-10)

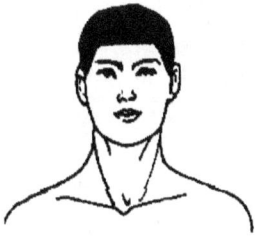

图2-3 颅脑手术皮肤消毒范围　　图2-4 颈部手术皮肤消毒范围

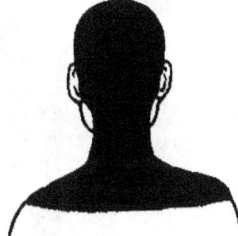

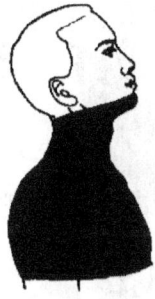

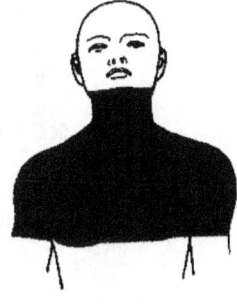

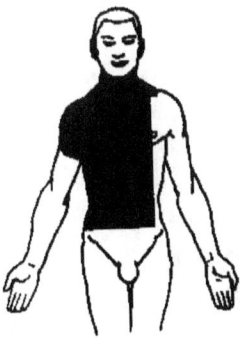

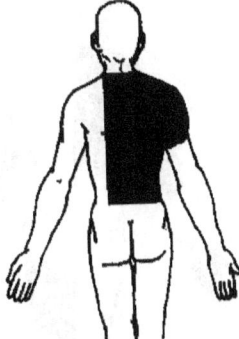

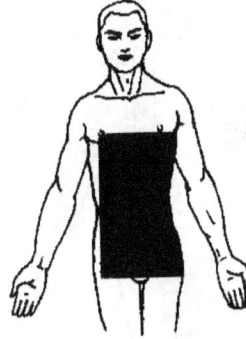

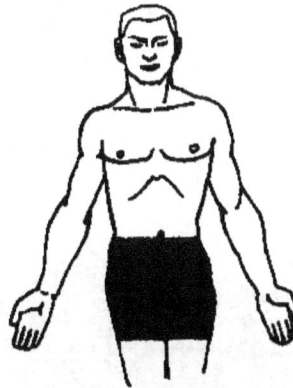

图2-5 (右)胸部手术皮肤消毒范围　　图2-6 (左)肾部手术皮肤消毒范围

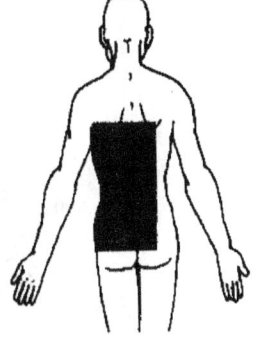

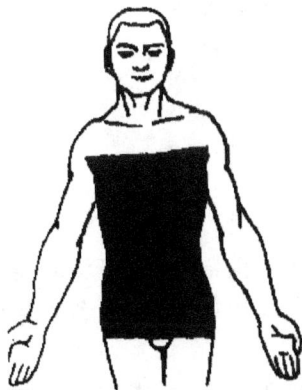

图2-7 腹部手术皮肤消毒范围　　图2-8 腹股沟和阴囊手术皮肤消毒范围

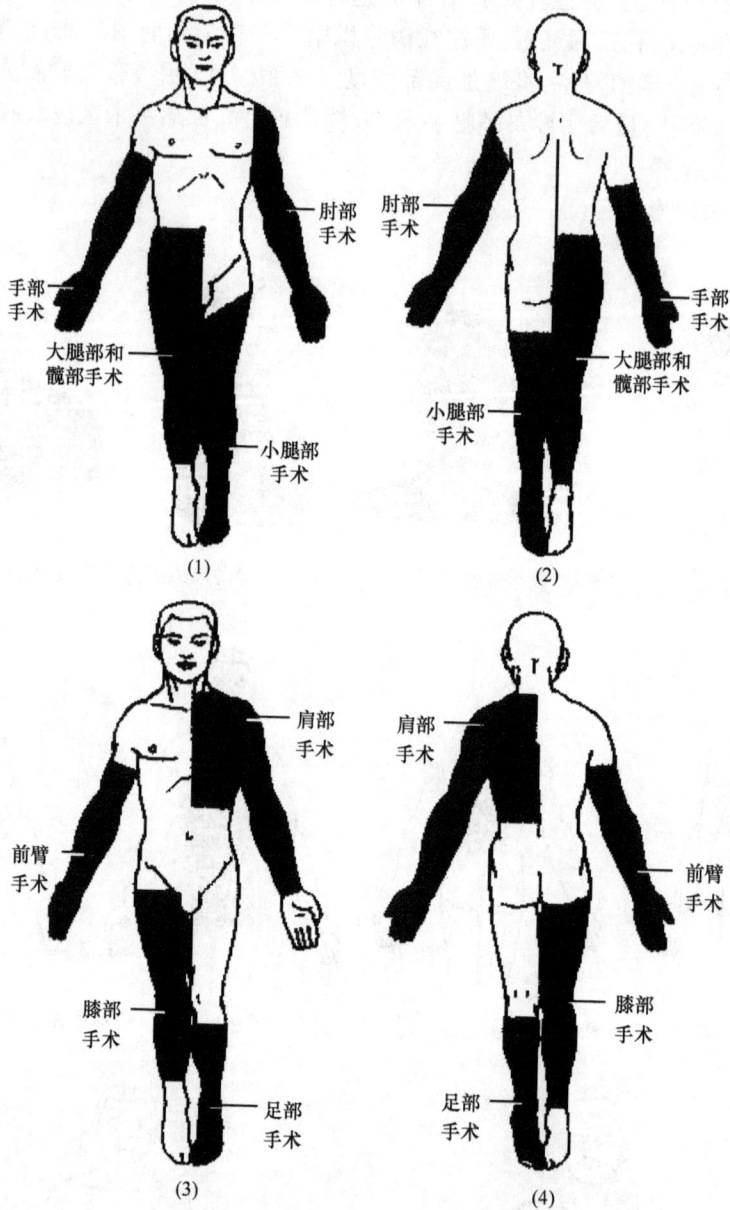

图 2-9　四肢手术皮肤消毒范围

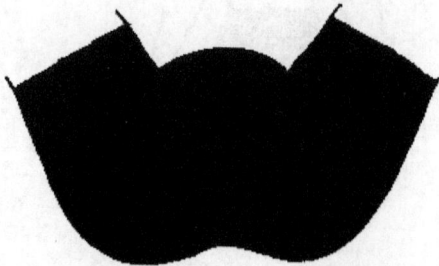

图 2-10　会阴部和肛门部手术皮肤消毒范围

4. 注意事项

（1）手持消毒钳,不可将其头端朝上,正确的持钳法头端应始终朝下,若系弯消毒钳,弯亦应始终朝下。

（2）每次纱布（或棉球）浸蘸的消毒液不要过多,以免流散四周,损伤组织,涂擦、消毒皮肤时适当用力,以增加消毒液渗透力。

（3）进行皮肤消毒时,最重要的是助手应持长柄海绵钳（环钳）夹住纱布或棉球进行消毒,注意双手勿与患者皮肤或其他有菌物体接触。

（4）涂擦时要从清洁区向相对不清洁区消毒；由切口上、下、两侧顺次对称进行，不留空白区。消毒范围宜大不宜小。

（5）婴幼儿、口腔、面部、肛门会阴部、外生殖器等处皮肤和黏膜不能用碘酊；有碘过敏者忌用碘酊。

（6）目前临床上多用碘伏（Iodophor）作皮肤消毒。

【铺无菌巾（单）】 皮肤消毒后需铺无菌巾单，用来分隔有菌区与无菌区。铺单的原则是：先遮盖相对"脏"处，后盖"干净"处。不同部位的手术，铺单的方法亦不一。现以腹部手术为例，总共铺三层巾单，第一层铺四块小无菌巾，第二层铺中单一般为3条，第三层铺一条有孔大单。

1. 四块无菌巾的铺序与铺法 一般由第一助手在手臂消毒后，未穿手术衣和未戴手套前，站于患者右侧或左侧进行皮肤消毒后铺无菌巾，以腹部手术为例，第一块先盖切口下方（脚侧），第二块铺盖操作者对侧，第三块铺盖上方（头端），第四块铺操作者侧。若已穿无菌手术衣和戴无菌手套，第一块铺在操作者侧，第二块铺在切口的下方（脚侧），第三块铺在操作者对侧，第四块铺在上方（头端）或者是第三块铺在上方（头端），第四块铺在操作者对侧。无菌巾遮盖处距切口约2cm。铺无菌巾的方法是先将无菌巾一边折叠1/3，然后铺于切口四周，返折面向下，摺边对向手术切口，用巾钳夹住无菌巾围成的四边孔的交角处。亦可用薄膜手术巾覆盖固定无菌巾。

2. 铺中单的方法 由两位参加手术的人员共同执行，先铺上方，后铺下方。

3. 铺有孔大被单（双层） 由铺中单的手术人员执行。先将有孔被单的孔对准手术切口部，然后将被单向手术床两侧（左、右侧）展开，再向手术床两端（头端、脚）展开，使被单上端遮盖过患者头部和麻醉架，下端遮盖过患者足端，两侧部应下垂过手术床缘30cm以下。

4. 铺放无菌巾（单）注意事项

（1）铺巾（单）时，操作者双手应保持在手术台面和腰部平面以上进行，不得进入有菌区。

（2）无菌巾（单）遮盖范围的大小层次，因手术性质和部位而不同，例如：表浅小手术（浅表小肿瘤切除）仅需铺一层无菌巾或小孔巾；稍大手术在手术区周围，一般应有3～4层无菌巾单遮盖，其外周至少有两层。

（3）巾（单）铺下后，只允许将巾（单）自手术区向外移动，不允许向内移动，以免污染手术区。

（4）巾（单）已经被水或血渗湿，则失去无菌隔离作用，应另外加无菌巾（单）遮盖。

【切开皮肤前再消毒】 切开皮肤前再消毒，一般用艾利斯钳、血管钳或有齿镊夹70%酒精棉球进行，消毒范围仅限于切口及其附近，其目的是杀灭铺巾（单）过程中有空气新落入切口区的细菌。

【无菌巾保护切口】 当皮肤、皮下组织切开后，用止血钳钳夹各出血点，用细丝线结扎。应在切口两侧各置无菌巾一块，以遮盖切口周围的皮肤，并用艾利斯钳或缝合法固定，严密隔离和保护切口，其目的是为了防止皮肤附件（毛囊、汗腺、皮脂腺）中隐藏的细菌进入创口引起感染。

测 试 题

1. 手术人员穿好无菌手术衣后,手术人员的＿＿＿＿部、＿＿＿＿部和＿＿＿＿部均被视为有菌区。
2. 不能用碘酊、酒精消毒的区域和黏膜可选用＿＿＿＿、＿＿＿＿、＿＿＿＿。
3. 无菌切口消毒应由＿＿＿＿开始向＿＿＿＿进行涂擦,消毒范围距切口四周至少＿＿＿＿cm。
4. 中腹部手术的消毒范围上界至＿＿＿＿、下界为＿＿＿＿、两侧为＿＿＿＿。

测试题答案

1. 背部　肩以上部　腰以下部
2. 新洁尔灭　洗必泰　硫柳汞(均为1:1000)
3. 中央　周围　15　4. 两乳头　耻骨联合和腹股沟韧带　腋中线

（潘　斌）

六、手术进行中的无菌原则

　　参加手术人员在手术过程中,必须严格注意无菌操作,否则已建立的无菌环境、已经灭菌的物品及手术区域,仍有受到污染、引起伤口感染的可能,有时可使手术因细菌感染而失败,甚至危及患者生命。术中如果发现有人违反无菌原则,必须立刻纠正。在整个手术进行中,必须按以下规则施行:

　　(1) 手术人员穿灭菌手术衣和戴灭菌手套后,手不能接触背部、腰以下和肩以上部位,这些区域属于有菌地带;同样,也不要接触手术台以下的布单。

　　(2) 不可在手术人员背后传递手术器械及用品,坠落到无菌巾或手术台边以外的器械物品,不准拾回再用。

　　(3) 手术中如手套破损或接触到有菌地方,应更换无菌手套。如前臂或肘部触碰有菌地方,应更换无菌手术衣或加套无菌袖套。如无菌巾、布单等物已被湿透,其无菌隔离作用不再完整,应加盖干的无菌布单。

　　(4) 在手术过程中,同侧手术人员如需调换位置,一人应先退后一步,背对背地转身到达另一位置,以防触及对方背部不洁区。

　　(5) 手术开始前要清点器械、敷料,手术结束时,检查胸、腹等体腔,待核对器械、敷料数无误后,才能关闭切口,以免异物遗留腔内,产生严重后果。

　　(6) 切口边缘应以无菌大纱布垫或手术巾遮盖,并用巾钳或缝线固定,仅显露手术切口。术前手术区粘贴无菌塑料薄膜可达到相同目的。

　　(7) 做皮肤切口以及缝合皮肤之前,需用70%乙醇溶液再涂擦消毒皮肤一次。

　　(8) 切开空腔脏器前,要先用纱布垫保护周围组织,以防止或减少污染。

　　(9) 参观手术的人员不可太靠近手术人员或站得太高,也不可经常在室内走动,以减少污染的机会。

　　(10) 手术进行时不应开窗通风或用电扇,室内空调机风口也不能吹向手术台,以免扬起尘埃,污染手术室内空气。

测　试　题

1. 手术人员穿好无菌手术衣,戴好无菌手套后,双手应放在(　　)
   A. 交叉腋下　　　　B. 腰部
   C. 胸前　　　　　　D. 身体两侧
   E. 高举过头
2. 手术进行中的无菌原则哪项错误(　　)
   A. 无菌器械台浸湿需加盖无菌手术巾
   B. 手套污染应立即冲洗
   C. 器械落至台下不可以再次使用
   D. 传递手术器械应在手术者胸前
   E. 手术者肘部污染应加套无菌套袖
3. 手术患者的准备包括(　　)

A. 一般准备　　　　B. 手术体位
C. 手术区皮肤消毒　D. 手术区铺单
E. 以上都是
4. 下列哪项不是洗手护士的职责(　　)
   A. 环境准备　　　　B. 清点手术器械
   C. 铺无菌手术台　　D. 留取病理标本
   E. 清洗手术器械
5. 避免手术切口感染的术前重要措施是(　　)
   A. 进高蛋白饮食　　B. 入院后更换衣服
   C. 仔细认真准备皮肤　D. 勿使患者感冒
   E. 术前用抗生素

测试题答案

1. C　2. B　3. E　4. A　5. C

(潘　斌)

七、打　结　法

【操作步骤】

(1) 用右手拇指与食指捏住位于结扎点右侧的短头,左移右手至左手所持长线头之下,翻转右手,使短头落在其中指和无名指的掌侧面上,并在长线下面与长线交叉,屈右手中指,钩压长线头,至中指位于短头之下。用右手中指挑起短线头,并用中指与无名指夹住短线头,放开拇指与食指,自线圈内撤出中指与无名指所夹的短线头,立即再用拇指与食指将短线头捏住。右手经左手之上向左前方,左手在右手之下向右后方将两线端拉紧,完成第一单结。

(2) 右手拇指与中指捏住短线头,食指前伸,挑起短头,并使短线头在长线头之上与长线头垂直交叉,屈食指,钩住长线头,挑起短线头。出线圈后,右手拇指与食指捏住短头,左右手分别向两侧将线拉紧,完成方结(图2-11)。

【打结时必须遵循的原则】　外科打结是外科手术的基本功,只有经过长期不断实践,才能做到高质量、高速度,才能体会到其不同条件下的变应性,熟能生巧。以下的原则是贯彻始终的。

1. 两手用力均匀　在打结的过程中,两手的用力一定要均匀一致,这一点对结的质量及安全性至关重要。否则,可能导致为滑结。对结扎组织牵拉,由此可酿成撕裂、撕脱等。

2. 三点在一线　尤其在深部打结时更是如此。如果这三点不在一线,必然会导致对打结部位组织的牵拉,因此可能造成严重后果。

3. 方向要正确　在打结的过程中,方向是绝对不可忽视的。如果打结的方向错误重复,即便是方结也同样可能变成假结,当然,在实际打结的过程中,打结的方向可因术野及操作部位的要求而有范围较小的方向性改变。但这种改变,应在小于90°的范围内;如果大于90°或接近180°,就会造成滑结或割线、断线的可能。

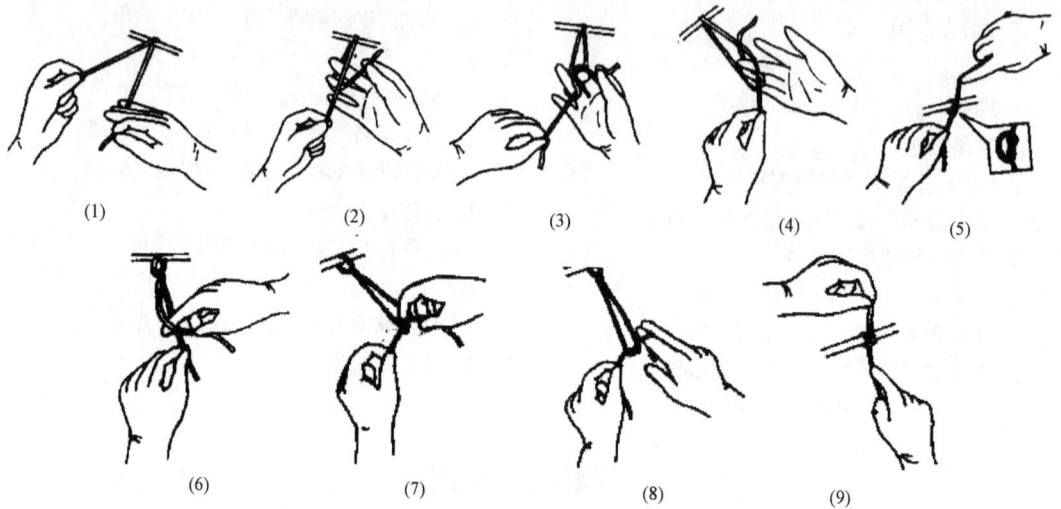

(1)　　　　　(2)　　　　　(3)　　　　　(4)　　　　　(5)

(6)　　　　　(7)　　　　　(8)　　　　　(9)

图 2-11　单手打结

4. **防止滑脱出血**　助手配合绕线,第一个结打好后,助手松开血管钳,再打第二结。否则结扎不牢固,易滑脱造成出血。

5. **力求直视下操作**　直视操作可使打结者能够掌握结扎的松紧程度,又可了解打结及结扎的确切情况。较深部位的结扎,也应尽量暴露于直视下操作。如果难于暴露,需依赖手感进行操作。这需要相当良好的功底。

6. **其他注意事项**

(1)选择线的质量与粗细。

(2)根据线的粗细不同决定用力大小。

(3)结扎时的线要用生理盐水浸湿。

【**双手打结和持钳打结**】　参照图 2-12、图 2-13 进行。

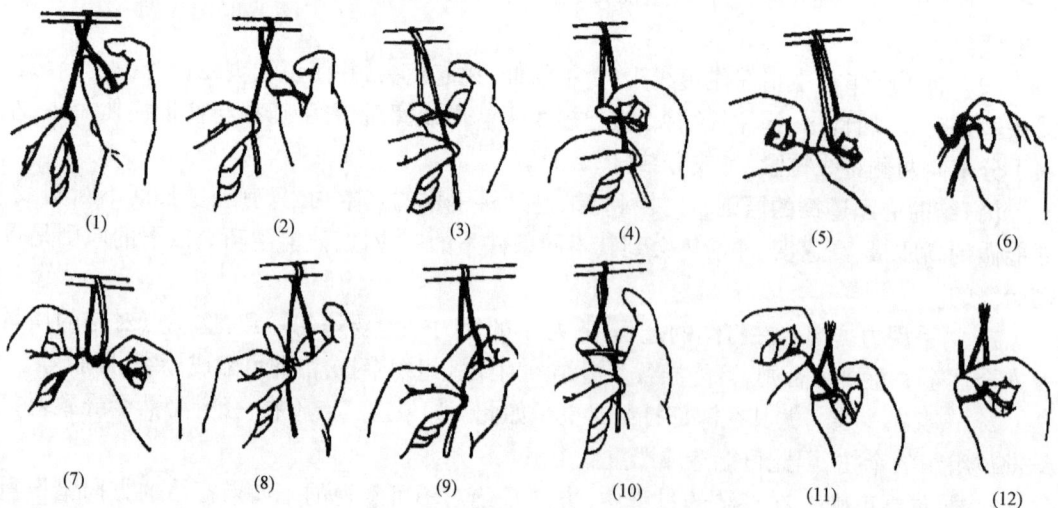

(1)　　　(2)　　　(3)　　　(4)　　　(5)　　　(6)

(7)　　　(8)　　　(9)　　　(10)　　　(11)　　　(12)

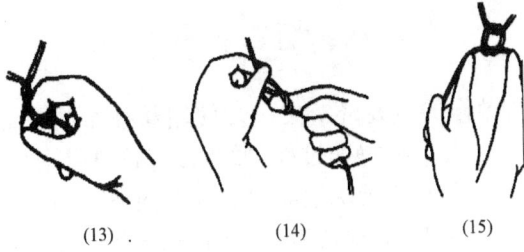

(13) .   (14)   (15)

图 2-12 双手打结

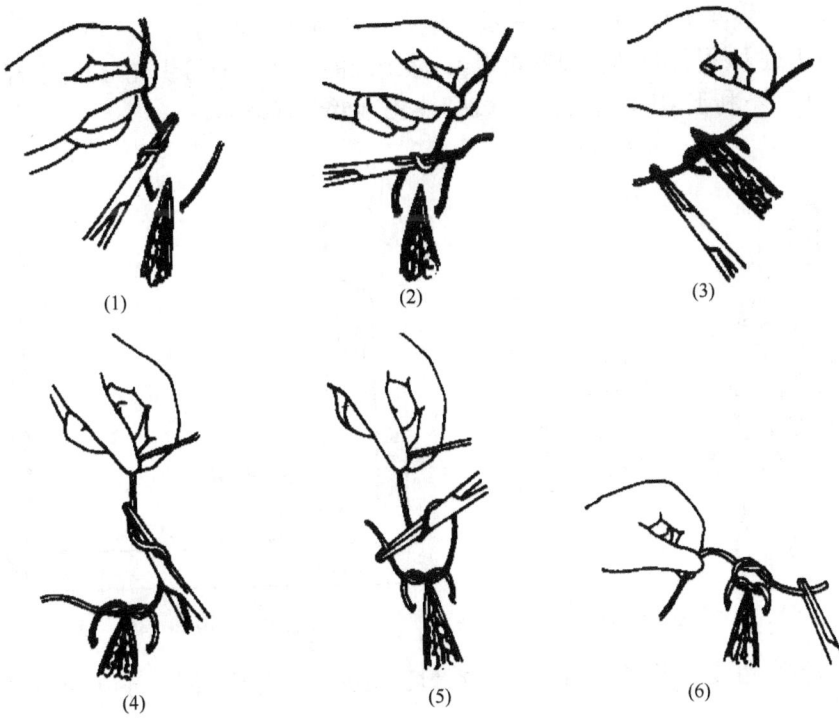

(1)   (2)   (3)

(4)   (5)   (6)

图 2-13 持钳打结

测 试 题

常用外科打结方法有_____、_____、_____三种。

测试题答案

单手打结 双手打结 器械打结

（潘 斌）

八、切　开

切开是外科手术基本操作的重要环节之一。使用某种器械在组织或器官上造成切口的外科操作过程,即为切开。在外科操作过程中的切开,必须应用金属的、刀刃锋利的手术刀供切开皮肤用,以保证切口的整齐及深层组织的垂直,使各层组织充分显露、层次分明。

作切口时,操作中必须持稳刀柄,保持刀刃与切开的组织垂直,用力均匀,不偏不斜,一次切开皮肤及筋膜(图2-14、图2-15)。不可用不锋利的刀,以免出现拉锯似的切开,造成切口的不规整及不必要的组织损伤及切口愈合后瘢痕大。对于欲切开部位的局部解剖层次一定要清楚。各层次切开时操作要一次完成,不得出现拉锯似的切割。切开皮肤后应用电刀或氩气电刀进入深层组织时,控制要得当,做到既能使切开的组织充分止血,还要防止组织过分"焦化",不利于创口愈合,遗留大块"焦化"硬结、感染等。

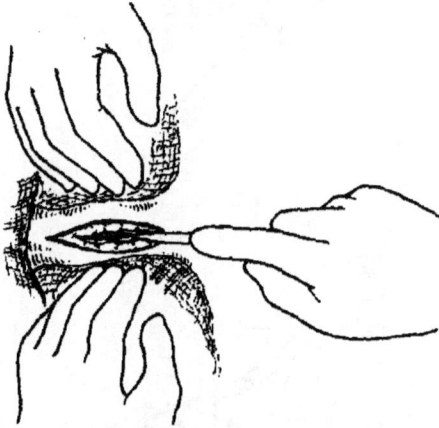

图2-14　皮肤切开法　　　图2-15　90°—45°—90°

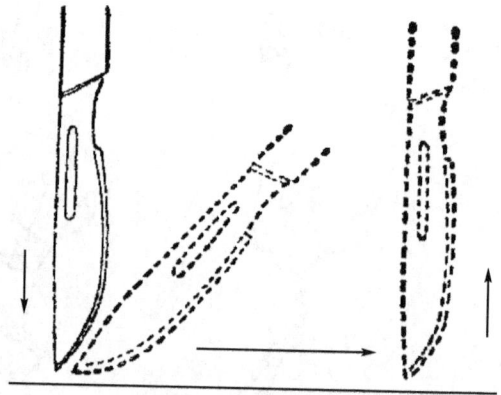

切开的原则:由浅入深、按层切开。如腹壁切口:皮肤—皮下组织—腱鞘—肌肉—腹膜等。

切开的要求:

(1)刀刃与皮肤垂直,一次性切开皮肤或皮下组织。

(2)切口边缘要整齐,减少组织损伤。

(3)肌肉或腱膜应尽可能沿纤维方向分开,必要时也可切断。

(4)防止损伤深部组织及器官,如切开胸、腹膜等进入体腔时,应先切小口再加以扩大,防止损伤体腔内脏器。

测　试　题

问题1~6

A. 指压式　　　　　B. 持弓式

C. 执笔式　　　　　D. 反挑式

E. 握拳式

1. 切开皮肤、皮下(　)

2. 腮腺脓肿切开引流(　)

3. 截肢术,切断大腿肌肉(　)

4. 精细手术或整形手术(　)

5. 大片筋膜切开(　)

6. 气管切开(　)

测试题答案

1. A　2. D　3. E　4. C　5. B　6. D

（申志新）

九、结 扎 止 血

在外科手术过程中,处理出血的手段及过程为止血,因组织的切开、分离、牵拉,均可导致不同程度的出血,手术中迅速彻底的止血能减少失血量,保持手术野清晰,且可防止手术后出血。如切口止血不彻底,除达不到以上目的外,缝合的切口中常有较多的积血,形成血肿,愈合过程中,易发生感染,甚至形成脓肿,以致造成延迟愈合,或引起切口的裂开。所以,凡是与手术操作相关的医师都必须熟知各种止血方法。止血的方法有多种,下面重点介绍结扎止血的方法。

【结扎止血】　在手术操作过程中,对可能出血的部位或已见的出血点,首先进行钳夹。钳夹出血点时要求准确,最好一次成功,结扎线的粗细要根据钳夹组织的多少及血管粗细进行选择。血管较粗时,应单独游离结扎。结扎时止血钳的钳尖一定要稍微翘起,结扎线要将所需结扎组织完全套住,在收紧第一结时将止血钳逐渐慢慢地松开,第一结完全扎紧时再松钳移去。特别值得一提的是,止血钳不能松开过快及移去过快,这样会导致结扎部位的脱落或结扎不完全而酿成出血,更危险的是因结扎不准确导致的术后出血。有时对于粗大的血管要双重结扎,结扎同一血管时两道线不能结扎在同一部位,须间隔一些距离。结扎时,收线不宜过紧或过松。过紧易拉断线或切割血管导致出血,过松会导致结扎线结松脱而出血。对于重要的血管必要时要进行"8"字贯穿缝扎止血(图2-16)。

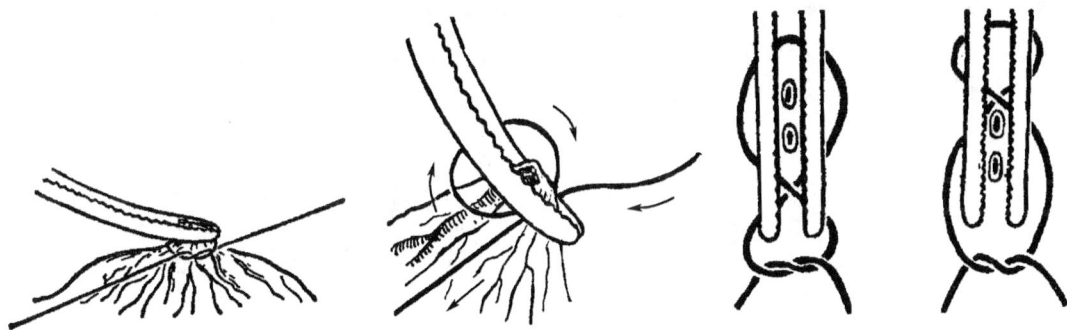

图 2-16　"8"字贯穿缝合结扎止血钳结扎止血

【止血过程中注意事项】
（1）对高血压患者,止血一定要做到认真仔细彻底,以防术后出血。
（2）对低血压患者止血,不能满足于当时状况的不出血;一定设法将血压调到正常时,检查无出血方为可靠。
（3）对胸腔手术的止血尤须认真,因为关闭胸腔以后负压会导致出血。

测 试 题

简述结扎止血的分类和各自的适应证及操作要点。

测试题答案

结扎止血是常用的止血方法,先用止血钳的尖端对准出血点准确地夹住,然后用适当的丝线结扎和缝扎。

(1) 单纯结扎止血:先用止血尖钳夹出血点,然后将丝线绕过止血钳下的血管和周围少许组织,结扎止血。结扎时,持钳者应先抬起钳柄,当结扎者将缝线绕过止血钳后,下落钳柄,将钳头翘起,并转向结扎者的对侧,显露结扎部位,使结扎者打结方便。当第一道结收紧后,应随之以放开和拔出的动作撤出止血钳。结扎者打第二道结。遇到重要血管在打好第一道结后,应在原位稍微放开止血钳。以便第一道结进一步收紧,然后再夹住血管,打第二道结,然后再重复第二次打结。

(2) 缝扎止血:适用于较大血管或重要部位血管出血。先用止血钳钳夹血管及周围少许组织,然后用缝针穿过血管端和组织并结扎,可行单纯缝扎或8字形缝扎。

（申志新）

十、缝 合

缝合的目的是将已经切开或外伤离断的组织创缘相互对合,消灭死腔,起到止血及促进伤口早期愈合、重建器官结构或整形的作用。吻合和钉合也属于缝合的范畴,前者是指将空腔脏器或管道结构作对合性缝合,维持其连续性;后者则指不用缝线而是借助于特殊器械,即钉合器来完成缝合或吻合的操作方法,同样可以恢复器官组织结构的连续性。尽管钉合器的使用简化了手术操作,节省了手术时间,钉合后的伤口对合整齐,组织反应轻微,但是人体复杂的解剖关系不允许每个手术部位都使用钉合器;钉合器发生故障时,钉合不全可能导致严重的并发症,这就使得钉合器在临床上的应用范围受到一定的限制。临床手术过程中较常用的是手工缝合,手工缝合是外科必要的基本功之一(图2-17)。

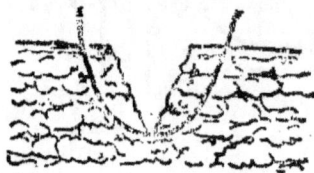

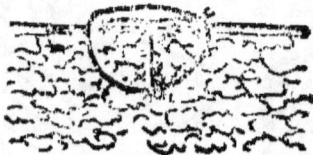

(1) 正确缝合,对合整齐

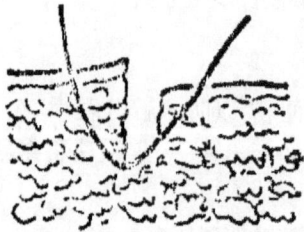

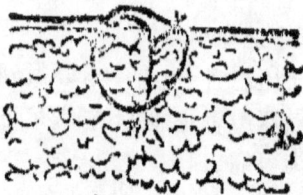

(2) 边距不等,两皮缘不在同一水平,对合错位

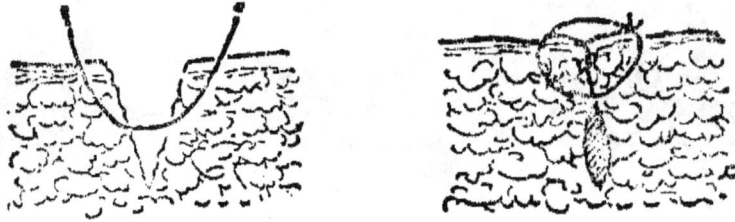

(3) 缝合太浅，残留死腔

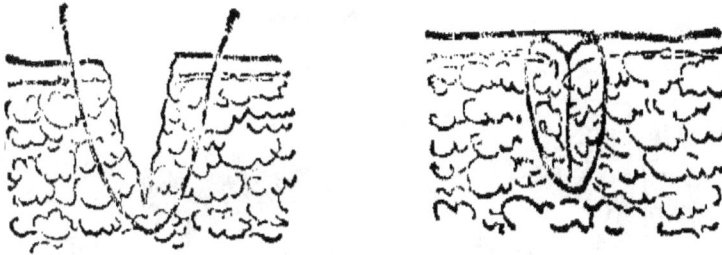

(4) 缝合太深，结扎太紧，皮缘内陷

图 2-17 缝合

临床上使用的缝合方法有多种，根据缝合后切口两侧的对合状态可将基本缝合方法分为单纯缝合(图 2-18)、外翻缝合(图 2-19)和内翻缝合(图 2-20)。根据缝线是否具有连续性而分为连续和间断缝合两种形式。使创缘两侧组织直接平行对合的缝合方法称为单纯对合缝合；使创缘两侧部分组织呈内翻状态，以保持伤口表面光滑的缝合方法称为内翻缝合。而外翻缝合则是使创缘的两侧部分组织呈外翻状态，被缝合或吻合的管腔结构内创面保持光滑。连续缝合是指用一根缝线缝合整个伤口，在缝合起针和末针各打一结。此法的优点是缝合操作省时，节省缝线，创缘对合严密，止血彻底。缺点是逢线的一处折断可使整个伤口全部裂开，用于管道吻合时可能引起吻合口狭窄。间断缝合是指每缝一针打一个结，由多个独立的线结完成伤口的缝合。此法的优点是操作简单、易于掌握，伤口缝合十分牢固可靠，切口的张力由每个独立的结扣分担，一针拆开后，不影响整个切口。缺点是操作费时，所用缝线较多。

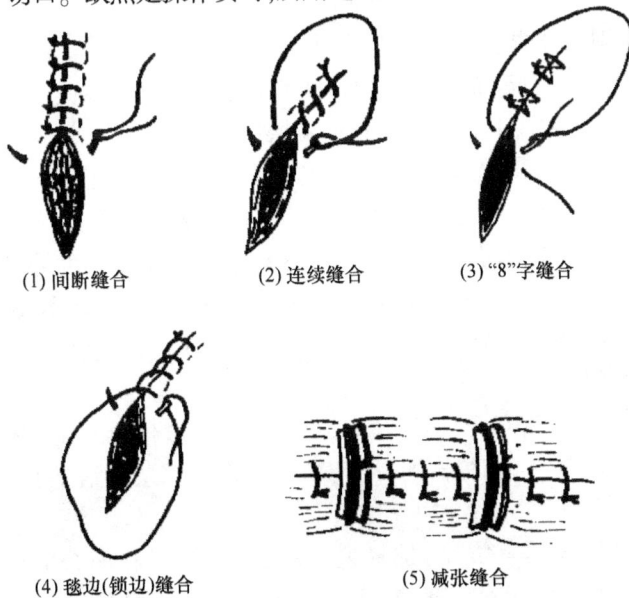

(1) 间断缝合 　　(2) 连续缝合 　　(3) "8"字缝合

(4) 毯边(锁边)缝合 　　(5) 减张缝合

图 2-18 单纯缝合

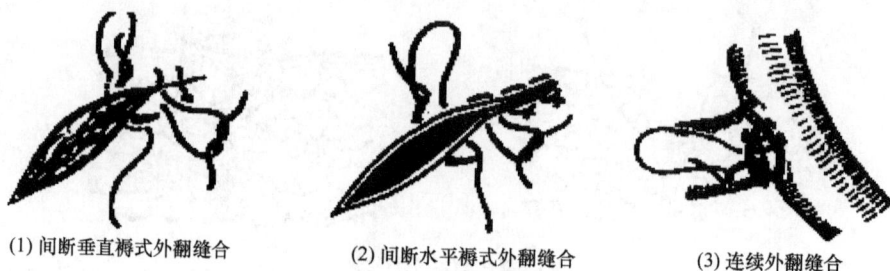

(1) 间断垂直褥式外翻缝合　　　(2) 间断水平褥式外翻缝合　　　(3) 连续外翻缝合

图 2-19　外翻缝合

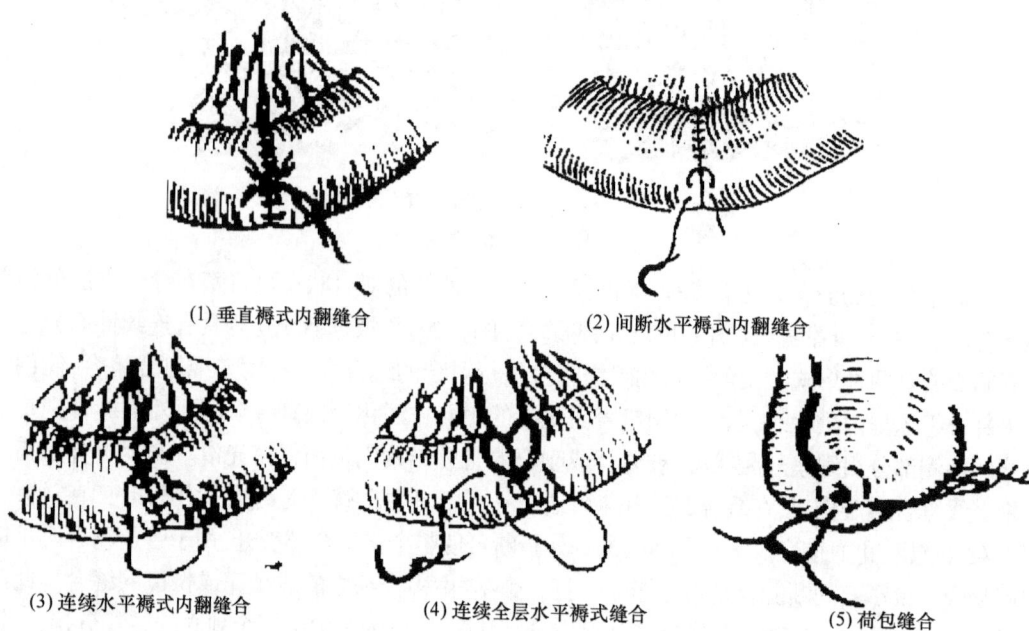

(1) 垂直褥式内翻缝合　　　　　　(2) 间断水平褥式内翻缝合

(3) 连续水平褥式内翻缝合　　　(4) 连续全层水平褥式缝合　　　(5) 荷包缝合

图 2-20　内翻缝合

【缝合的基本原则和要求】

1. 组织缝合的原则　自深而浅并按层次进行严密而正确的对合,以求达到一期愈合。浅而短的切口可按一层缝合,但缝合必须包括各层组织。

2. 组织缝合的要求　①缝合切口两侧组织时,缝线所包括的组织应是等量、对称和对合整齐。②组织缝合后不能留死腔。如仅缝合表层皮肤,使深层留有空隙,该空隙成为死腔,腔内可能出现积血或积液,不但延迟愈合过程,还可导致感染。③缝合时要注意针距与边距。打结的松紧要适度,使创缘要紧密相接、不割裂缝合部位的组织和不使结扎部位的组织发生缺血性坏死为原则。④应选用合适的缝线。

【缝合的注意事项】

(1) 组织分层缝合、严密对合、勿留死腔,是保证伤口愈合的前提,不同的组织对合将致伤口不愈。如表皮对筋膜、空腔脏器的黏膜对浆膜、伤口深层积液等都是导致伤口延迟愈合及伤口感染的主要原因。

(2) 根据不同的组织器官类型,选择适当的缝针、缝线和缝合方法。皮肤伤口的缝合宜选用三角针,软组织的缝合一般选用圆针。粗丝线可耐受较大的张力和避免脆性组织的割裂,细丝线可减少组织反应,可吸收缝线在伤口愈合后被机体组织吸收而不留异物,无损伤针线用于血管吻合可避免在血管内壁形成血肿。内翻缝合一般用于胃肠道和膀胱的缝合,既避免了黏膜外露所致的伤口不愈或瘘的形成,又可使伤口表面平滑,粘连较少。

(3) 针距边距应均匀一致,整齐美观,过密和过稀均不利于伤口的愈合。

(4) 缝合线的结扎松紧度取决于缝合的对象,如血管缝扎的打结应稍紧一些,而皮肤切口的缝合结扎应以切口两侧边缘靠拢对合为准,缝线结扎张力过大时,即结扎太紧易致切口疼痛或局部血液循环障碍、组织肿胀、缺血坏死、切口感染化脓、愈合后遗留明显的缝线瘢痕;结扎过松则不利于切缘间产生纤维性粘连,影响切口愈合,甚至遗留间隙或死腔而形成积液,导致伤口感染或延迟愈合。

以皮肤间断缝合为例说明缝合的步骤:

(1) 进针:缝合时左手执有齿镊,提起皮肤边缘,右手执持针器(用指套法或握持法),用腕臂力由外旋进,顺针的弧度刺入皮肤,经皮下从对侧切口皮缘穿出。进针时针尖应与皮肤平面垂直,这样比较容易刺入皮肤。

(2) 拔针:可用有齿镊顺针的弧度外拔,同时持针器从针后顺势前推。

(3) 出针、夹针:当针要完全拔出时,阻力已很小,可松开持针器,单用镊子夹针继续外拔,持针器迅速转位再夹针体(后 1/3 弧处),将针完全拔出,由第一助手打结,第二助手剪线,完成缝合步骤。

测 试 题

1. 间断缝合常用于(　　)
   - A. 皮肤缝合
   - B. 前鞘缝合
   - C. 胸膜缝合
   - D. 腹膜缝合
   - E. 肌肉缝合

2. 荷包缝合常用于(　　)
   - A. 肠端吻合
   - B. 膀胱造瘘术
   - C. 结肠造瘘术
   - D. 阑尾切除术
   - E. 静脉切开术

测试题答案

1. ABE　2. BCD

(申志新)

十一、外科手术中剪线方法

结扎血管或缝合组织后打结的线头,均应剪断。术者在完成打结后,应将双线提起偏向一侧,以免妨碍剪线者的视线。剪线者用"靠、滑、斜、剪"四个动作剪线,先手心朝下,微张开剪尖,以一侧剪刃靠紧提起的线,向下滑至线结处,再将剪刀倾斜将线剪断,倾斜的角度取决于需要留下线头的长短,一般丝线留 1~2mm,羊肠线留 3~5mm,不锈钢丝留 5~6mm,并需将钢丝两断端拧紧。皮肤缝线的线头可留 0.5~1cm,便于拆线(图 2-21)。

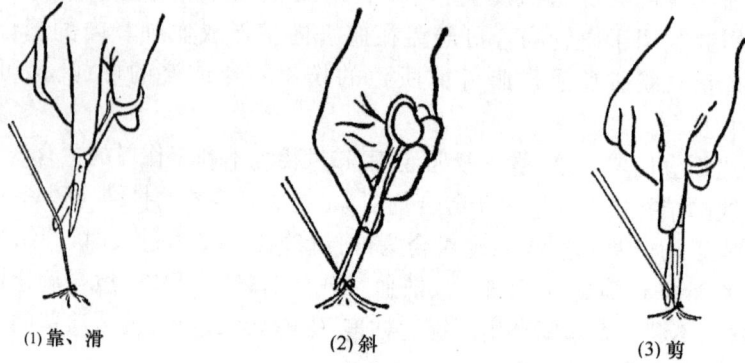

(1)靠、滑　　　(2)斜　　　(3)剪

图 2-21　剪线方法

（潘　斌）

十二、乳房检查

做乳房检查时检查室应光线明亮。患者端坐,两侧乳房充分暴露,以利对比。乳腺检查的最佳时间:应选在月经干净后 3 ~5 天或月经开始起的 9 ~11 天进行。

【检查方法】　视诊:观察两侧乳房的形状、大小是否对称,有无局限性隆起或凹陷,乳房皮肤有无发红、水肿及"橘皮样"改变,乳房浅表静脉是否扩张。观察两侧乳头是否在同一水平,如乳头上方有癌肿,可将乳头牵向上方,使两侧乳头高低不同。乳头内陷可为发育不良所致,若是一侧乳头近期出现内陷,则有临床意义。还应注意乳头、乳晕有无糜烂。扪诊:患者端坐,两臂自然下垂,乳房肥大下垂明显者,可取平卧位,肩下垫小枕,使胸部隆起。检查者采用手指掌面而不是指尖做扪诊,不要用手指捏乳房组织,否则会将捏到的腺组织误认为肿块。应循序对乳房外上(包括腋尾部)、外下、内下、内上各象限及中央区作全面检查(图 2-22)。先查健侧,后查患侧。

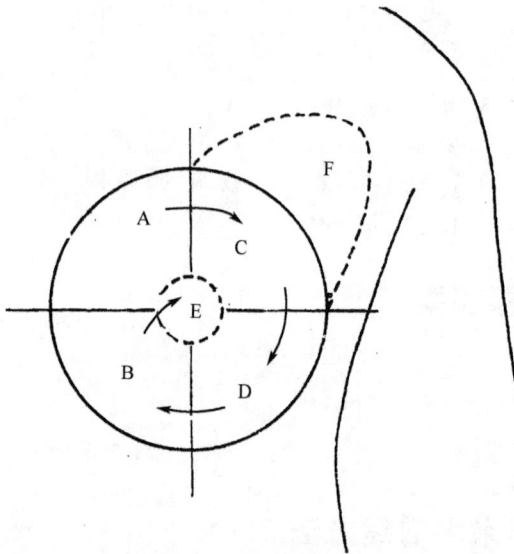

图 2-22　乳房检查方法

发现乳房肿块后,应注意肿块大小、硬度、表面是否光滑、边界是否清楚以及活动度。轻轻捻起肿块表面皮肤明确肿块是否与皮肤粘连。如有粘连而无炎症表现,应警惕乳腺癌的可能。一般说,良性肿瘤的边界清楚,活动度大。恶性肿瘤的边界不清,质地硬,表面不光滑,活动度小。肿块较大者,还应检查肿块与深部组织的关系。可让患者两手叉腰,使胸肌保持紧张状态,若肿块活动度受限,表示肿瘤侵及深部组织。最后轻挤乳头,若有溢液,依次挤压乳晕四周,并记录溢液来自哪一乳管。

腋窝淋巴结检查:腋窝淋巴结有四组,应依次检查。检查者面对患者,以右手扣其左腋窝,左手扣其右腋窝。先让患者上肢外展,以手伸入其腋顶部,手指掌面压向患者的胸壁,然后嘱患者放松上肢,搁置在检查者的前臂上,用轻柔的动作自腋顶部从上而下扪查中央组淋巴结,然后将手指掌面转向腋窝前壁,在胸大肌深面扪查胸肌组淋巴结。检查肩胛下组淋巴结时宜站在患者背后,扪摸背阔肌前内侧。最后检查锁骨下及锁骨上淋巴结。

【注意事项】

主要是通过视诊及触诊来检查乳房的形态、乳房皮肤表面的情况、乳头乳晕的情况、乳房肿块、乳头溢液等情况,最后,勿忘记区域淋巴结检查及全身检查。

1. 乳房形态　需检查乳房外观、大小及位置是否对称。

2. 乳房皮肤表面的情况　需检查乳房皮肤的色泽及有无水肿、皮疹、溃破、浅静脉怒张、皮肤皱褶及橘皮样改变。

3. 乳头乳晕情况　需检查乳头有无畸形、抬高、回缩、凹陷、糜烂及脱屑;乳晕颜色有否异常,有无湿疹样改变等。

4. 乳房肿块　需检查乳房肿块的位置、形态、大小、数目、质地、表面光滑度、活动度及有无触痛等,主要通过触诊来检查。一般来讲,双侧多发并伴有周期性乳痛的肿块以良性病变可能性大;而单侧单发的无痛性肿块则有恶性病变的可能。

5. 乳头溢液情况　需检查乳头有否溢液,并详查其是自行溢出还是挤压后而出、单侧还是双侧、溢液的性状如何等。

6. 区域淋巴结情况及全身情况　由于乳腺癌常易发生腋下及锁骨上区淋巴结转移,故乳房部的体格检查应常规检查上述区域的淋巴结的大小、质地及活动度等。

测 试 题

[A 型题]

1. 急性乳腺炎最常见于(　　)
   A. 妊娠期妇女　　　　B. 产后哺乳期妇女
   C. 乳头凹陷妇女　　　D. 以上都是
   E. 以上都不是

2. 乳腺癌常常发生于乳腺的哪个部位(　　)
   A. 外上象限　　　　　B. 乳腺内上侧
   C. 乳腺外下象限　　　D. 乳腺尾叶
   E. 乳腺内下象限

3. 以下哪一种药物属于乳腺癌化疗常用的 CMF 方案(　　)
   A. 氟尿嘧啶　　　　　B. 顺铂
   C. 阿霉素　　　　　　D. 丝裂霉素
   E. 羟喜树碱

4. ER 阳性的乳腺癌患者可以选用哪种药物行针对性治疗(　　)
   A. 维 A 酸　　　　　　B. 三尖极酯碱
   C. 三苯氧胺　　　　　D. 四氢叶酸钙

   E. 雌二醇

5. Paget 病是(　　)
   A. 导管内癌　　　　　B. 髓样癌
   C. 大肝样腺癌　　　　D. 乳头湿疹乳腺癌
   E. 炎性乳癌

6. 下列哪种乳腺疾病不会出现乳头内陷(　　)
   A. 乳腺浸润性导管癌　B. 乳腺结核
   C. 乳腺浸润性小叶癌　D. 乳腺囊性增生
   E. 髓样癌

[B 型题]
   A. 轮辐状切口　　　　B. 乳房上弧形切口
   C. 乳房下弧形切口　　D. 乳晕边缘弧形切口
   E. 乳晕区弧形切口

7. 乳房脓肿(　　)

8. 深部脓肿或者乳房后脓肿(　　)

9. 乳晕下脓肿(　　)

10. 鳞状细胞癌(　　)

11. 导管内癌(　　)

12. 浸润性导管癌(　　)
13. 硬癌(　　)
[C 型题]
A. 乳腺包块　　　　　B. 乳房胀痛
C. 两者都是　　　　　D. 两者都不是
14. 乳腺囊性增生可出现(　　)
15. 急性乳腺炎可出现(　　)
[X 型题]

16. 乳腺癌第Ⅱ期是(　　)
A. T1 N1 M0　　　　B. T3 N0 M0
C. T0 N1 M0　　　　D. T2 N1 M0
E. T2 N2 M0
17. 乳头溢液可见于下列哪几种疾病(　　)
A. 乳腺结核　　　　B. 乳腺纤维瘤
C. 乳腺癌　　　　　D. 乳腺导管内乳头状瘤
E. 以上都不是

测试题答案

1. D　2. A　3. A　4. C　5. D　6. D　7. A　8. C　9. D　10. C　11. A　12. D　13. D　14. C　15. C
16. ABCD　17. CD

（申志新）

十三、拔 甲 术

【适应证】
(1) 嵌甲。
(2) 甲沟炎引起弥漫性甲下脓肿。
(3) 指(趾)甲癣,药物及局部治疗无效。

【物品准备】　手术清创包,清洁盘及常规消毒用品,输液器材。

【操作步骤】
(1) 患者仰卧位,上肢外展,或取坐位,患肢置于托架上。
(2) 指(趾)根部神经阻滞麻醉。
(3) 手术野皮肤消毒、覆盖无菌洞巾。
(4) 麻醉生效后,术者用左手拇指和示指捏紧患指(趾)末节两侧(靠掌侧),控制出血,然后用尖刀分离甲根部和两侧皮肤。
(5) 将剥离器由指(趾)甲板与甲床之间插入,向两侧切割分离,分离时紧贴甲板,切勿伤及甲床。
(6) 用止血钳夹紧指(趾)甲,按水平方向抽拔,拔出的指(趾)甲应检查是否完整,特别是基部两角。
(7) 用凡士林纱布覆盖甲床,纱布包扎创面。

【注意事项】
(1) 用尖刃刀分离甲上皮时,应注意不要使其损伤,以免日后从甲上皮生出的指甲永久畸形。分离甲床面时,应紧贴指甲,刀刃指向指甲背面,注意不要损坏甲床组织。拔除指甲后,如甲床不平整,宜用刀刃将其轻轻刮平,以免日后新生的指甲高低不平。
(2) 为防止损伤甲床,也可在以刀分开指甲尖端的甲床后,用蚊式止血钳插入间隙,在分开止血钳时即可使指甲脱离甲床。
(3) 甲癣拔甲时,因指甲较脆,难以翻转拔甲,可在甲下分离后直接拔出。

（4）整个操作注意人文关怀,术后整理物品。

附:拔甲术评分标准

项目			拔甲术		
类型			外科操作		
题干			患者,男,40岁,足指甲沟炎,需行拔甲术。		
参考答案及评分标准	项目	项目分	内容及评分标准	满分	得分
	准备	5	1. 衣服、帽子、口罩穿戴整齐。	2	
			2. 物品检查:小手术包1个(治疗弯盘1个,有齿镊1把,无齿镊1把,血管钳2把,组织剪1把,手术刀柄1把,刀片,洞巾,油纱条,无菌敷料若干)。碘伏、棉签、5ml注射器、麻布、胶布。	3	
	手术,分离,止血	65	1. 仰卧位,下肢平放,或取坐位,患者置于拖架上(口述)。	2	
			2. 手指消毒、打开手术包。	3	
			3. 洗手、戴手套、铺洞巾。	5	
			4. 局部麻醉:普鲁卡因要事先皮试(口述)。	4	
			5. 检查麻醉效果。	3	
			6. 术者左手拇指和食指捏紧患趾的两侧控制出血。	5	
			7. 尖刀分离甲根部和两侧皮肤。	5	
			8. 用止血钳或刀分离甲板与甲床,勿伤甲床。	10	
			9. 血管钳夹紧趾甲,抽拔或卷拔。	5	
			10. 检查拔出趾甲是否完整。	10	
			11. 活力碘消毒创面。	3	
			12. 凡士林纱布覆盖甲床。	5	
			13. 伤口外敷料覆盖,加压包扎。	5	
	无菌观念	20	1. 术者及助手从穿衣戴帽戴口罩起,应注意无菌观念,戴无菌手套后不得接触任何有菌物件及器械。	10	
			2. 手法操作熟练,能顺利把指甲拔下来。	10	
	人文关怀	10	1. 操作前要对病情进一步诊,查看手术部位,告知手术必要性。	5	
			2. 告知患者术中感受和手术经过;告知患者预后情况及愈合;告知患者手术部位勿沾水,保持皮肤清洁度。	5	
	总分			100	

测 试 题

1. 患者,男性,30岁,因甲沟炎形成甲下积脓,目前主要的处理方法是( )

A. 两侧甲沟纵行切开 B. 甲根部横形切开

C. 拔甲 D. 一侧纵行切开

E. 切除甲根部

2. 甲沟炎形成甲下积脓应采用( )

A. 热敷 B. 热敷药物

C. 切开引流 D. 穿刺抽脓

E. 拔甲术

测试题答案

1. C　2. E

（申志新）

十四、皮脂腺囊肿切除术

【适应证】　皮脂腺囊肿无感染时,应手术切除。

【禁忌证】　皮脂腺囊肿合并感染或破溃。

【术前准备】

（1）局部皮肤剃去毛发,清洗干净。

（2）器械准备:无菌手术包、手套、治疗盘(碘酒;乙醇;棉签;局麻药等)。

【手术步骤】　（图2-23）

（1）局部皮肤常规消毒、戴手套、铺无菌巾。

（2）局麻,区域阻滞麻醉。小儿可用氯胺酮分离麻醉或辅加硫喷妥钠肌肉注射作为基础麻醉。

（3）以囊肿为中心作梭形切口,将皮瓣连同囊肿一并切除;如囊肿较小,可作一直切口。

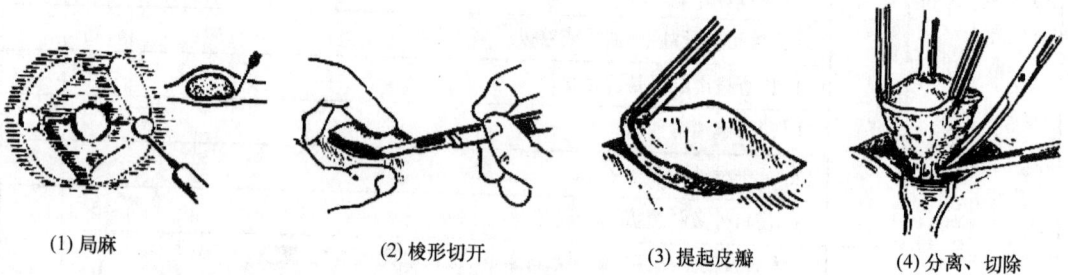

(1) 局麻　　　　　(2) 梭形切开　　　　　(3) 提起皮瓣　　　　　(4) 分离、切除

图2-23　皮脂腺囊肿切除术

（4）切开皮下组织后,用组织钳翻起一端皮瓣,轻轻提起肿物,再用组织剪(或止血钳)沿囊肿边缘分离,使之完全游离;囊肿底部的纤维条索,用止血钳钳夹、剪断后结扎,即可完整切除囊肿。

（5）伤口冲洗消毒、止血后,分层缝合切口,稍微加压包扎。

【注意事项】

（1）在分离囊肿时,应紧靠包膜外面,环绕其周围进行;若仅在一处分离,容易穿破囊壁。

（2）如不慎穿破囊壁,应擦去流出的内容物,用止血钳夹住破口,再行分离。如囊肿破裂后无法钳夹,可在排出囊肿内容物后,再将囊壁完全切除,以防复发。

（3）如囊肿壁与周围组织粘连很紧,难以切除,可刮出囊肿内容物,然后用纯苯酚或5%碘酊涂擦囊壁内侧面,将其上皮破坏,使以后肉芽组织生长,减少再发机会。

（4）如囊肿已化脓,切开引流后也可用同法处理。

（5）术后6~7日拆线。

附:皮脂腺囊肿切除术评分标准

皮脂腺囊肿切除术				
项目	分值	内容及评分标准	满分	得分
术前准备	15	1. 核对患者,向患者自我介绍。与患者沟通病情,签署同意书(口述即可)。	2	
		2. 再次查体确认肿物部位及大小,行切口标记。注:此处需口述肿瘤部位、大小、活动度、与皮肤有无粘连。	3	
		3. 洗手、戴帽子、口罩。注:帽子、口罩进场时已穿戴完毕,此处主要考核六步洗手法。如未进行六部洗手法,则扣4分,如完成不全,缺少一项扣1分,直至4分扣完。	4	
		4. 检查所需物品:切开缝合包、手套、一次性换药包、治疗盘(2%利多卡因、胶布、碘伏棉球缸、5ml注射器)。注:缺少一项扣0.5分,直至扣完为止。	6	
操作过程	85	1. 体位:俯卧位。	5	
		2. 常规消毒:一次性换药碗消毒,以手术部位为中心,碘伏消毒2遍,直径约15cm。	10	
		3. 戴无菌手套:打开手套包,取出手套,左手捏住手套反折处,右手对准手套5指插入戴好。已戴手套的右手,除拇指外4指插入另一手套反折处,左手顺势戴好手套,左手帮助右手完成戴手套。	10	
		4. 助手辅助打开无菌包,主刀检查包内物品是否完善,铺无菌洞巾。	5	
		5. 局麻:检查并抽取2%利多卡因5ml,在切开部位皮肤处行局部浸润麻醉。注:无检查麻醉药的过程扣5分。	10	
		6. 以囊肿为中心作梭形切口,将皮瓣连同囊肿一并切除;如囊肿较小,可作一直切口。切开皮下组织后,用组织钳翻起一端皮瓣,轻轻提起肿物,再用组织剪(或止血钳)沿囊肿边缘分离,使之完全游离;囊肿底部的纤维条索,用止血钳钳夹、剪断后结扎,即可完整切除囊肿。注:如将囊肿切破,扣5分,如切除范围过大,扣5分,切口选择不当,扣5分。	25	
		7. 缝扎或结扎出血点,用丝线间断缝合皮下组织,闭合间隙,缝合皮肤。加压包扎创面。	10	
		8. 送肿物组织行病理学检查。注:此处未口述,扣5分。	5	
		9. 与患者沟通,交代如有敷料渗出、局部疼痛等不适情况,及时联系等注意事项。	5	
			100	
总分	100			

测 试 题

1. 皮脂腺囊肿的鉴别诊断有哪些?
2. 色素痣可分为哪几类?

测试题答案

1. 皮脂腺囊肿的鉴别诊断：①皮样囊肿；②表皮样囊肿；③剑鞘或滑液囊肿。
2. 色素痣可分为：①皮内痣；②交界痣；③混合痣。

（申志新）

十五、静脉切开术

【适应证】

（1）病情紧急如休克、大出血等，急需快速大量输血、输液而静脉穿刺有困难时。

（2）需较长时间维持静脉输液，而表浅静脉和深静脉穿刺有困难或已阻塞者。

（3）施行某些特殊检查如心导管检查、中心静脉压测定等。

【禁忌证】 静脉周围皮肤有炎症或有静脉炎、已有血栓形成或有出血倾向者。

【物品准备】 无菌静脉切开包，清洁盘及常规消毒用品，输液器材。

【手术步骤】 一般选择四肢表浅静脉切开，最常用的是内踝前或卵圆窝处大隐静脉。以内踝前大隐静脉切开为例。

（1）患者仰卧位，术侧下肢外旋，静脉切开部位皮肤常规消毒，铺无菌洞巾，用普鲁卡因或利多卡因作局部麻醉。

（2）在内踝前上方3cm处，横形切开皮肤，长2～2.5cm。

（3）用小弯止血钳分离皮下组织，将静脉挑出并在静脉下穿过细丝线2根，用1根先结扎静脉远侧端，暂不剪断丝线，留作安置导管时作牵引用。

（4）牵引远侧丝线将静脉提起，用小剪刀在静脉壁上剪一"V"形切口，以无齿镊夹起切口上部静脉壁，将静脉切开导管快速插入静脉腔，深约5cm，结扎近侧丝线，并将导管缚牢。将备好之输液器接头与导管连接，观察液体输入是否畅通及有无外渗。

（5）剪去多余丝线，缝合皮肤切口。用1根皮肤缝线环绕导管结扎固定，以防滑脱。外用无菌敷料覆盖，胶布固定。

（6）不再使用时，消毒，剪断结扎线，拔出导管，局部加压，覆盖纱布包扎，胶布固定。术后7天拆除皮肤缝线。

【注意事项】

（1）切口不可太深，以免损伤血管。

（2）分离皮下组织时应仔细，以免损伤静脉。

（3）剪开静脉壁时，剪刀口应斜向近心端，且不可太深，以免剪断静脉。

（4）静脉切开导管插入静脉前，应用无菌生理盐水冲洗干净，并充满液体，以防空气窜入。

（5）注意无菌技术，慎防感染。导管留置时间一般不超过3天，如系硅胶管，留置时间可稍长。如无禁忌，可每日定时用小剂量肝素溶液冲洗导管。若发生静脉炎，应立即拔管。

测 试 题

1. 静脉切开术其导管放置的时间不宜超过（　　　）
   A. 3 天　　　　　　B. 4 天
   C. 5 天　　　　　　D. 6 天
   E. 7 天

2. 静脉切开术的静脉选择包括有（　　　）
   A. 头静脉　　　　　B. 腘静脉
   C. 颈外浅静脉　　　D. 肘正中静脉
   E. 大隐静脉

测试题答案

1. E　2. CDE

（申志新）

十六、脓肿切开引流术

【适应证】

（1）表浅脓肿形成，查有波动者，应切开引流。

（2）深部脓肿穿刺证实有脓液。

（3）口底蜂窝组织炎、手部感染及其他特殊部位的脓肿，应于脓液尚未聚集成明显脓肿前实施手术。

【禁忌证】 结核性冷脓肿无混合性感染。

【术前准备】

（1）合理应用抗菌药物。

（2）多发性脓肿，全身情况较差者，应注意改善全身状况。

（3）洗净局部皮肤，需要时应剃毛。

（4）器械准备：脓肿切开引流包、手套、治疗盘（碘酒；乙醇；棉签；局麻药等）。

【手术步骤】

（1）局部皮肤常规消毒、戴手套、铺无菌巾。

（2）局麻：小儿可用氯胺酮分离麻醉或辅加硫喷妥钠肌肉注射作为基础麻醉。

（3）在表浅脓肿隆起外用利多卡因作皮肤浸润麻醉。用尖刃刀先将脓肿切开一小口，再把刀翻转，使刀刃朝上，由里向外挑开脓肿壁，排出脓液。随后用手指或止血钳伸入脓腔，探查脓腔大小，并分开脓腔间隔。根据脓肿大小，在止血钳引导下，向两端延长切口，达到脓腔的边缘，把脓肿完全切开。如脓肿较大，或因局部解剖关系，不宜作大切口者，可以作对穿引流，使引流通畅。

（4）用止血钳把凡士林纱布条一直送到脓腔底部，另一端留在脓腔外，垫放干纱布包扎。

【注意事项】

（1）表浅脓肿切开后常有渗血，若无活动性出血，一般用凡士林纱布条填塞脓腔压迫即可止血，不要用止血钳钳夹，以免损伤组织。

（2）放置引流时，应把凡士林纱布的一端一直放到脓腔底，不要放在脓腔口阻塞脓腔，影响通畅引流。引流条的外段应予摊开,使切口两边缘全部隔开,不要只注意隔开切口的中央部分,以免切口两端过早愈合,使引流口缩小,影响引流。

测 试 题

1. 患者,男性,22岁。臀部脓肿切开引流,术后应首选那种引流(　　)

    A. 胶片引流　　　　B. 凡士林纱条引流

    C. 烟卷引流条　　　D. 生理盐水纱条引流

    E. 橡皮引流条

2. 脓肿切开的时机错误的是(　　)

    A. 感染初期,未形成明显脓肿时

    B. 脓肿波动明显时

    C. 全身反应明显时

    D. 穿刺到脓液时

    E. B超显示脓肿内部已经分隔

3. 脓肿切开后错误的处理是(　　)

    A. 彻底清除坏死组织,充分引流

    B. 脓肿清除后,一期缝合关闭切口

    C. 脓肿切开后常规引流

    D. 脓肿较大时行对穿引流

    E. 术后使用抗生素治疗

测试题答案

1. C 2. A 3. B

(申志新)

十七、膝关节穿刺术

【适应证】 膝关节腔内积液,需行关节穿刺抽液检查或引流,或注射药物进行治疗。关节腔内注射空气或造影剂,行关节造影术,以了解关节软骨或骨端的变化。

【操作方法】

(1) 向患者说明穿刺的必要性,并签署知情同意书。如:"您好,您的膝关节内积液较多,需要作关节穿刺。"

(2) 检查患者的膝关节,做浮髌试验。并说明浮髌试验(+)。询问患者是否有麻醉药物过敏史。

(3) 患者仰卧于手术台上,双下肢伸直。

(4) 检查穿刺包的消毒日期是否合格,正确打开穿刺包。

(5) 穿刺部位按常规进行皮肤消毒,戴无菌手套,铺消毒洞巾,2% 利多卡因作局部麻醉。

(6) 用7~9号注射针头,穿刺部位一般选择髌骨上方,由股四头肌外侧向内下刺入关节囊;或于髌骨下方由髌韧带向后穿刺达关节囊。

(7) 右手持注射器,左手固定穿刺点,当针进入关节腔后,左手固定穿刺针及注射器,右手回抽。

(8) 当抽得液体后,再将穿刺针进入少许,如关节内无积液,回抽时可见少量淡黄色液体,稍黏稠。抽液完毕后,如需注入药物,则应另换注射器。

(9) 术后用消毒纱布覆盖穿刺部位,再用胶布固定。

(10) 嘱患者减少活动,如有疼痛、发热及时就诊。

（11）做好记录。

【注意事项】

（1）穿刺器械及手术操作均需严格无菌,以防无菌的关节腔渗液发生继发感染。

（2）动作要轻柔,不要刺入太深,避免损伤关节软骨。

（3）如关节积液过多,于抽吸后适当加压固定包扎。如果液体较多,一般可以每周穿刺两次。

（4）应边抽吸边进针,注意有无新鲜血液,如有新鲜血液说明刺入血管,应将穿刺针退出少许,改变方向后再继续进针。

（5）反复在关节内注射类固醇药物,可造成关节损伤,因此,任何关节内注射类固醇药物,不应超过3次。

（6）抽出的液体除需做镜下检查、细菌培养和药敏试验(抗生素敏感试验)外,还应作认真的肉眼观察,初步判定其性状,给予及时治疗。正常为草黄色,澄清透明,若为暗红色陈旧性血液,往往为外伤性;抽出的血液含有脂肪滴,则可能为关节内骨折,浑浊的液体提示有感染,若为脓液,则感染的诊断确定无疑。

测 试 题

1. 早期诊断化脓性关节炎最有确诊价值的检查是
（ ）
A. X线拍片　　B. 体温及脉搏
C. 血培养　　D. 白细胞计数及分类
E. 关节穿刺

2. 膝关节单纯滑膜结核,除全身治疗外,局部治疗

首先是(　　)
A. 皮肤牵引
B. 石膏固定
C. 穿刺抽液注入抗结核药物
D. 膝关节加压融合术
E. 膝关节病灶清除术

测试题答案

1. E　2. C

(赵司顺)

十八、脊柱骨折的急救转运

【适应证】 脊柱骨折患者,患者不能排除存在脊柱骨折的情况下,需要应用此方法进行急救转运。

【操作方法】

（1）发现有人倒地,评估环境安全。

（2）拍肩呼喊判断意识,嘱配合且勿自主活动。可快速问诊,如:"发生了什么","何处有疼痛"等,帮助判断。若无,则开始心肺复苏。

（3）排除明显四肢骨折,摆放体位。如有明显四肢骨折,则临时固定,可就地取材。

（4）快速骨科查体。翻身时,保持颈部、胸椎、腰椎、下肢同时翻转,不能扭曲。

（5）助手准备好担架和绑带。

（6）三人至患者同侧跪下从患者身下插手。

（7）同时抬高、换单腿、起立、搬运、换单腿、下跪、换双腿，同时将患者放于硬质担架上。如可能，则先让患者双手相牵于下腹前，若不能放稳，则用插入患者身下的手抓住对侧衣袖固定患者手臂。

（8）颈两侧垫软垫，伤处垫软垫。

（9）绑多根绑带，搬运担架（用硬质担架或木板搬运）。4根带时应为额部、肘部、膝上、踝上；5根带时应为额部、上臂及胸部、骨盆、膝上、踝上。

【注意事项】

（1）脊柱损伤搬运原则是保持脊柱伸直位，严禁弯曲或扭曲。

（2）如果没有担架，就地取材，使用木板床或硬质平板。

（3）如果伴有颈椎损伤病员的搬运还应增加一人托住其头部，头部左右两侧用软枕或衣服等物固定。

（4）只有一个人的时候，应立即求救，保持环境安全，维持生命体征，保护颈椎。

（5）转运脊柱、脊髓损伤患者时必须注意：

1）采用正确的搬运方法，平托法或滚动法。

2）脊椎损伤患者的颈部要用颈托固定，并将患者全身固定在硬质担架上，必要时由1人在头侧，用双臂固定头颈肩部，直到到达医院。

3）确保呼吸道通畅，必要时吸痰，防止窒息。

4）保持静脉通道通畅，途中严密监控患者神志、呼吸、心率、血压等变化。

5）因脊髓损伤患者对温度的感知和调节能力差，所以冬季要注意保暖，用热水袋时用厚布包好，防止烫伤皮肤；夏天要注意降温，以防止发生高热，冰袋也应包好。

测 试 题

一、简答题

1. 什么是骨折？
2. 简述骨折固定的目的。
3. 现场骨折固定的操作要点是什么？
4. 骨折现场搬运的注意事项有哪些？
5. 骨折伤员在护送途中应注意哪几个方面？

二、填空题

1. 骨骼构成人体的支架，具有_____、_____和_____功能。
2. 按骨折的程度，分为_____、_____两种。
3. 伤员骨折时，会有_____、_____、_____、_____和血管神经损伤等表现。
4. 使用夹板进行骨折固定时，夹板与皮肤、关节、骨突出部位之间加_____，固定时操作要轻。
5. 骨折固定时，要露出指（趾）端，检查_____。
6. 下肢骨折时，要用_____固定足踝。
7. 脊柱发生骨折时，骨折部移位可_____造成瘫痪。

8. 创伤的搬运护送包括如何将伤病员从_____以及现场救护后救护车等_____两个方面。
9. 自制担架有_____、_____、_____及_____等。
10. 四人搬运脊柱骨折伤员时，四人应_____，保持脊柱为_____，平稳将伤病员抬起，放于脊柱板上。
11. 颅骨骨折伤员，耳、鼻出血者（脑脊液漏）应让伤病员_____，_____向下，头部略垫高，不要堵塞耳、鼻。
12. 在运送伤员途中，应观察伤病员的_____、_____、_____、_____、面色以及主要伤情的变化。
13. 五条宽带固定小腿骨折时，先固定_____，然后固定髋部、大腿、踝部。
14. 现场救治开放性骨折伤员时，不要将_____，以免污染伤口深部，造成血管、神经的再损伤。
15. 锁骨固定带可用于固定_____骨折。

测试题答案

一、简答题

1. 骨的完整性由于受直接外力(撞击、机械碾伤)、间接外力(外力通过传导、杠杆、旋转和肌肉收缩)、积累性劳损(长期、反复、轻微的直接或间接损伤)等原因的作用,使其完整性发生改变,称为骨折。

2. 骨折固定的目的:①制动,减少伤病员的疼痛。②避免损伤周围组织、血管、神经。③减少出血和肿胀。④防止闭合性骨折转化为开放性骨折。⑤便于搬运伤病员。

3. 操作要点:①置伤病员于适当位置,就地施救。②夹板与皮肤、关节、骨突出部位之间加衬垫,固定时操作要轻。③先固定骨折的上端(近心端),再固定下端(远心端),绷带不要系在骨折处。④前臂、小腿部位的骨折,尽可能在损伤部位的两侧放置夹板固定,以防止旋转及避免骨折断端相互接触。⑤固定后,上肢为屈肘位,下肢呈伸直位。⑥应露出指(趾)端,便于检查末梢血运。

4. ①搬运要平稳,避免强拉硬拽,防止损伤加重。②特别要保持脊柱中立位,防止脊髓损伤。③疑有脊柱骨折时禁忌一人抬肩、一人抱腿的错误搬运方法。④转运途中要密切观察伤病员的面色、意识、呼吸、脉搏变化,并随时调整止血带和固定物的松紧度,防止皮肤压伤和缺血坏死。⑤要将伤病员妥善固定在担架上,防止头颈部扭动和过度颠簸。

5. 在护送伤员途中应注意三个方面:①严密观察伤情。②处理危及生命的情况。③具体伤情的变化。

二、填空题

1. 保护内脏 支撑 运动。

2. 完全性骨折 完全性骨折。

3. 疼痛 肿胀 畸形 功能障碍。

4. 衬垫。

5. 末梢血液循环。

6. 8 字法。

7. 压迫脊髓。

8. 受伤现场搬出 护送到医院。

9. 木板担架 毛毯担架 绳索担架 衣物担架。

10. 同时用力 中立位。

11. 侧卧 出血侧。

12. 意识 呼吸 脉搏 瞳孔 血压。

13. 骨折远、近端。

14. 外露骨还纳。

15. 锁骨。

(赵司顺)

十九、骨 折 固 定

一、外 固 定

(一) 夹板固定

【适应证】

(1) 四肢闭合性管状骨折,股骨骨折除外(牵引力过大)。

(2) 四肢开放性骨折,创口小,经处理已愈合。

(3) 四肢陈旧性骨折,仍适合于手法复位者。

【操作方法】

(1) 核对患者信息、明确适应证。

(2) 洗手、戴好口罩、帽子。

(3) 准备物品:合适的夹板、绷带、棉纸、皮肤消毒剂、一次性注射器、棉签、利多卡因。

(4) 向患者说明操作的必要性,取得患者的配合。

(5) 清洁皮肤,摆放体位。

(6) 抽好麻药,询问是否有过敏史,骨折部位消毒,骨折端血肿内注射局麻药(现场急救不需要麻醉)。

(7) 在助手的帮助下,牵引复位。

(8) 患肢表面松缠石棉纸,并放置压垫或分骨垫。

(9) 助手保持复位状态,术者放置夹板,并应用绷带或绑带固定。要求松紧度为:1kg重量绑带上下移动1cm。

(10) 如为上肢,需要将上肢悬吊于胸前。

(11) 观察末梢血运情况,重现拍片复查。如有指、趾皮肤苍白青紫、发冷,肢体麻木等情况,立即松开夹板重新固定或立即再次复诊,及时处理。

(12) 嘱咐患者注意事项。

(13) 整理物品。

(二) 石膏固定

石膏绷带固定是用熟石膏(无水硫酸钙)的细粉末撒布在特制的稀孔纱布绷带上,做成石膏绷带,用温水浸泡后,包在患者需要固定的肢体上,5~10分钟即可硬结成形,并逐渐干燥坚固,对患肢起有效的固定作用。常用的方法有:石膏托、石膏夹板、管型石膏。

【适应证】

(1) 小夹板难于固定的某些部位的骨折,如脊柱骨折。

(2) 开放性骨折,经清创缝合术后,创口尚未愈合者。

(3) 某些切开复位内固定术后。

(4) 畸形矫正术后。

(5) 化脓性骨髓炎、关节炎患肢固定。

【禁忌证】

(1) 确诊或可疑伤口有厌氧菌感染者。

(2) 全身情况差,心肺肾功能不全或患有进行性腹水者。

(3) 孕妇忌做腹部石膏。

(4) 年龄过大体力虚弱者,忌用巨型石膏。

(5) 新生儿、婴幼儿不宜长期石膏固定。

【操作方法】 除固定方法外,其余均与夹板固定相同,另外石膏固定需要制作石膏。

(1) 测量石膏长度,折叠制作石膏绷带。上肢 8 层(8~10 层),下肢 12 层(10~12 层)。

(2) 泡水,排气泡,轻挤,抚平。

(3) 放置石膏条或缠绕石膏绷带,均匀施压塑型,切去多余,修整边缘,露出肢端。

均匀施压塑型:不可用手指顶压石膏,以免产生局部压迫而发生溃疡,包扎石膏绷带过程中,需将肢体保持在某一特殊位置时,助手可用手掌托扶肢体。石膏绷带要平整,勿扭转,以防形成皱褶。打管型石膏时注意石膏的厚薄度要均匀(除关节等需要加固的部位),后一圈覆盖前一圈的 2/3,操作过程中一定坚持边缠绕绷带边抚平石膏同时进行。塑捏成型用手掌鱼际部进行塑型,使石膏干硬后能完全符合肢体的轮廓。切勿用手指,以免形成凹陷造成局部压迫。特别注意膝轮廓及足横弓及足纵弓的塑形。塑形和缠绷带是同时进行的。石膏绷带未坚固前,不应改变肢体位置,特别是关节部位,以免石膏折断。

(4) 待干,必要时创口部位开窗。

(5) 画上骨折形态、创口部位、石膏固定日期。

(6) 若骨折早期,肿胀可能进一步加重,为防止影响血运,必要时纵剖石膏。

(7) 石膏过松,及时更换;固定过程中,做主动肌肉舒缩锻炼,未固定关节应早期活动;肢体肿胀消退引起石膏过松,失去固定作用,应及时更换。

(三) 外展架固定

将用铅丝夹板、铝合金或木板制成固定或可调节的外展架用石膏绷带或粘胶带固定患者胸廓侧方,可将肩、肘、腕关节固定于功能位。患肢处于抬高位置,有利于消肿、止痛,且可以避免肢体重量的牵拉,产生骨折的分离移位。

【适应证】 肩关节附近损伤。

(1) 肿胀较重的上肢闭合性骨折和严重的上臂或前臂开放性损伤。

(2) 肱骨骨折合并桡神经损伤。

(3) 臂丛牵拉伤。

(4) 肩胛骨骨折。

(5) 肩、肘关节化脓性炎症及结核。

(四) 持续牵引固定

【适应证】

(1) 颈椎骨折脱位:枕颌布托牵引或颅骨牵引。

(2) 股骨骨折:大腿皮肤牵引或胫骨结节牵引。

(3) 胫骨开放性骨折:跟骨牵引。

(4) 开放性骨折合并感染。

（5）复位困难的肱骨髁上骨折使用尺骨鹰嘴骨牵引。

注意事项：持续牵引方法和牵引重量根据患者的年龄、性别、肌肉发达程度、软组织损伤情况和骨折的部位来选择，牵引重量太小，达不到固定和复位的目的，太重会导致骨折分离移位。

（五）外固定器

【适应证】 开放性骨折；闭合性骨折伴广泛软组织损伤；骨折合并感染和骨折不愈合；截骨矫形或关节融合术后。

优点：固定可靠，易于处理伤口，不限制关节活动，可行早期功能锻炼。

二、内 固 定

主要用于切开复位后，采用金属内固定物，如接骨板、螺丝钉、可吸收螺钉、带锁髓内针、加压钢板等。

【骨折固定的注意事项】

（1）骨折急救应掌握先救命后治伤的原则，呼吸、心跳停止者立即进行心肺复苏。有大出血时，应先止血，再包扎，最后再固定骨折部位。

（2）骨折固定的目的：避免骨折断端刺伤皮肤、血管和神经。固定肢体使伤员安静以减轻疼痛，便于运送，避免在搬运与运送中增加受伤者的痛苦。复位后促进愈合。较重的软组织损伤，也应局部固定制动。另外，急救时的固定多为临时固定，在到达救治机构经处理后，应及时行治疗性固定。

（3）对于大腿、小腿和脊柱骨折，应就地固定，不要随便移动伤员。肢体固定时，上肢屈肘，下肢伸直。固定前应尽可能牵引伤肢和矫正畸形，如患肢过度畸形不便固定时，可依伤肢长轴方向稍加牵引和矫正，然后将伤肢放在适当位置，固定于夹板或其他支持物上（可就地取材如用木板、竹竿、树枝等）。

（4）固定范围：一般应包括骨折处远端和近端的两个关节，既要牢靠不移，又不可过紧。急救中如缺乏固定材料，可行自体固定法，如将上肢固定于胸廓上，受伤的下肢固定于健肢上。伤口出血者，应先止血并包扎，然后再固定。开放性骨折固定时，外露的骨折端不要还纳伤口内，以免造成污染扩散。固定的夹板不可与皮肤直接接触，须垫以衬物，尤其是夹板两端、骨凸出部和悬空部位，以防止组织受压损伤。

（5）肢体位置：一般肢体应固定在关节功能位（或所需要的特殊位置）。功能位：腕关节背伸约30°，略向尺侧偏斜；肘关节屈曲90°；膝关节稍屈曲5°～10°；踝关节为足背屈90°。

（6）开放性骨折禁用水冲，不涂药物，保持伤口清洁。外露的断骨严禁送回伤口内，避免增加污染和刺伤血管、神经。若不慎回纳，需注明。

（7）疼痛严重者，可服用止痛剂和镇静剂。固定后迅速送往医院。夹板要扶托整个伤肢，将骨干的上、下两个关节固定住。

（8）绷带和三角巾不要直接绑在骨折处。

（9）固定材料不能与皮肤直接接触，要用棉花等柔软物品垫好，尤其骨突出部和夹板两头更要垫好。软垫遵守"三垫原则"。

（10）骨折固定方法有外固定（小夹板、石膏绷带、外展架、持续牵引、外固定器）和内固定。

附:不同骨折部位的固定方法

1. 锁骨骨折 儿童的青枝骨折及成人的无移位骨折可不作特殊治疗。仅用三角巾悬吊患肢3～6周即可开始活动。

有移位的中段骨折,采用手法复位,患者挺直叉腰坐位,操作者屈膝顶住患者肩胛间区,使患者双上臂尽量向上、外、后伸展,腋下垫棉垫,横形"8"字绷带固定。

术后严密观察双侧上肢血液循环及感觉运动功能,若出现肢体肿胀、麻木,表示固定过紧,应及时放松固定。术后1周左右,由于骨折区肿胀消失,或因绷带张力降低,常使固定的绷带松弛而导致再移位,因此复位后2周内应经常检查固定是否可靠,及时调整固定的松紧度。

在以下情况时,可考虑行切开复位内固定:

(1) 患者不能忍受"8"字绷带固定的痛苦。

(2) 复位后再移位,影响外观。

(3) 合并神经、血管损伤。

(4) 开放性骨折。

(5) 陈旧骨折不愈合。

(6) 锁骨外端骨折,合并胸锁韧带断裂。切开复位时,应根据骨折部位、骨折类型及移位情况选择钢板、螺钉或克氏针固定。在选用钢板时,要按锁骨形状进行预弯处理,并应将钢板放在锁骨上方,尽量不放在前方。

2. 前臂骨折 肘关节屈曲成直角,腕关节稍向背屈,掌心朝向胸部。

夹板+悬吊:取两块长短适当的木板(由肘至手心),垫以柔软衬物,将两块夹板分别放在前臂掌侧与背侧(只有一块夹板时放在前臂背侧),并在手心放棉花等柔软物,让伤员握住,使腕关节稍向背屈,然后,上下两端扎牢固定,再屈肘90°,用大悬臂带吊起。

石膏:掌指关节至前臂或至上臂。

3. 上臂骨折 肘关节屈成直角,肩关节不能移动。

夹板或固定于胸壁+悬吊前臂:用木夹板两块置于上臂内、外侧(如只有一块夹板时则放在上臂外侧),用绷带或三角巾将上下两端扎牢固定,肘关节屈曲90°,前臂用小悬臂带吊起。

石膏:前臂至肩关节。

4. 骨盆骨折 膝半屈,两膝间垫巾,绑紧两膝,膝下垫软垫,三角巾固定骨盆。

5. 大腿骨折 伸直伤腿。

夹板:用两块夹板放于大腿内、外侧。外侧由腋窝到足跟,内侧由腹股沟到足跟(只有一块夹板则放到外侧),将健肢靠向伤肢,使两下肢并列,两脚对齐。关节及空隙部位加垫,用5～7条三角巾或布带将骨折上下两端先固定,然后分别在腋下、腰部及膝、踝关节等处扎牢固定。

此外固定时,必须使脚掌与小腿呈垂直,用"8"字形包扎固定。同时,应脱去伤肢的鞋袜,以便随时观察血液循环。

石膏:不用。

6. 小腿骨折 夹板:用两块由大腿中段到脚跟长的木板加垫后,放在小腿的内侧和外侧(只有一块木板时,则放在外侧),关节处垫置软物后,用5条三角巾或布带分段扎牢固定。首先固定小腿骨折的上下两端,然后,依次固定大腿中部、膝关节、踝关节并使小腿与脚掌垂直,用"8"字形固定。

石膏:膝上至跖趾关节。

7. 肋骨骨折 采用宽带固定法或多头带固定法进行固定。先在胸部骨折处垫些棉花,在受伤者呼气状态下用宽绷带围绕胸部紧紧地包扎起来,固定胸壁。用大悬臂带扶托伤侧上肢。

测 试 题

1. 简述肱骨(上臂)骨折固定法。

2. 简述尺、桡骨(前臂)骨折固定法。

3. 骨折临时固定注意事项有哪些。

4. 简述用夹板固定,绷带捆绑的位置。

5. 无夹板时应如何固定上肢或下肢骨折。

6. 固定时为何超过两个关节。

测试题答案

1. ① 夹板固定法:用两块夹板分别放在上臂内外两侧(如果只有一块夹板,则放在上臂外侧),用绷带或三角巾等将上下两端固定。肘关节屈曲90°,前臂用小悬臂带悬吊。② 无夹板固定法:将三角巾折叠成10～15cm 宽的条带,其中央正对骨折处,将上臂固定在躯干上,于对侧腋下打结。屈肘90°,再用小悬臂带将前臂悬吊于胸前。

2. ① 夹板固定法:用两块长度超过肘关节至手心的夹板分别放在前臂的内外侧(只有一块夹板,则放在前臂外侧)并在手心放好衬垫,让伤员握好,以使腕关节稍向背屈,再固定夹板上下两端。屈肘90°,用大悬臂带悬吊,手略高于肘。② 无夹板固定法:采用大悬臂带、三角巾固定法。用大悬臂带将骨折的前臂悬吊于胸前,手略高于肘。再用一条三角巾将上臂带一起固定于胸部,在健侧腋下打结。

3. 骨折临时固定注意事项有以下几点:①如为开放性骨折,必须先止血、再包扎、最后再进行骨折固定。②下肢或脊柱骨折,应就地固定,尽量不要移动伤员。四肢骨折固定时,应先固定骨折的近端,后固定骨折的远端。夹板必须托扶整个伤肢,骨折上下两端的关节均必须固定。绷带、三角巾切忌绑扎在骨折处。③夹板等固定材料不要与皮肤直接接触,要用棉垫、衣物等柔软物垫好,尤其是骨突部位及夹板两端。④固定四肢骨折时应露出指(趾)端,以便随时观察血液循环情况,如有苍白、发绀、发冷、麻木等表现,应立即松开重新固定,以免造成肢体缺血、坏死。

4. 近关节处各捆绑一绷带,二者之间再捆绑一绷带,绷带活动度以上下活动1cm 为宜。

5. 下肢可与健肢一起固定,上肢与肢体一起固定。

6. 限制活动,防止再次损伤。

(赵司顺)

二十、断 肢 保 存

【基本知识】 离断的肢体需要低温保存,但是有两个要点:干燥和冷藏。干燥就是不要直接将断肢浸泡在各类液体之中;冷藏就是温度不可过低,应保持在 0～4℃,有冰有水的混合物的温度比较适合,此外,如果放置在冰箱内,必须存放在冷藏箱内,不可以放到冷冻柜内。刚从冰箱里取出的棒冰是很冷的,其温度远远低于0℃,所以如果直接将断肢放在很多冰棍之中,是不恰当的保存方法,断肢就会冻住,失去再植的条件。

【保存方法】 将断肢用多层无菌干纱布包裹,放入无漏孔的塑料袋内,扎紧袋口,再将口袋放在装有冰水混合物的器皿内,并标记出患者的姓名、肢体名称、受伤的时间,和患者一起尽快送至医院。

测 试 题

一、选择题

1. 女性,24 岁,操作中不慎将右手食指指甲根部截断伤,其治疗应选择(   )
   A. 缩短缝合　　　B. 断指再植
   C. 游离植皮　　　D. 鱼际皮瓣
   E. 包扎换药

2. 18 岁男性,右拇指切割伤2 小时来急诊,发现右拇指近节指骨远端不全离断,仅有约 1cm 皮蒂相连,清创后恰当的处理是(   )
   A. 将远端皮肤分离后覆盖近端创面
   B. 缩短远端指骨后无张力下缝合断端
   C. 切除远端指后转移皮瓣覆盖近侧断端
   D. 修除远端软组织,固定指骨后,胸腹部皮瓣植皮

E. 试行断指再植

3. 对于急诊严重手外伤患者的诊治,应该首先了解的是(   )
　　A. 手部功能情况　　B. 神经损伤情况
　　C. 肌腱损伤程度　　D. 骨与关节损伤程度
　　E. 血运情况

4. 一名男子,手被绞伤 5 小时来诊,请您指出下述那段时间作清创术,伤口绝大多数可达一期愈合(   )
　　A. 8 小时以内　　　B. 8～12 小时
　　C. 12 小时　　　　D. 12～24 小时
　　E. 24 小时以后

二、填空题

1. 手部常见的开放性损伤有_____、_____、_____、_____、_____。

2. 对皮瓣的方向来说,蒂在肢体_____较_____更易成活。

3. 清创时,修剪皮肤边缘,有点状鲜红色血液缓慢流出,表示皮肤活力_____。如皮肤边缘不出血,或流出暗红色血液,其活力_____。

4. 对大血管损伤,使用止血带时,压力应控制在_____mmHg,时间应控制在_____以内,如果超过_____,应放松_____分钟后再加压,以免引起缺血性肌挛缩,放止血带时,应在受伤部位加压止血。

测试题答案

一、选择题

1. A　2. E　3. E　4. A

二、填空题

1. 刺伤　锐器伤　钝器伤　挤压伤　火器伤

2. 近端　远端

3. 良好　差

4. 250～300　1 小时　1 小时　5～10

(赵司顺)

第三章 儿科部分

一、小儿体格测量及评价

【操作目的】 进行小儿身长、体重、头围等体格测量操作，做出体格生长评价。

【物品准备】 杠杆秤（盘式、坐式、站式），量床，软尺，清洁消毒洗手液，生长曲线图（2006 年《WHO 儿童体格参考标准》和 2005 年《中国儿童生长标准》），直尺 2 把。

【操作方法】

（1）操作前准备：首先与小儿及家长沟通，解释体格生长测量的目的，争取其同意与配合。准备和检查测量用具及物品是否齐全，校对测量体重秤，核对患者的姓名、性别、床号等信息。

（2）操作者六步洗手法或速干手消毒剂清洁双手，注意室温及手的温度，协助小儿采取舒适体位。

（3）体重的测量

1）工具的选择：根据小儿年龄，选用适当的体重秤测量。婴儿用盘式称，精确到 10g；幼儿以及学龄前儿童用坐式称，精确到 50g；年长儿（7 岁以上）用立式称，精确到 100g。

2）测量前准备：体重计应放置于平稳的台面或地面上，每次测前需校正体重秤 0 点。应在晨起空腹或进食后 2 小时称为宜，测量前先排大小便，被测儿童脱去外衣、鞋、袜、帽，婴儿去掉尿布。冬季注意保持室内温暖，让儿童仅穿单衣裤，准确称量，不能脱去时应减去衣服重量。

3）测量方法：婴儿取卧位，1 岁以上儿童取坐位或立位。使用杠杆式体重秤进行测量时，放置的砝码应接近儿童体重，并迅速调整游锤，使杠杆呈正中水平，将砝码及游锤所示读数相加；使用电子体重秤称重时，待数据稳定后读数。测量时，被测儿童应两手自然下垂，不摇动，不接触其他物体，以免影响读数。

4）测量结果记录：婴儿体重记录读数精确到 0.01kg；幼儿以及学龄前儿童体重精确到 0.05kg；年长儿（7 岁以上）体重精确到 0.1kg。

（4）身高的测量

1）工具选择：测量身长使用卧式身长测量板，头板和足板应当分别与量板垂直成直角，足板的活动度应小于 0.5 cm。测量身高使用立式身高计，标尺刻度应精确到 0.1cm。

2）测量前准备：3 岁及以下儿童卧位测量身长，3 岁以上儿童立位测量身高。儿童测量身长（身高）前应脱去外衣、鞋、袜、帽。

3）测量方法：

A. 身长测量方法：儿童仰卧于量床中央，将头扶正，头顶接触头板，两耳在同一水平。测量者立于儿童右侧，左手握住儿童两膝使腿伸直，右手移动足板使其接触双脚跟部，注意量床两侧的读数应保持一致，然后读数。

B. 身高测量方法：取立位，两眼直视正前方，胸部挺起，两臂自然下垂，脚跟并拢，脚尖分开约 60°，脚跟、臀部与两肩胛间三点同时接触立柱，头部保持正中位置，使测量板与头顶点接触，读测量板垂直交于立柱上刻度的数字，视线应与立柱上刻度的数字平行。

4) 测量结果记录:儿童身长(身高)记录以 cm 为单位,至小数点后 1 位。

(5) 测坐高(顶臀长):

1) 工具选择:测量顶臀长使用卧式身长测量板,仪器要求同上;测量坐高选用坐高计。

2) 测量前准备:<3 岁使用卧式身长测量板,卧位测量,≥3 岁选用坐高计,坐位测量,测量前同样应脱去外衣、鞋、袜、帽。

3) 测量方法

A. 顶臀长的测量:准备工作、助手固定小儿头部及身体的方法、测量者站位同身长测量。测量者左手提起小儿小腿,膝关节屈曲,同时使骶骨紧贴底板,使大腿与身体(底板)垂直,小腿与大腿垂直。右手滑动量床的足板,使其紧密接触小儿臀部,足板与测量床垂直(注意三个垂直);使量床两侧的读数一致,然后读数。

B. 坐高的测量:儿童坐于坐高计的坐凳上,先使身体稍前倾以便骶部靠紧坐高计的立柱,然后坐直,头部保持正中位置,两大腿伸面与身体呈直角而与地面平行,两大腿紧密并拢,膝关节呈直角,足尖向前,两脚平放在地面上,小腿与地面垂直(可用模板放在脚下调整高低)。令被测者挺身,下移头板使其与头顶紧密接触,读头板垂直交于立柱上刻度的数字,视线应与立柱上刻度的数字平行。测量方法分别如下图 3-1、图 3-2 所示:

4) 测量结果记录:以 cm 为单位,至小数点后 1 位。

(6) 头围的测量

1) 工具选择:选用最小单位刻度为 0.1cm 的软皮尺,软尺宜选用布质涂漆者,不宜选用伸缩性较大的纯塑料尺。

2) 测量前准备:儿童取立位、坐位或仰卧位,脱去帽子,梳辫子的女童松开发辫。

3) 测量方法:测量者位于儿童右侧或前方,用左手拇指将软尺 0 点固定于头部

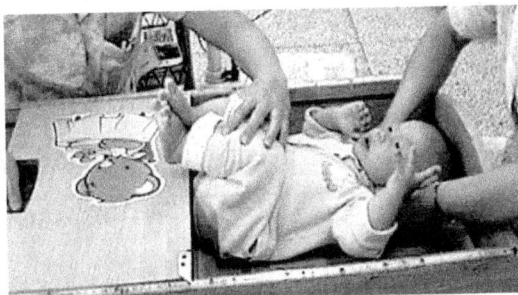

图 3-1 顶臀长的测量

右侧眉弓上缘处,经枕骨粗隆及左侧眉弓上缘回至 0 点,使软尺紧贴头皮,左右对称,头发浓密者需分开头发测量。

4) 测量结果记录:以 cm 为单位,至小数点后 1 位。

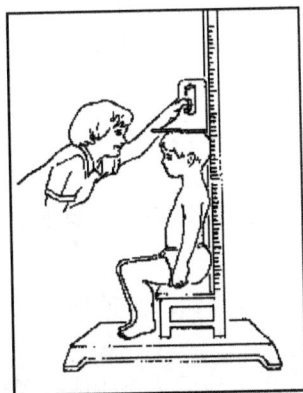

图 3-2 坐高的测量

(7) 胸围的测量

1) 工具选择:双面单位刻度为 0.1cm 的软皮尺。

2) 测量前准备:3 岁以下取卧位或立位,3 岁以上取立位(不可坐位),脱去外衣,将内衣向上卷起,暴露躯干部。

3) 测量方法:测量时小儿两手自然下垂,测量者位于小儿前方或右侧,用左手固定软尺 0 点在乳头下缘(已发育女孩固定胸骨中线第 4 肋间),右手将软尺紧贴胸部,绕背部沿两肩胛骨下缘回至 0 点。

4) 测量结果记录:取平静呼、吸的中间读数,以 cm 为单位,至小数点后 1 位(0.1 cm)。

(8) 上臂围的测量:被检者上肢放松下垂,在肱二头肌最突出处即肩峰至尺骨鹰嘴连线中点测量,周径与肱骨呈直角。

软尺紧贴皮肤但不要压迫皮下组织,读数精确到 0.1 cm。

（9）测量结果的评价

1）评价标准的选用:2006 年《WHO 儿童体格标准》或 2005 年《中国儿童生长标准》。

2）评价指标的判读:体重/年龄、身长(身高)/年龄、头围/年龄、体重/身长(身高)的分级及其意义。

【注意事项】

（1）每项测量有记录,注意小儿体位安全。

（2）操作手法正确、熟练、稳重,顺序有条理、不慌乱。

（3）测量过程手法轻柔、得当,操作中时刻注意小儿的情绪,态度认真严谨,沟通时有礼貌。

【相关知识】

1. 儿童体格生长评价

（1）评价指标:体重/年龄、身长(身高)/年龄、头围/年龄、体重/身长(身高)和体质指数(BMI)/年龄。

（2）评价方法

1）数据表法

A. 离差法(标准差法):以中位数(M)为基值加减标准差(SD)来评价体格生长,可采用五等级划分法和三等级划分法(表 3-1)。

B. 百分位数法:将参照人群的第 50 百分位数($P50$)为基准值,第 3 百分位数值相当于离差法的中位数减 2 个标准差,第 97 百分位数值相当于离差法的中位数加 2 个标准差。

表 3-1　等级划分法

等级	$<M-2SD$	$M-2SD \sim M-1SD$	$M\pm1SD$	$M+1SD \sim M+2SD$	$>M+2SD$
五等级	下	中下	中	中上	上
三等级	下		中		上

2）曲线图法:以儿童的年龄或身长(身高)为横坐标,以生长指标为纵坐标,绘制成曲线图,从而能直观、快速地了解儿童的生长情况,通过追踪观察可以清楚地看到生长趋势和变化情况,及时发现生长偏离的现象。

描绘方法:以横坐标的年龄或身长(身高)点做一与横坐标垂直的线,再以纵坐标的体重、身长(身高)、头围测量值或 BMI 值为点作与纵坐标垂直的线,两线相交点即为该年龄儿童体重、身长(身高)、头围、BMI 在曲线图的位置或水平,将连续多个体重、身长(身高)、头围、BMI 的描绘点连线即获得该儿童体重、身长(身高)、头围、BMI 生长轨迹或趋势。

（3）评价内容

1）生长水平:指个体儿童在同年龄同性别人群中所处的位置,为该儿童生长的现况水平(表 3-2)。

2）匀称度:包括体型匀称和身材匀称,通过体重/身长(身高)可反映儿童的体型和人体各部分的比例关系(表 3-2)。

3）生长速度:将个体儿童不同年龄时点的测量值在生长曲线图上描记并连接成一条曲线,与生长曲线图中的参照曲线比较,即可判断该儿童在此段时间的生长速度是正常、增长不良或过速。纵向观察儿童生长速度可掌握个体儿童自身的生长轨迹。

A. 正常增长:与参照曲线相比,儿童的自身生长曲线与参照曲线平行上升即为正常增长。

B. 增长不良:与参照曲线相比,儿童的自身生长曲线上升缓慢(增长不足:增长值为正数,但低于参照速度标准)、持平(不增:增长值为零)或下降(增长值为负数)。

C. 增长过速:与参照曲线相比,儿童的自身生长曲线上升迅速(增长值超过参照速度标准)。

表 3-2　生长水平和匀称度的评价

指标	测量值		评价
	百分位法	标准差法	
体重/年龄	< P3	< M-2SD	低体重
身长(身高)/年龄	< P3	< M-2SD	生长迟缓
体重/身长(身高)	< P3	< M-2SD	消瘦
	P85 ~ P97	M+1SD ~ M+2SD	超重
	> P97	≥M+2SD	肥胖
头围/年龄	< P3	< M-2SD	过小
	> P97	> M+2SD	过大

2. 儿童体格生长评价表(见附录)

(1) 0~3 岁男童身长(身高)/年龄、体重/年龄百分位标准曲线图。

(2) 0~3 岁男童头围/年龄、体重/身长百分位标准曲线图。

(3) 0~7 岁男童体质指数(BMI)/年龄百分位标准曲线图。

(4) 0~3 岁女童身长(身高)/年龄、体重/年龄百分位标准曲线图。

(5) 0~3 岁女童头围/年龄、体重/身长百分位标准曲线图。

(6) 0~7 岁女童体质指数(BMI)/年龄百分位标准曲线图。

附:小儿体格测量操作评分标准

例1:某家长带 8 个月的孩子来儿保科健康查体,请选手利用提供的物品对模拟人进行体重、身长、坐高的测量并进行评价。

小儿体格测量 1				
项目	分值	内容及评分标准	满分	得分
操作前准备	15	1. 与家长沟通,了解孩子年龄(月龄)及平时喂养情况。	5	
		2. 六步法洗手。	5	
		3. 检查物品:体重计、量床、软尺、笔、白纸、评价表。	5	
体重	25	1. 测量体重,应在空腹(喂奶后 2 小时)、排空大小便、仅穿单衣的状况下进行(注意除去尿不湿)。 2. 校正体重秤 0 点。 3. 称量时将小儿放置于体重计秤盘的中央,不得接触其他物体或摇动,两手注意保护婴儿不至掉落。 4. 读数精确至 0.01kg。	25	

续表

		小儿体格测量1		
项目	分值	内容及评分标准	满分	得分
身长/身高	25	1. 取平卧位,脱去鞋帽和袜子。 2. 助手帮忙固定头部使其头顶紧密接触顶板,面部朝向正上方,双臂自然放置于身体两侧。 3. 测量者站立于小儿右侧,左手置于双膝盖,使其双腿并拢并以适当力量下压,使膝部及足跟尽量贴于量床底板,枕、背、臀、足跟在一条直线上。 4. 右手滑动量床的滑测板(足板),使其紧密接触小儿足底,脚尖朝向正上方,与底板垂直,量床两侧读数一致。 5. 精确读数至0.1cm。	25	
顶臀长/坐高	15	1. 在完成身长测量后,测量者左手夹持小儿膝盖,使大腿与身体垂直,小腿与大腿垂直。 2. 右手滑动量床的足板,使其紧密接触小儿臀部,足板与测量床垂直(注意三个垂直)。 3. 精确至0.1cm。	15	
体格评价	10	1. 利用提供的体格评价表对被测小儿的体重进行评价。 2. 利用提供的体格评价表对被测小儿身长进行评价。	10	
总体评价	10	1. 操作顺序有条理、不慌乱;有爱伤意识,操作轻柔。 2. 测量前后,衣物整理妥当,尿不湿放入污物桶内。 3. 每步测量有记录。	10	
总分	100		100	

例2:某家长带1岁的孩子来儿保科健康查体,请选手利用提供的物品对模拟人进行头围、胸围、腹围、上臂围的测量并回答问题。

		小儿体格测量2		
项目	分值	内容及评分标准	满分	得分
操作前准备	15	1. 与家长沟通,了解孩子年龄(月龄)及平时喂养情况。	5	
		2. 六步法洗手。	5	
		3. 检查物品:体重计、量床、软尺、笔、白纸、体格发育评价表。	5	
头围	15	1. 测量头围时用软尺,找准软尺的0点和正反(带cm刻度面向外)。 2. 用左手拇指将软尺0点固定于头部右侧齐眉弓上缘处,软尺从头部右侧后方绕过枕骨粗隆最高处而回至0点,软尺紧贴皮肤,左右对称,松紧适中。 3. 读取测量值,精确至0.1cm。	15	
胸围	15	1. 测量胸围时,取平卧位(或立位,年长儿)。 2. 被测者处于安静状态,两手平放(卧位时),两眼平视,测量者立于被测者右侧或前方,用软尺由乳头向背后绕肩胛角下缘1周。 3. 取平静呼吸中间读数,精确至0.1cm。	15	
腹围	10	1. 测量腹围时,取平卧位。 2. 测量时剑突与脐连线的中点,水平绕腹一周的长度,松紧适中。 3. 精确至0.1cm。		

续表

项目	分值	内容及评分标准	满分	得分
		小儿体格测量2		
上臂围	10	1. 测量上臂围时,取平卧位。 2. 测量时取肩峰与尺骨鹰嘴连线的中点,水平绕上臂一周的长度。 3. 精确至0.1cm。	10	
操作总体评价	10	1. 操作顺序有条理、不慌乱;有爱伤意识,操作轻柔。 2. 测量前后,衣物整理妥当,尿不湿放入污物桶内。 3. 每步测量有记录。	10	
理论题	25	1. 如何根据上臂围判断1~5岁小儿营养状况?	15	
		2. 2~12岁小儿体重和身高计算公式分别是什么?	10	
总分	100		100	

测 试 题

1. 某1岁小儿,生长发育适中,请问下列哪组数据最符合( )
   A. 身高82cm,头围34cm
   B. 体重12kg,胸围50cm
   C. 乳牙6~8个,头围42cm
   D. 体重10kg,头围46cm

2. 某小儿体重12kg,身长85cm,头围47cm,牙齿18个。可能的年龄为( )
   A. 6个月
   B. 10个月
   C. 1岁5个月
   D. 2岁

3. Anterior fontanel usually closes at( )
   A. soon after birth
   B. after 6 month
   C. 12 to 18 month
   D. 2~3 years old

4. 以下哪组符合2岁小儿的平均体格生长指标:( )
   A. 头围34cm,身高50cm,体重3.3kg
   B. 头围46cm,身高76cm,体重9kg
   C. 头围48cm,身高87cm,体重12kg
   D. 头围50cm,身高110cm,体重18kg

5. 某家长带其5岁小儿前来儿保门诊进行健康咨询,并做生长发育检查,下列哪项指标可能是异常的( )
   A. 体重为18kg
   B. 身长为108cm
   C. 牙齿为20个
   D. 头围44 cm

6. 一小儿身高与体重均低于正常范围,为了解其骨骼发育情况,下列检查哪项重要( )
   A. 血常规
   B. 胸部X线检查
   C. 骨髓穿刺
   D. 腕部X线检查

7. The head circumference of a 5years old child is about( )
   A. 32~34cm
   B. 46cm
   C. 48cm
   D. 50cm

8. Toddler age is defined as( )
   A. from 28 weeks of gestational age to 7days after birth
   B. 1~3year
   C. the first 28 days of life
   D. 0~1year

测试题答案

1. D 2. D 3. C 4. C 5. D 6. D 7. D 8. B

(王亚利 季加芬)

二、小儿腰椎穿刺术

【操作目的】

1. 诊断　检查脑脊液的性质、压力,鉴别脑炎、脑膜炎等中枢神经系统疾病。
2. 治疗　椎管鞘内注射药物,预防脑膜白血病。

【适应证】

(1) 怀疑各种中枢神经系统感染性疾病。
(2) 中枢神经系统血管性疾病。
(3) 颅内占位性病变。
(4) 脊髓病变或神经变性病。
(5) 鞘内注射药物或动态观察病情。

【禁忌证】

(1) 穿刺部位皮肤有化脓性感染或脊椎结核者。
(2) 颅内高压显著者。
(3) 颅后窝占位性病变及开放性颅脑损伤患者。
(4) 血液病及应用肝素等药物出血倾向明显者。
(5) 休克、濒危及全身衰竭者。

【物品准备】

1. 患者准备　首先进行医患沟通,说明操作的目的及可能的并发症,取得患儿及家长的同意并在知情同意书上签字。核对患儿床号、姓名、年龄,观察患儿意识及测量生命体征,保持稳定,嘱患者排空尿液,对恐惧明显不能配合者适当给予药物镇静。

2. 术者准备　术者衣帽整洁,佩戴帽子、口罩。仔细查看患儿及必要的辅助检查结果,确定无操作禁忌。

3. 物品准备

(1) 治疗车:上层放治疗盘,腰穿包,无菌手套2副,消毒测压管;下层放污物小桶2个,用于放穿刺过程的物品。

(2) 消毒腰穿包:带针芯腰穿针2个(6号、7号),孔巾,无菌镊子1把,无菌瓶2个,消毒棉球、纱布2块,5ml针管2个。

(3) 治疗盘,2.5%碘酒,75%乙醇溶液,2%利多卡因,医用胶布。

【操作方法】

(1) 再次核对患儿床号、姓名、性别、年龄。

(2) 患儿体位:操作者指导患儿去枕取侧卧位,尽量沿检查床边,膝髋屈曲,双手抱头,充分低头弯腰,成弓形,以充分暴露穿刺部位的椎间隙。小婴儿不能合作时,需要提前酌情用镇静药或助手固定患儿颈部和膝关节。

(3) 穿刺部位:术者位于患儿背部,左手一般位于患儿头侧。首先用左手示指、中指摸好两侧髂骨嵴,此处连线中点进针穿刺即可达3、4腰椎间隙,小婴儿因脊髓相对较长,穿刺部位应选择4、5腰椎间隙。

(4) 常规消毒:在选择穿刺点,用甲紫定位,碘酒以穿刺点为中心向周围螺旋消毒>15cm 2~3遍,75%乙醇溶液脱碘或者直接以碘伏消毒2~3遍。

（5）局部麻醉：手术者打开穿刺包外层，戴无菌手套，打开穿刺包内层，铺无菌孔巾，助手协助打开麻药（2% 利多卡因）安瓿，术者抽取麻药 2～3ml，在选择好的穿刺点皮内注射一皮丘，然后垂直进针，边进针边推药，注意回抽有无出血直至脊间韧带，缓慢退出针后用无菌纱布轻压片刻。

（6）穿刺：术者检查穿刺针型号，左手拇指固定在穿刺椎间隙的上 1 个腰椎棘突，右手持穿刺针平行进针，进皮肤稍快，然后慢慢进针，针头可稍向头侧倾斜，当感觉有阻力后又落空时停止进针，拔出针芯，可见脑脊液流出。

（7）标本留取及测压：术者用无菌小瓶根据需要分别留取脑脊液培养、常规等化验标本 2～3ml。必要时接测压管测脑积液压力，也可以根据脑脊液流出的每分钟滴数，粗略计算脑积液压力。

（8）拔针、固定：重新插上针芯，左手用无菌纱布紧压穿刺处，右手拔出穿刺针，退出孔巾，助手胶布固定覆盖的纱布。

【注意事项】

（1）有颅内高压征象如剧烈头痛、喷射性呕吐、视乳头轻度水肿而腰椎穿刺对诊断又十分必要时，穿刺前半小时先用甘露醇降颅压。

（2）新生儿可选用普通 7 号注射针头直接穿刺，省去局麻。

（3）整个操作过程应注意患儿生命体征的稳定，如出现呼吸、脉搏、面色异常等表现时，立即停止操作并及时处理。

（4）鞘内注射给药时应等量置换，即先放出等量脑脊液后再注入等量药物。

（5）术后患儿继续去枕平卧至少 4～6 小时，以免引起术后低颅压头痛，可少量进水、进食及翻身。

【相关知识】 见表3-3。

表3-3　不同年龄段小儿脑脊液测定的正常值

项目	年龄	正常值	
		法定单位	旧制单位
总量	新生儿	5ml	
	儿童	100～150ml	
压力	新生儿	0.29～0.78kPa	30～80mmH$_2$O
	儿童	0.69～1.96kPa	70～200mmH$_2$O
细胞数	新生儿	$(0～34)×10^6$/L	0～34/mm^3
	极低体重儿	$(0～44)×10^6$/L	0～44/mm^3
	婴儿	$(0～20)×10^6$/L	0～20/mm^3
	儿童	$(0～10)×10^6$/L	0～10/mm^3
蛋白质总量	新生儿	0.2～1.2g/L	20～120mg/dl
	极低体重儿	0.45～2.27g/L	45～227mg/dl
	儿童	0.2～0.4g/L	20～40mg/dl
糖	婴儿	3.9～5.0mmol/L	70～90 mg/dl
	儿童	2.8～4.5mmol/L	50～80mg/dl

续表

项目	年龄	正常值	
		法定单位	旧制单位
氯化物	婴儿	110～122mmol/L	650～720mg/dl
	儿童	117～127mmol/L	690～750mg/dl
比重		1.005～1.009	

附:新生儿腰椎穿刺操作题板及评分标准(举例)

20天小儿,因发热、咳嗽3天,精神、吃奶差半天,惊厥2次入院。患儿系第1胎第1产,足月顺产,无窒息缺氧,无明显黄疸。入院查体:T 38.1℃,神志清,精神不振,前囟门1.5cm,隆起,张力高,呼吸略急促,颈部略抵抗,双肺呼吸音粗,未闻及干湿罗音,心腹未见明显异常,克氏征阳性,布氏征阳性,巴氏征左侧阳性,右侧阴性。为明确诊断,欲行腰椎穿刺脑脊液检查。

请2名选手利用提供的物品在模拟人身上完成此操作全过程,由于时间限制,口述测压和脑脊液标本收集。

新生儿腰椎穿刺术				
项目	分值	内容及评分标准	满分	得分
术前准备	20	1. 了解、熟悉患者病情、生命体征,确定无穿刺禁忌,必要时术前半小时先给予静注甘露醇1次。	5	
		2. 与患者家属沟通,签署知情同意书(口述即可)。	5	
		3. 检查所需物品:腰椎穿刺包、无菌手套、5ml注射器、治疗盘、弯盘、2%利多卡因、0.5%碘伏、棉签、胶带。注:缺少一项扣1分,直至扣完。	10	
操作过程	70	1. 摆体位:患儿侧卧于硬板床上,背部与床面垂直,使头向前胸屈曲,下肢屈曲尽量紧贴腹部,使躯干呈弓形。注:若未到位,则扣2分。	5	
		2. 选择适宜穿刺点:以髂嵴最高点连线与后正中线的交点处下一腰椎间隙(相当于4～5腰椎棘突间隙)为穿刺点,标记。	10	
		3. 常规消毒:以穿刺点为中心用碘伏消毒2～3遍,直径约10cm。	5	
		4. 戴无菌手套:检查手套包装是否完好及是否在有效期内,打开手套包,取出手套,左手捏住手套反折处,右手对准手套5指插入戴好。已戴手套的右手,除拇指外4指插入另一手套反折处,左手顺势戴好手套。	5	
		5. 打开穿刺包并铺巾:检查穿刺包包装及消毒日期是否在有效期内,打开穿刺包,检查包内物品是否完善,铺无菌洞巾。	5	
		6. 局麻:(口述,新生儿此步骤省略)。	5	
		7. 穿刺:左手固定穿刺部皮肤,右手持5ml一次性注射器做穿刺针以垂直背部的方向缓慢刺入,针尖斜面向上,可稍倾向头部方向,当感觉两次突破感后可将针芯慢慢抽出,见脑脊液流出。一般进针深度2～3cm。注:1次成功15分,2次成功10分。	15	
		8. 测压及标本收集:拔出针芯,连接测压管,测压;用无菌管留取脑脊液2～3ml,分别送检细菌培养及涂片检菌、生化及常规等项目。	10	
		9. 拔出穿刺针,覆盖无菌纱布,消毒穿刺部位,纱布加压覆盖,胶布固定。	5	
		10. 术后口述再次测血压,并交代去枕平卧4～6小时等注意事项。	5	

续表

		新生儿腰椎穿刺术		
项目	分值	内容及评分标准	满分	得分
总体评价	10	1. 操作顺序有条理、不慌乱;有爱伤意识,操作轻柔。 2. 操作前后,衣物整理妥当,有无菌意识。	10	
总分	100		100	

测 试 题

1. 小婴儿腰椎穿刺应选择的部位是( )
   A. 1~2 腰椎间隙 B. 3~4 腰椎间隙
   C. 4~5 腰椎间隙 D. 骶髂间隙

2. 以下哪项不是小儿腰穿术的禁忌证( )
   A. 穿刺部位皮肤感染 B. 视乳头水肿
   C. 脑疝形成 D. 脑膜刺激征阳性

3. 关于小儿腰穿术及正常脑脊液检查以下哪组不正确( )
   A. 新生儿腰穿可选用普通 7 号注射针头直接穿刺
   B. 脑脊液压力新生儿 30~80mmH$_2$O,年长儿 70~200mmH$_2$O
   C. 白细胞数正常值:婴儿(0~20)/mm^3,儿童(0~10)/mm^3
   D. 术后患儿继续去枕平卧不应超过 4~6 小时

4. 关于化脓性脑膜炎的脑脊液检查,以下哪项不正确( )
   A. 脑脊液压力大多数增高
   B. 外观混浊,甚至呈脓性
   C. 白细胞总数正常或明显增多
   D. 蛋白质、糖含量增高

5. 诊断化脓性脑膜炎最重要的检查是( )
   A. 腰穿做脑脊液检查 B. 脑电图检查
   C. 头部 CT D. 结核抗体检测

6. 化脓性脑膜炎患儿有急性颅高压、脑疝症状时,最好首选使用( )

A. 20% 甘露醇静推 B. 50% 葡萄糖静推
C. 呋塞米肌注 D. 50% 甘油盐水口服

7. 化脓性脑膜炎与结核性脑膜炎,脑脊液检查最具有鉴别意义的是( )
   A. 白细胞数增高的程度 B. 蛋白增高的程度
   C. 糖减低的程度 D. 病原学检查

8. 下列哪项检查是每一例急性化脓性脑膜炎患儿皆应做的检查( )
   A. 血培养 B. 头颅 CT
   C. 头颅超声波 D. 颅骨 X 线检查

9. 典型急性化脓性脑膜炎脑脊液改变为( )
   A. 细胞数增高,蛋白增高,糖正常
   B. 细胞数增高,蛋白增高,糖减少
   C. 细胞数增高,蛋白正常,糖减少
   D. 细胞数正常,蛋白增高,糖减少

10. 新生儿脑脊液检查,以下哪项是不正常的( )
    A. 压力 1.96 kPa (200mmH$_2$O)
    B. 白细胞数 10×10^6/L (10/mm^3)
    C. 糖定量为 4.2mmol/L
    D. 蛋白定量为 0.8g/L (80mg/dl)

11. 儿童脑脊液检查,以下哪项不正常( )
    A. 压力 690~1960Pa (70~200mmH$_2$O)
    B. 白细胞数<8×10^6/L (8/mm^3)
    C. Pandy 试验 (±)~(+)
    D. 氯化物 120mmol/L (708mg/dl)

测试题答案

1. C 2. D 3. D 4. D 5. A 6. A 7. D 8. A 9. B 10. A 11. C

(王亚利 季加芬)

三、小儿骨髓穿刺术

【操作目的】

1. 检查 骨髓细胞学检查,明确血液病治疗效果。
2. 研究 骨髓造血干细胞培养,染色体分析核细胞免疫分型。
3. 治疗 骨髓供干细胞移植。

【适应证】

（1）除了血友病外的各种血液病的诊断、疗效观察、预后评估。

（2）帮助诊断某些代谢性疾病,如尼曼-皮克病、戈谢病。

（3）诊断某些寄生虫病如疟疾、黑热病等。

（4）诊断骨髓转移瘤。

（5）获取骨髓液行细菌培养、造血干细胞培养及细胞遗传学分析。

【禁忌证】 血友病患者。

【术前准备】

1. 患者准备 首先进行医患沟通,说明操作的目的及可能的并发症,取得患儿及家长的同意并在知情同意书上签字。核对患儿床号、姓名、年龄,不能配合者适当给予药物镇静。

2. 术者准备 术者衣帽整洁,佩戴帽子、口罩。仔细查看患儿及出凝血功能等必要的辅助检查结果,确定无操作禁忌。

3. 物品准备

（1）治疗车:上层放治疗盘,穿刺包,无菌手套2副;下层放污物小桶2个,用于放穿刺过程的物品。

（2）骨髓穿刺包:小儿骨髓穿刺针2个,无菌孔巾,无菌镊子1把,消毒棉球、纱布2块,5ml、10ml针管各1个。

（3）治疗盘:2.5%碘酒+75%乙醇溶液（或0.5%碘伏）,2%利多卡因,玻片数个,医用胶布。

【操作方法】

（1）再次核对患儿床号、姓名、性别、年龄,观察患儿生命体征,保持稳定。

（2）选取部位:根据需要可选择髂前上棘、髂后上棘、胫骨（婴儿）、胸骨（2岁以上）及腰椎棘突穿刺。

（3）具体操作步骤

1）髂前上棘穿刺

A. 患儿体位:操作者指导患儿取仰卧位,小婴儿不能合作时,可酌情提前用镇静药或助手固定患儿肢体。

B. 穿刺部位:术者位于患儿侧位。选择髂前上棘后1~2cm的最宽处为穿刺点。

C. 常规消毒:穿刺点用甲紫定位,用碘酒以穿刺点为中心向周围螺旋消毒,直径>10cm,75%乙醇溶液脱碘,或者直接用0.5%碘伏消毒2~3遍。

D. 局部麻醉:手术者打开穿刺包外层,戴无菌手套,打开穿刺包内层,铺无菌孔巾,助手协助打开麻药安瓿,术者抽取麻药2~3ml,在选择好的穿刺点皮内注射一皮丘,然后垂直进针,边进针边推药,注意回抽有无出血直至骨膜,拔出针后用无菌纱布轻压片刻。

E. 穿刺:术者检查穿刺针型号,根据患儿年龄、皮下脂肪厚度固定穿刺针长度,一般在1~1.5cm。术者左手拇指和示指绷紧穿刺点皮肤,右手持针在穿刺点与骨膜面垂直进针,下达骨膜面可适度缓慢旋转进针,有阻力消失感且穿刺针已固定时停止进针。

F. 标本留取:拔出针芯,接上10ml干燥注射器抽取骨髓液0.1~0.2ml,停止抽取,左手用棉球压迫穿刺点,右手连同注射器一同拔出穿刺针,立即将抽取的骨髓全部推出到玻片上,助手协助进行骨髓涂片(见有红色脂肪小滴为成功)。

G. 压迫固定:术者继续压迫穿刺点1~3分钟,退出孔巾,助手胶布固定覆盖的纱布。

2)髂后上棘穿刺

A. 患儿体位:操作者指导患儿取俯卧位或侧卧位,小婴儿不能合作时,可以酌情提前用镇静药或操作助手固定患儿肢体。

B. 穿刺部位:术者位于患儿侧位。选择骶椎两侧突出部位即为髂后上棘。

C. 以下操作同髂前上棘穿刺。

3)胫骨穿刺(婴儿)

A. 患儿体位:操作者指导患儿取仰卧位,小婴儿不能合作时,可以酌情提前用镇静药或操作助手固定患儿肢体。

B. 穿刺部位:术者位于患儿侧位。选一侧小腿稍外展,腘窝处稍垫高,穿刺点取胫骨粗隆下1cm内侧。

C. 穿刺步骤:同髂前上棘穿刺,但进针时先垂直进针,达骨膜后针头向下与骨长径成60°角进针。

4)胸骨穿刺(2岁以上)

A. 患儿体位:操作者指导患儿取仰卧位,颈后及肩部垫高,使患儿头部后仰,胸部暴露,助手固定患儿肩部和肢体。

B. 穿刺部位:术者位于患儿右侧位。选择患儿胸骨中线,第二肋骨水平与胸骨交界处中点上、下各1~1.5cm平坦处为穿刺点用甲紫作标识。

C. 常规消毒:穿刺点用甲紫定位,用碘酒以穿刺点为中心向周围螺旋消毒>15cm 2~3遍,75%乙醇溶液脱碘。

D. 局部麻醉:手术者打开穿刺包外层,戴无菌手套,打开穿刺包内层,铺无菌孔巾,助手协助打开麻药安瓿,术者抽取麻药2~3ml,在选择好的穿刺点皮内注射一皮丘,然后垂直进针,边进针边推药,注意回抽有无出血直至骨膜,拔出针后用无菌纱布轻压片刻。

E. 穿刺及取材:术者左手拇指和示指绷紧穿刺点皮肤,右手持针在穿刺点处与胸骨呈45°~60°角,针头朝向头端,斜面朝下刺入。进针深度0.5~1cm,待有落空时拔出针芯接注射器抽取骨0.1~0.2ml推出到玻片,助手涂片。

F. 压迫固定:术者脱出孔巾,助手胶布固定覆盖的纱布,按压5~10分钟。

5)简易胸骨穿刺法(目前临床常用)

A. 患儿体位、穿刺部位、皮肤消毒、铺无菌孔巾均同上。

B. 穿刺采用7号头皮针接5ml注射器,不需要麻醉,直接穿刺胸骨至空虚感后抽取骨髓涂片,注意进针也要呈45°~60°角。最后以消毒纱布压迫迅速拔针,脱出孔巾,用胶布固定。

【注意事项】

(1)穿刺部位尽量绷紧皮肤,以免穿刺针滑脱造成损伤。

（2）胫骨穿刺按压外展的小腿不能过猛，以免膝关节和髋关节损伤。

（3）注射器及穿刺针必须干燥，以免发生溶血。

（4）穿刺针进入骨质后不可摆动过大，以免折断。

（5）胸骨穿刺因婴幼儿胸骨较薄，易穿透而伤及重要器官，本操作2岁以下小儿及哭闹不合作者禁用。

（6）作骨髓细胞形态学检查时，抽取骨髓液不多于0.5ml为宜，过多会致骨髓液稀释，拔针时连同穿刺针头一同拔出，穿刺针腔的骨髓涂片效果最好。

（7）抽取骨髓液用力不可过猛，以免引起疼痛及负压过大使血窦破裂造成骨髓液稀释。

（8）整个操作过程应注意患儿生命体征并及时处理。

附：小儿胫骨穿刺操作题板及评分标准（举例）

患儿，男性，11个月，因腹泻5个月，伴皮肤蜡黄、嗜睡2个月入院。患儿系第1胎第1产，足月顺产，无窒息缺氧史，单纯母乳喂养，母亲素食。

查体：T 36.9 ℃，W 9kg，神志清，精神不振，外观虚胖，表情呆板，反应迟钝，面色及全身皮肤蜡黄，无出血点以及瘀斑，头面部以及舌体不自主震颤。浅表淋巴结无肿大。口唇苍白，颈无抵抗，双肺呼吸音清，心律齐，心音有力，心律齐。腹软，肝肋下3cm，质软，脾未及，四肢肌力以及肌张力无异常。生理反射存在，病理反射未引出。为明确诊断，欲行胫骨穿刺骨髓细胞学检查。

请选手利用提供的物品在模拟人身上完成此操作。（①患者目前生命体征平稳，无明显禁忌证，已经签署知情同意书，可进行骨髓穿刺。②穿出骨髓液后滴至玻片后即为操作成功。③如一次穿刺不成功可再次穿刺。）

小儿骨髓穿刺术（胫骨穿刺）				
项目	分值	内容及评分标准	满分	得分
术前准备	20	1. 了解、熟悉患者病情、生命体征，查看术前检查化验确定无穿刺禁忌。	5	
		2. 与患者及家属沟通，签署知情同意书（口述即可）。	5	
		3. 检查所需物品：骨髓穿刺包、无菌手套、5ml及10ml注射器、治疗盘、弯盘、2%利多卡因、0.5%碘伏、棉签、医用胶带、玻片数片等。注：缺少一项扣1分，直至扣完。	10	
操作过程	70	1. 体位：患儿取仰卧位，小婴儿哭闹剧烈不能合作时，可以酌情用镇静药或助手固定患儿肢体，使穿刺一侧小腿稍外展，腘窝处稍垫高。注：若未到位，则扣2分。	5	
		2. 选择穿刺点：取胫骨粗隆下1cm内侧骨面平坦处为穿刺点，标记。	10	
		3. 常规消毒：以穿刺点为中心用碘伏消毒2~3遍，直径至少10cm，消毒方式由里向外，不留空白。	5	
		4. 戴无菌手套：检查手套包装是否完好及是否在有效期内，打开包装，取出手套，按标准戴好手套，注意无菌观念。	5	
		5. 打开穿刺包并铺巾：检查穿刺包包装及消毒日期是否在有效期内，打开穿刺包，检查包内物品是否完善，铺无菌洞巾。助手准备好玻片。	5	
		6. 局麻：取2%的利多卡因，检查麻药是否在有限期内，作逐层浸润麻醉——皮内、皮下、骨膜，注意至骨膜时呈扇形多点浸润麻醉。	5	
		7. 穿刺：选择合适的穿刺针，术者检查穿刺针是否通畅，根据患儿年龄、皮下脂肪厚度固定穿刺针长度，一般在1~1.5cm。术者左手拇指和示指绷紧穿刺点皮肤，右手持针先垂直刺入，到达骨膜后与穿刺点呈60°角穿刺，针头斜面朝下向小儿足侧旋转刺入，有阻力消失感且穿刺针已固定时停止进针。注：1次成功20分，2次成功10分。	20	

续表

小儿骨髓穿刺术(胫骨穿刺)				
项目	分值	内容及评分标准	满分	得分
操作过程	70	8. 标本留取:拔出针芯,接上10ml干燥注射器抽取骨髓液约0.1～0.2ml,左手用棉球压迫穿刺点,右手连同注射器一同拔出穿刺针,立即将抽取的骨髓全部推出到玻片上,助手协助进行骨髓涂片(见有红色脂肪小滴为成功,省略推片过程)。	10	
		9. 压迫固定:术者继续压迫穿刺点1～3分钟,退出孔巾,再次消毒,覆盖无菌纱布,助手用胶布固定。	5	
总体评价	10	1. 操作顺序有条理、不慌乱;有爱伤意识,操作轻柔。 2. 操作前后,衣物整理妥当,有无菌意识。	10	
总分	100		100	

测 试 题

1. 一般2岁以上小儿骨髓穿刺术不应选择的部位（　　）
   A. 髂前上棘　　　　B. 髂后上棘
   C. 胸骨柄　　　　　D. 胫骨
2. 小儿骨髓穿刺术的禁忌证（　　）
   A. 严重出血性疾病　B. 不明原因的长期发热
   C. 肝脾淋巴结肿大　D. 骨髓细胞学检查
3. 营养性缺铁性贫血的骨髓象中,下列哪项不符合（　　）
   A. 幼红细胞增生活跃
   B. 各期红细胞体积均较小
   C. 红细胞系统胞核成熟程度落后于胞质
   D. 粒细胞系无明显异常
4. 有关小儿造血特点中,下列哪项不正确（　　）
   A. 胚胎期7个月时骨髓是造血的主要器官
   B. 婴儿期所有的骨髓均为红骨髓参与造血
   C. 年长儿的长骨中骨髓为黄骨髓
   D. 婴儿期肝脾也参与造血
5. For a newborn infant,anemia is defined as（　　）
   A. Hb less than170g/L　B. Hb less than 145g/L
   C. Hb less than120g/L　D. Hb less than 90g/L
6. 营养性缺铁性贫血的典型血象改变是（　　）
   A. 呈小细胞正色素性贫血
   B. 血涂片可见靶形红细胞
   C. 血涂片可见红细胞中央淡染区扩大
   D. 网织红细胞数增多
7. The age of children suitable for tibial puncture is（　　）
   A. Less than 2 years old B. Less than 6 years old
   C. Less than10 years old D. Adolescence
8. How old does physiologic anemia usually occur in children（　　）
   A. Neonatal period　　　B. 2～3 months old infant
   C. 4～6months old infant D. Fetal period

测试题答案

1.D　2.A　3.C　4.D　5.A　6.C　7.A　8.B

（王亚利）

四、婴儿配方奶粉的配制

【操作目的】　配制合适浓度的婴儿配方奶液,满足婴儿生长发育的需要。

【适应证】

（1）4~6个月内的婴儿母乳量不足,需补充配方奶粉。

（2）由于各种原因母亲不能亲自哺喂的6个月以内的婴儿。

（3）6个月龄后母乳不能维持婴儿正常生长发育速度时,需补充配方奶以维持婴儿正常生长发育水平。

【禁忌证】 由于各种原因不能肠内营养的婴儿。

【操作前准备】

（1）物品准备:奶粉,标准小勺（4.4g）及大勺（8.8g）,奶瓶,温开水,记录纸,消毒洗手液,温度计。

（2）操作者戴帽子、口罩。

（3）手清洁和消毒:用消毒洗手液洗手。

【操作过程】

（1）审题:仔细阅读题干要求,注意婴儿月龄、体重,要求配制的奶的种类（婴儿配方奶粉、特殊配方奶粉）、配制量（1次量或1日量）。

（2）手卫生:穿好隔离衣,戴好帽子、口罩,按六步洗手法清洁双手（用流动水水洗或快速消毒液洗）。

（3）检查物品:合适的婴儿配方奶粉,温开水,奶瓶、奶头、小勺,刮板、温度计（水温计）,水杯,试管刷,水壶或锅。

（4）计算

1）计算婴儿每日所需要的热量,婴儿能量需求按100kcal/（kg·d）计:100kcal×体重（kg）。

2）计算每日所需要的婴儿配方奶粉用量（g）,市售标准奶粉每g提供5kcal热量,20g奶粉可以提供100kcal热量:20g×体重（kg）。

3）计算每次喂奶所需要的奶粉量:（总奶粉量÷每日喂奶次数）。

4）计算每次需要多少小勺奶粉:［每次所需奶粉量÷1小勺奶粉克数（4.4g或8.8g）］。

5）计算每次所需要温开水量:30ml或60ml×奶粉小勺数［按一小勺（4.4g）奶粉加30ml水;一大勺（8.8g）奶粉加60ml水］。（如果没有小勺,按容量比是1∶4,重量比是1∶7）。

举例:一婴儿,男,4个月,体重6kg,母亲因故不能喂哺婴儿,请配制每日每次婴儿配方奶。

A. 计算每日总热量:100kcal×6=600kcal

B. 计算配方奶粉量:20g×6=120g

C. 每次喂养奶粉量:（3~4个月每日喂奶6次）120g÷6=20g

D. 计算每次需要多少小勺奶粉:20÷4.4=4.5（小勺）,配制时用5小勺

E. 每次喂养加水量:按标准小勺计算,5×30=150ml

（5）取奶瓶,把奶头装好。

（6）取水杯倒入温开水,右手持水温计放在水杯中央测水温,平视读出水温（如水温过高或过低则要先通过加热开水或凉开水调整好水的温度在40~45℃）。

（7）先在奶瓶中加温开水至每次需水量。

（8）用标准小勺在婴儿配方奶粉桶中取每次喂奶所需要的奶粉倒入已加温开水的奶瓶中,每勺要用刮杆刮平。

（9）拧上奶瓶盖,持奶瓶摇晃混匀,将奶瓶倒置使奶汁滴于手背上或前臂内侧皮肤试奶液温度,口述温度适宜。

(10) 喂哺婴儿:喂哺技巧同母乳喂养,将婴儿抱起放在双膝上取半坐位,头斜枕于喂哺者左臂上,右手拿奶瓶喂哺。喂奶完毕后要拍背部,以排除吞咽的气体。

(11) 整理物品:将物品整理归位、清洗、洗手、记录。

【注意事项】

(1) 婴儿配方奶粉配制时要先加温开水,再加奶粉。

(2) 水的温度在 40~45℃,每勺奶粉要刮平。

(3) 配好后要先用手背或前臂内侧皮肤测试奶液温度,以不烫手为合适,以防烫伤。

(4) 奶嘴不能太大,防止出奶过快,倒置奶瓶,瓶内液体连续滴出为合适。

(5) 喂奶时,奶液需完全浸没奶嘴,以减少空气的吸入,降低吐奶的几率,每次喂奶时间以 20 分钟为宜。

(6) 奶具要洗刷干净,置于大锅内煮沸消毒,奶头待水烧开后再放入。奶瓶、奶头等用具应置于水面下煮沸 5 分钟。

附:婴儿配方奶粉配制操作评分标准

患儿,男,45 天,因皮肤黄染 40 天入院。查体:体重 4.5kg,神志清,精神好,反应好,全身皮肤黄染达手足心,前囟平坦,巩膜明显黄染,双肺呼吸音清,心律齐。腹软,肝脾未触及,神经系统检查无异常。初步诊断为母乳性黄疸,医嘱停母乳,改为婴儿配方奶喂养。

请根据提供的物品配制 1 次婴儿配方奶(要写出计算步骤)。

婴儿配方奶粉配制				
项目	分值	内容及评分标准	满分	得分
操作前准备	20	1. 与患儿家属沟通,向婴儿母亲解释喂养的目的(口述即可)。	5	
		2. 六步洗手法或消毒洗手液洗手;了解、熟悉患儿病情、生命体征。检查患儿有无腹胀。	5	
		3. 检查所需物品:婴儿配方奶粉,温开水、水温计、已经消毒的奶瓶、标准小勺及刮板,消毒洗手液。	10	
操作过程	80	1. 计算:先计算每日所需要的婴儿配方奶粉用量:如题目 1:20g×4.5=90g,计算每次喂奶所需的奶粉量:90g÷7=13g,每次需要多少小勺奶粉:13÷4.4=3;计算每次需要温开水量:30ml×3=90ml。	20	
		2. 口述要六步洗手法或消毒洗手液洗手。	5	
		3. 打开奶瓶:取奶瓶,拧开奶瓶盖,将奶瓶盖放在弯盘中或放在奶瓶盖上。	5	
		4. 测水温:用一个水杯,倒入温开水,右手持水温计放入水杯中央测量水温并平视读出水温度。	5	
		5. 倒温开水:一手持奶瓶,另一手持温开水杯,将温开水 90ml 倒入奶瓶中。	5	
		6. 取奶粉:一手拇指、食指及中指捏住标准小勺柄在盛奶粉容器中挖取奶粉,左手持刮板刮平奶粉,将奶粉倒入已加温开水的奶瓶中,共取 3 勺。将小勺及刮板放回容器中。	20	
		7. 混匀:一手持奶瓶,另一手拧上奶瓶盖,将奶瓶沿顺时针或逆时针一个方向轻轻地摇动,使奶粉充分溶解,将奶瓶倒置使奶汁滴于手背上或前臂内侧皮肤试奶液温度,并口述温度适宜。	15	
		8. 整理物品:将配好奶的奶瓶放在操作台上,物品归位,用抹布清理操作台。	5	
总分	100		100	

测 试 题

1. For a 4-month-old infant, if the mother is health, it is best to choose(　　)
   A. pure breast feeding　　B. artificial feeding
   C. fresh milk　　D. infant formula
2. 供应机体能量的食物主要来源于(　　)
   A. 碳水化合物　　B. 蛋白质
   C. 脂肪　　D. 维生素
   E. 矿物质
3. 小儿能量代谢与成人的主要不同点是(　　)
   A. 小儿基础代谢所需能量少,活动所需能量多
   B. 小儿基础代谢所需能量少,尚有生长发育需要能量
   C. 小儿基础代谢所需能量多,尚有生长发育需要能量
   D. 小儿排泄损失能量较多,尚有生长发育需要能量
   E. 小儿排泄损失能量较少,活动所需能量较多
4. 关于母乳的成分哪项不正确(　　)
   A. 初乳质稠略带黄色,含脂肪较少而球蛋白较多
   B. 初乳含较多微量元素、白细胞、SIgA、生长因子、牛磺酸
   C. 过渡乳含脂肪最高,蛋白质与矿物质逐渐减少
   D. 每次哺乳时初分泌的乳汁含蛋白质11.8g/L,脂肪17.1g/L
   E. 每次哺乳时初分泌的乳汁蛋白低而脂肪高
5. 下列哪项不是母乳喂养的优点(　　)
   A. 钙磷比例适当(2:1),较少发生低钙血症
   B. 含消化酶较多
   C. 乳糖量较多
   D. 含饱和脂肪酸多
   E. 蛋白质、糖、脂比例适当

6. 关于牛乳的成分下列哪项错误(　　)
   A. 牛乳蛋白质含量较人乳高
   B. 牛乳含不饱和脂肪酸较少而含饱和脂肪酸较多
   C. 微量元素含量较少
   D. 含铁量与人乳相仿,吸收率为后者的1/2
   E. 维生素C和D含量低
7. 小儿母乳喂养错误的是(　　)
   A. 正常足月新生儿出生后30分钟内吸吮母亲乳头
   B. 按需哺乳
   C. 定时哺乳
   D. 每次哺乳时以吃饱为准
   E. 每次应将一侧乳房吸空
8. 全脂奶粉加水冲成全奶的比例按奶粉:水是(　　)
   A. 按容量比1:4　　B. 按容量比4:1
   C. 按重量比1:4　　D. 按重量比4:1
   E. 按重量比8:1
9. 2个月婴儿,体重5kg,人工喂养儿,最佳配奶为(　　)
   A. 鲜牛奶600ml,糖48g,水300ml
   B. 鲜牛奶550ml,糖55g,水200ml
   C. 鲜牛奶600ml,糖44g,水100ml
   D. 鲜牛奶450ml,糖50g,水100ml
   E. 鲜牛奶550ml,糖30g,水200ml
10. For an infant, the daily requirement of total energy is about(　　)
    A. 209kJ/kg　　B. 50kcal/kg
    C. 100 kcal/kg　　D. 418kcal/kg

测试题答案

1.A　2.A　3.C　4.E　5.D　6.C　7.C　8.A　9.A　10.C

(季加芬)

五、新生儿窒息复苏

【物品准备】　氧气供应装置,远红外抢救台、布卷、毛巾;吸球、吸管、吸氧设备、自动充

气复苏囊及大小号面罩、听诊器、8F 胃管;带直镜片的喉镜,0 号和 1 号;喉镜的备用灯泡和电池;气管导管,2.5、3.0、3.5、4.0mm 内径;金属芯(可选)、剪刀、气管导管的胶带或固定装置;1:10000 肾上腺素、生理盐水、针管、3.5F 及 5F 脐静脉导管、三通管、无菌手套、肝素、留置针。

【操作步骤】

1. 复苏方案　采用国际公认的 ABCDE 复苏方案。①A(airway)清理呼吸道;②B(breathing)建立呼吸;③C(circulation)维持正常循环;④D(drugs)药物治疗;⑤E(eveluation)评估。前三项最重要,其中 A 是根本,B 是关键,评估贯穿于整个复苏过程中,呼吸、心率和皮肤颜色是窒息复苏评估的三大指标,并遵循:评估→决策→措施→再评估→再措施程序,如此循环往复,直到完成复苏。

应严格按照 A→B→C→D 步骤进行复苏,其步骤不能颠倒。大多数经过 A 复苏,少数则需要 A、B 及 C 步骤,仅极少数需 A、B、C 及 D 步骤才可复苏。

2. 复苏步骤和程序(图 3-3)。

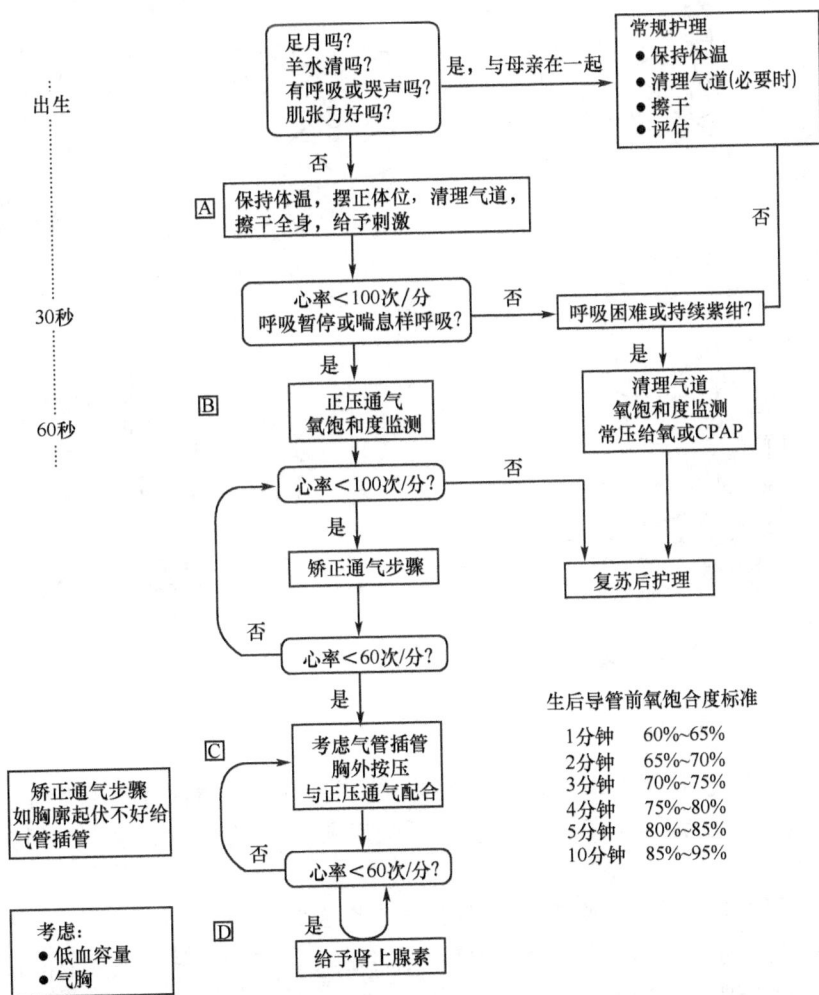

图 3-3　2011 年中国新生儿复苏指南流程图

(1)最初评估:出生后立即用数秒钟时间快速评估 4 项指标:①是足月吗? ②羊水清

吗？③有呼吸或哭声吗？④肌张力好吗？如以上任何 1 项为"否"，则进行以下初步复苏。

（2）最初复苏步骤：

1）保暖：新生儿娩出后立即置于预热的开放式抢救台上，设置腹壁温度为 36.5℃（图 3-4）。

2）摆好体位：置新生儿头轻微伸仰位（鼻吸气位）（图 3-5）。

3）清理呼吸道：新生儿肩娩出前助产者用手挤捏新生儿的面、颏部，排出其口、咽、鼻中的分泌物。新生儿娩出后，立即用吸球或吸管，应先吸口腔，后吸鼻腔（见图 3-6，图 3-7），吸引时间不应超过 10 秒。

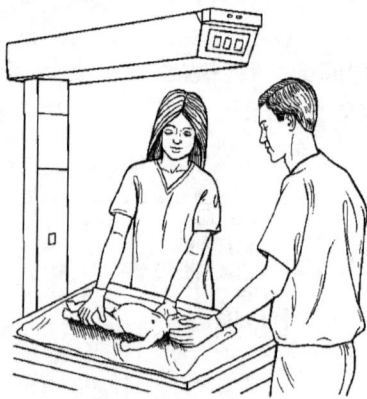

图 3-4　远红外保暖

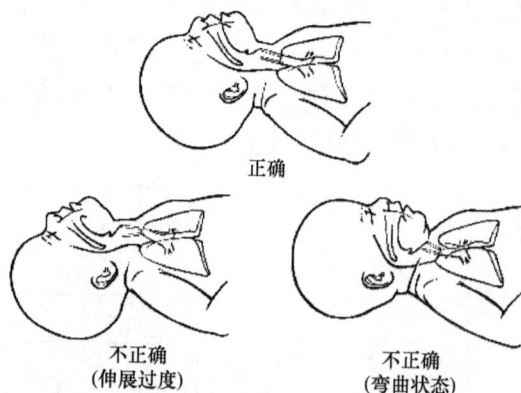

正确

不正确
（伸展过度）

不正确
（弯曲状态）

图 3-5　摆正体位

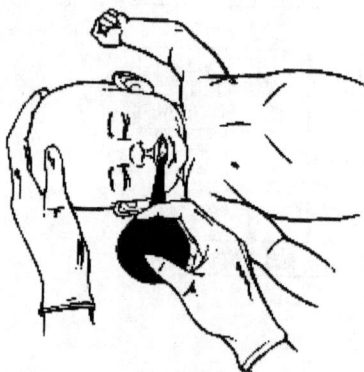

图 3-6　先吸口腔

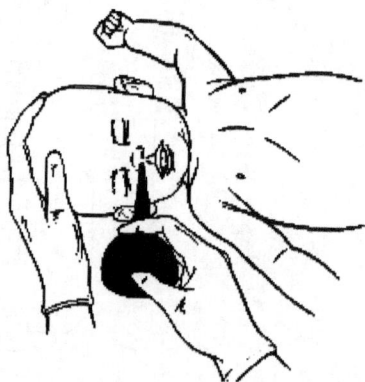

图 3-7　后吸鼻腔

如羊水混有胎粪，且新生儿无活力，在婴儿呼吸前，应气管插管将胎粪吸出。如羊水清或羊水污染但新生儿有活力（有活力的定义：呼吸规则、肌张力好及心率>100 次/分），则可以不进行气管内吸引。

4）擦干：用温热干毛巾快速揩干全身（图 3-8，图 3-9）。

5）刺激：经上述处理后婴儿仍无呼吸，可拍打足底 1～2 次（图 3-10），或沿长轴快速摩擦腰背皮肤刺激呼吸（图 3-11）。

彻底擦干

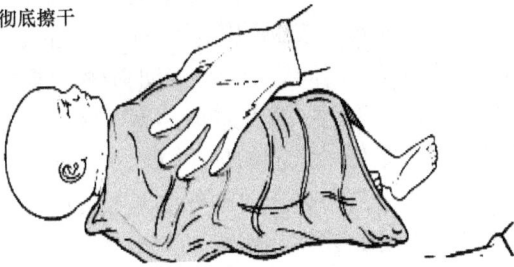

图 3-8 擦干

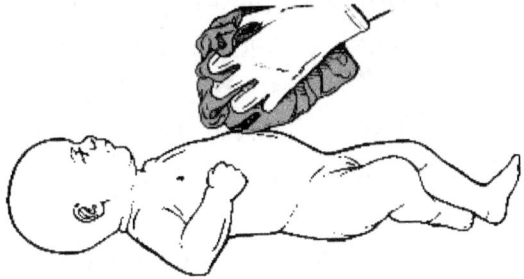

图 3-9 拿开湿毛巾

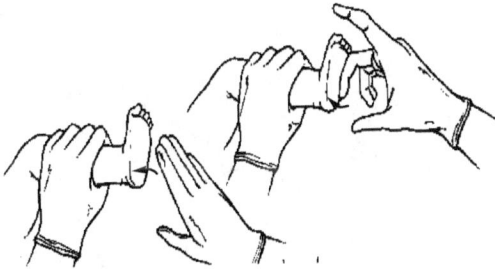

图 3-10 刺激呼吸 1——弹足底

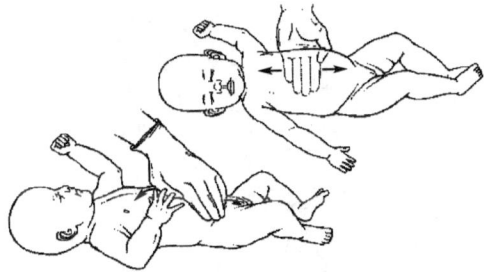

图 3-11 刺激呼吸 2——摩擦腰背部皮肤

以上步骤应在 30 秒内完成。评价呼吸、心率(用听诊器听心率 6 秒钟或用手触摸脐动脉搏动 6 秒钟)。

(3) 气囊面罩正压人工呼吸:如新生儿仍呼吸暂停或抽泣样呼吸;心率<100 次/分;或持续性中心性青紫,应立即进行正压人工通气,同时连接脉搏氧饱和度仪,将其传感器放在动脉导管前位置(即右上肢,通常是手腕或手掌的中间表面)。

将复苏囊连接到气管导管上并连接氧气,则根据患儿体重大小选择合适面罩,连接面罩于自动充气式复苏囊上,站在患儿头端,将面罩先放入患儿面部,面罩应盖住下颌、口和鼻(图 3-12),左手固定面罩,右手挤压气囊,最初的几次正压人工呼吸需要 30~40 cmH$_2$O,以后维持在 20cmH$_2$O,频率 40~60 次/分(胸外按压时 30 次/分),吸呼比 1:2(图 3-13),以心率增加接近正常、胸廓起伏、听诊呼吸音正常为宜。

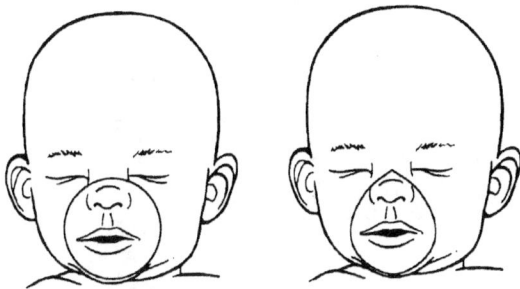

图 3-12 面罩类型及正确放置方法

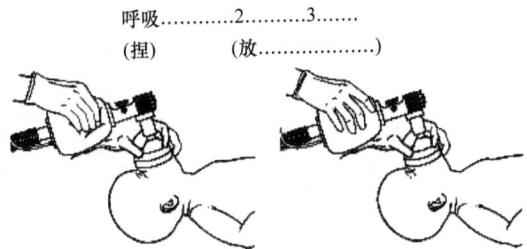

图 3-13 正压人工呼吸

经 30 秒充分正压人工呼吸后,如有自主呼吸,再评估心率,如心率>100 次/分,可逐渐减少并停止正压人工呼吸。如自主呼吸不充分,或心率<100 次/分,须继续气囊面罩或气管插管正压通气。

（4）胸外心脏按压：正压通气 30 秒后心率持续<60 次/分应同时进行胸外心脏按压。

用中食指或双拇指按压胸骨体下 1/3 处（见图 3-14 ～ 图 3-16），按压深度为胸廓前后径的 1/3（见图 3-17），产生可触及脉搏的效果。按压和放松的比例为按压时间短于放松时间，放松时拇指或其他手指不应该离开胸壁。胸外按压和正压人工通气需默契配合，避免同时施行。胸外按压和人工通气的比例应为 3：1（每按压 3 次，正压通气 1 次），即 90 次/分按压和 30 次/分呼吸，达到每分钟约 120 个动作（见图 3-18）。因此每个动作约 1/2 秒，2 秒内 3 次胸外按压 1 次正压呼吸。30 秒后重新评估心率，如心率仍<60 次/分，除继续胸外按压，考虑使用肾上腺素。

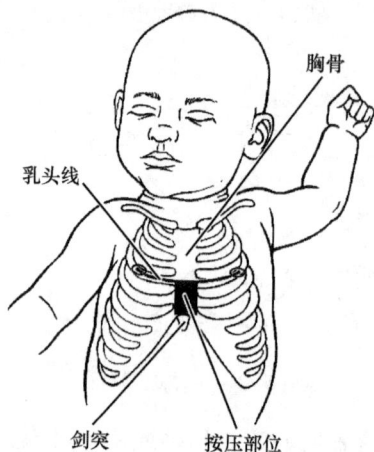

图 3-14　胸外心脏按压部位

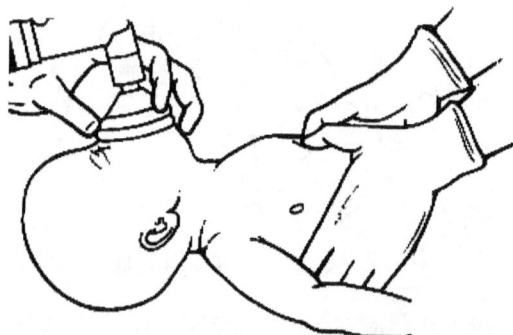

图 3-15　按压方法 1——拇指法

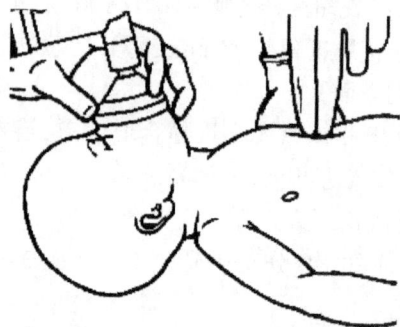

图 3-16　按压方法 2——双指法

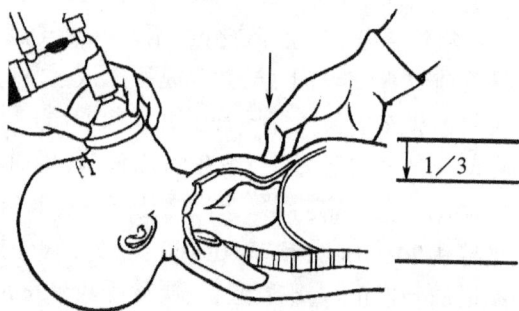

图 3-17　按压深度

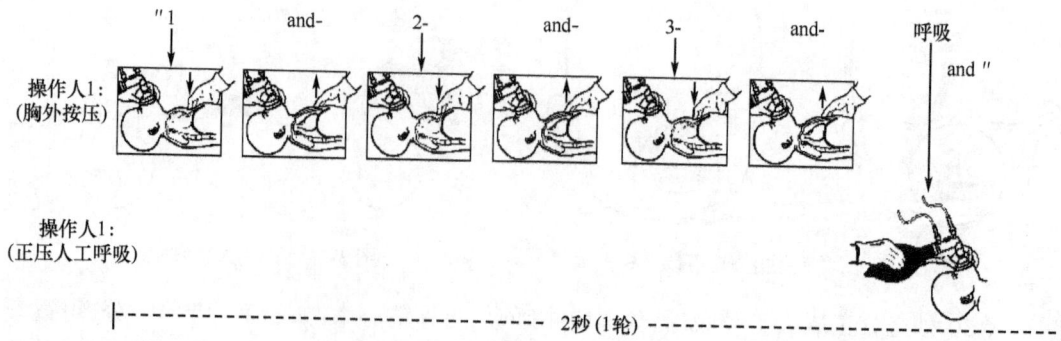

图 3-18　呼吸与心脏按压配合

（5）药物治疗

1）肾上腺素:经100%氧充分正压人工呼吸、同时胸外心脏按压30秒后,心率仍<60次/分,应立即给予1:10 000肾上腺素0.1~0.3ml/kg脐静脉导管内注入或气管内注入(剂量为0.3~1ml/kg),5分钟后可重复一次。浓度为1:1000肾上腺素会增加早产儿颅内出血的危险。

2）扩容剂:给药30秒后,如心率<100次/分,并有血容量不足表现时,给予生理盐水,剂量为每次10ml/kg,10分钟以上静脉缓慢输注。

3）碳酸氢钠:经上述处理效果不明显,确定或考虑有代谢性酸中毒,可给予5%碳酸氢钠3~5ml/kg,加等量5%葡萄糖液,缓慢静脉推注(>5分钟)。

4）纳洛酮(naloxone):仅用于正压人工呼吸使心率和肤色恢复正常后,仍出现严重的呼吸抑制;母亲产前4小时用过吗啡类麻醉或镇痛药所致新生儿呼吸抑制时,每次0.1mg/kg,静脉或气管内注入,间隔0.5~1小时可重复1~2次。

（6）气管插管指征:①羊水胎粪污染新生儿无活力时,通过气管导管吸引胎粪;②气囊面罩正压人工呼吸数分钟不能改善通气或气囊面罩正压人工呼吸无效者;③需要长时间正压人工呼吸者;④有利于人工呼吸和胸外按压更好的配合;⑤静脉途径未建立前,通过气管导管给肾上腺素;⑥特殊情况,如先天性膈疝或极低出生体重儿。

气管插管方法:用右手稳住新生儿的头部使其呈鼻吸气位(助手可帮助控制头部),左手拇指及中、示指持喉镜(见图3-19)插入口腔,喉镜镜片应沿着舌面右边滑入,将舌推至口腔左边,推进镜片直至其顶端达会厌软骨谷,轻轻提起镜片,舌即抬起,暴露咽喉区,看到声门(见图3-20~图3-22),右手持导管,沿着口腔右侧进入导管,看准声门,当声门张开时,插入导管顶端,直到导管上的声带线达声门水平(导管位于胸骨上切迹)(见图3-23),右手固定面部,将导管紧贴在唇上和/或用一个手指按在患儿硬腭,左手撤出喉镜,将导丝拔出,接上复苏囊正压人工通气,要注意胸廓起伏或助手用听诊器听诊两侧肺部以进一步确定气管插管位置。如胎粪污染无活力则先给予气管插管后用胎粪吸引管吸引胎粪(图3-24)。

3. 复苏后监护与转运　复苏后仍需监测体温、呼吸、心率、血压、尿量、肤色及窒息引起的多器官损伤。如并发症严重,需转运到NICU治疗,转运中需注意保温、监护生命指标和予以必要的治疗。

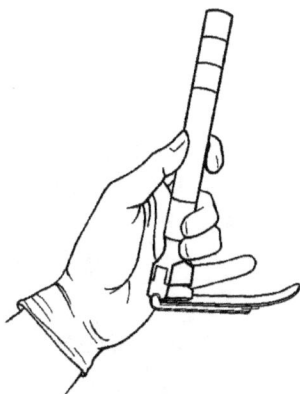

图3-19　持喉镜手法

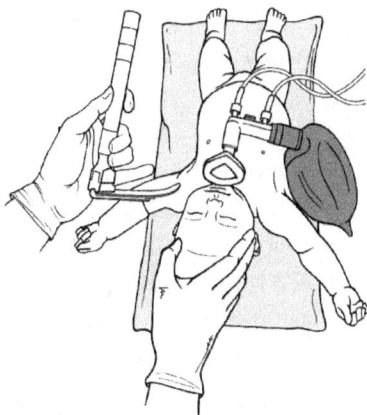

图3-20　插入喉镜前准备

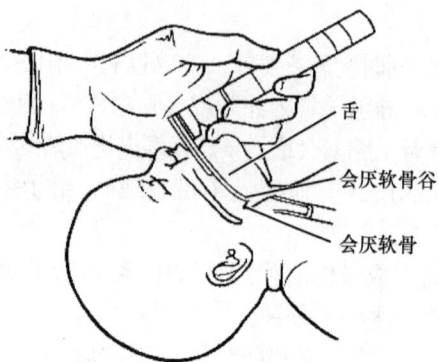

图 3-21　放置喉镜的解剖标志

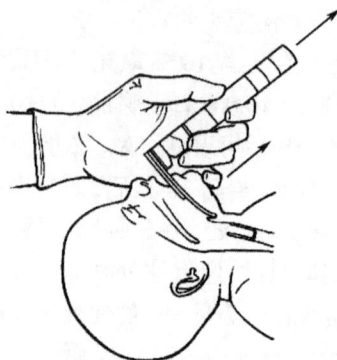

图 3-22　抬起喉镜镜片以暴露开放的喉部

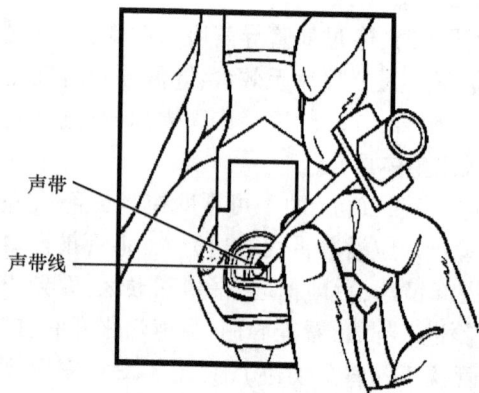

图 3-23　从声带间插入气管内导管

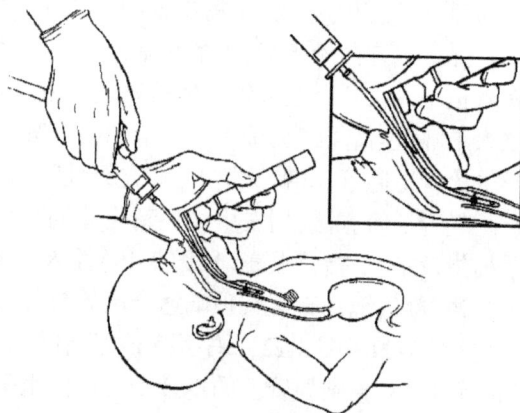

图 3-24　吸引胎粪

附:新生儿窒息复苏操作题板及评分标准(举例)

初孕妇,28 岁,孕 38 周因胎膜早破入院,经会阴侧切助娩一小儿,羊水清,新生儿生后无呼吸,肌张力正常,经初步复苏后仍无呼吸,心率 60 次/分,全身皮肤青紫,经正压人工通气 30 秒钟后出现喘息样呼吸,心率 70 次/分,继续复苏 30 秒后,皮肤转红润,心率 120 次/分,呼吸 40 次/分,四肢肌张力正常,弹足底哭声好。

请选手按上述场景,在模拟人上进行复苏操作。

项目	分值	内容及评分标准	满分	得分
操作前准备	30	1. 与孕妇沟通,了解孕妇病史及胎儿情况。六步法洗手。	5	
		2. 检查物品:新生儿辐射台,布卷、2 块温热毛巾;洗耳球、吸痰管;自动充气复苏囊,吸氧管;喉镜、气管插管导管、导丝;肾上腺素、生理盐水、2ml、10ml 注射器;弯盘;听诊器;无菌手套。注:少 1 项扣 1 分	10	
		3. 检查复苏囊及喉镜:选择合适面罩安装在复苏囊上,检测是否有漏气及减压阀是否安全。检查喉镜并选择 1 号镜片。	5	
		4. 准备新生儿辐射台:口述打开预热,设置腹壁温度在 36.5℃;在操作台上放置软布卷、两块毛巾。	5	
		5. 戴无菌手套:方法正确。	5	

续表

新生儿窒息复苏				
项目	分值	内容及评分标准	满分	得分
操作过程	60	1. 快速评估:足月,羊水清,肌张力好,无呼吸及哭声。	5	
		2. 保温、摆正体位及清理气道:抱至抢救台,布卷垫肩下,选手站在模拟人头端,使头轻度后仰。右手持洗耳球先吸口后吸鼻分泌物。	5	
		3. 擦干及刺激:用毛巾快速擦干全身,并将毛巾丢掉,重新摆正体位,用手指弹患儿足底或摩擦背皮肤2次以诱发自主呼吸。	5	
		4. 第1次评价:呼吸、用手触摸脐动脉搏动;观察肤色,口述评价结果(无自主呼吸,心率<100次),发令:"正压通气,监测 SPO_2"。	5	
		5. 正压通气:站在模拟人头端,将面罩正确放置,左手拇指及食指固定面罩,其他手指固定下颌骨,右手挤压气囊,力度适中,可见到胸廓起伏,挤压要短于放松时间,频率40~60次/分,喊出"1-2-3,2-2-3,3-2-3……",共人工通气20~30次即30秒钟。	15	
		6. 第二次评价:呼吸,看 SPO_2 结果或用手触摸脐动脉搏动,口述评价结果(喘息样呼吸,心率<100次/分)并发出指令:"继续正压通气"。	5	
		7. 矫正通气步骤(继续正压通气):将面罩密闭,头后仰,继续正压通气30秒。	10	
		8. 评价:呼吸,看 SPO_2 结果或用手触摸脐动脉搏动,口述评价结果(自主呼吸恢复,心率>100次/分),报告"复苏成功,进入复苏后护理"。	5	
		9. 整理物品,脱手套并放入污物桶内,洗手做记录。	5	
总体评价	10	操作熟练、稳重,操作顺序有条理、不慌乱,有无菌意识,有爱伤意识。	10	
总分	100		100	

测 试 题

一、填空题

1. Gestational age 是指_____。是从_____起至分娩时为止。

2. 出生体重指出生_____小时之内的体重。

3. Full-term infant 是指_____的新生儿;早期新生儿指出生后_____以内的新生儿。

4. 新生儿呼吸暂停指的是呼吸停止_____秒以上,伴有_____,并出现_____。

5. 当羊水胎粪污染时,小儿一娩出应先进行_____评估,有活力指的是_____、_____、_____。

6. 适于胎龄儿的定义是_____。

7. Neutral temperature 指的是一种_____温度,在此温度下,新生儿不用覆盖衣物即能保持_____,而机体_____消耗最少、_____最低。临床根据_____和_____来设定此温度。

8. 新生儿 Apgar 评分 内容包括_____、_____、_____、_____、_____。

9. 早产儿长时间吸入高浓度氧可产生_____和_____,但当 SPO_2 低于_____时必须吸氧,吸氧时应使 SPO_2 维持在_____,PO_2 维持在_____为宜。

10. 新生儿常见的原始反射包括_____、_____、_____、_____。

二、选择题

1. Apgar score is used to diagnose asphyxia of newborn. If a newborn's Apgar score at 1 min after birth is 7 points, the diagnosis should be(   )
   A. normal newborn
   B. mild asphyxia
   C. moderate asphyxia
   D. severe asphyxia

2. A newborn with gestational age 42 weeks belongs to (   )

A. Preterm infant　　　　B. term infant

C. post-term infant　　　D. macrosomia

3. 新生儿吸氧目标是使 PaO_2 达到(　　)

　　A. 100 ~ 120 mmHg　　B. 80 ~ 100mmHg

　　C. 60 ~ 80mmHg　　　　D. 50 ~ 70mmHg

4. 正常新生儿脉搏、呼吸次数分别为(　　)

　　A. 120 ~ 140;40 ~ 45;3 : 1

　　B. 110 ~ 130;30 ~ 40;4 : 1 ~ 3 : 1

　　C. 100 ~ 120;25 ~ 30;4 : 1 ~ 3 : 1

　　D. 80 ~ 100;20 ~ 25;4 : 1

5. 我国目前最普遍采用的围产期概念是指(　　)

　　A. 受孕至生后 10 天

　　B. 受孕 10 周至生后 30 天

　　C. 孕期 20 周至生后 10 天

　　D. 孕 28 周至生后 1 周

6. 新生儿出生时,身体红,四肢青紫,心率 90 次/分,呼吸 20 次/分,呼吸不规则,四肢能活动,弹足底有皱眉。Apgar 评分为(　　)

　　A. 3 分　　　　　　　B. 4 分

　　C. 5 分　　　　　　　D. 7 分

7. 新生儿复苏胸外按压必须(　　)

　　A. 采用肾上腺素　　　B. 用纳洛酮

　　C. 气管插管　　　　　D. 给扩容剂

8. 新生儿当协调正压通气和胸外按压时,大约每分钟多少次(　　)

　　A. 40 次呼吸,120 次按压

　　B. 30 次呼吸,90 次按压

　　C. 60 次呼吸,120 次按压

D. 20 次呼吸,80 次按压

9. 进行新生儿心脏按压时,按压胸骨采取以下哪一个合适深度(　　)

　　A. 大约压到胸廓前后径的 1/3

　　B. 大约压到 1/3 英寸

　　C. 直到你能感觉到脊柱的前面部分

　　D. 深到剑突下至肝脏的位置

10. 新生儿进行胸外按压的人员应帮助进行通气的人员(　　)

　　A. 大声计数以保证二者协调

　　B. 应保持安静以避免干扰复苏者进行正压通气

　　C. 默默的计数以保持心率一致

　　D. 保证每次通气同时都伴有一次胸外按压

11. 新生儿复苏一旦开始进行了配合默契的胸外按压和通气后,多长时间后停下来应重新检测新生儿的心率(　　)

　　A. 在进行 5 分钟 Apgar 评分的时候

　　B. 新生儿开始自主呼吸后

　　C. 胸外按压开始 30 秒后

　　D. 胸外按压开始 60 秒后

12. 新生儿起初需要进行胸外按压,但是重新检测心率是 70 次/分,你应该做什么(　　)

　　A. 继续进行胸外按压直到心率>80 次/min

　　B. 停止胸外按压,继续每分钟 40 ~ 60 次的正压通气

　　C. 给予肾上腺素

　　D. 尝试电击复律(电击使心脏恢复功能)

测试题答案

一、填空题

1. 胎儿在宫内的周龄和日龄　最后 1 次正常月经第 1 天

2. 1

3. 37 周≤ GA<42 周　1 周

4. 20　心率<100 次/分　发绀

5. 活力　呼吸规则　肌张力好　心率>100 次/分

6. BW 在同胎龄儿平均出生体重的第 10 至 90 百分位数之间的婴儿

7. 适宜的环境　正常体温　氧及能量　新陈代谢率　出生体重　生后日龄

8. 皮肤颜色　心率　弹足底或插鼻管反应　肌张力　呼吸

9. 视网膜病　高氧肺损伤　85%　87% ~93%　60 ~ 80mmHg

10. 觅食反射　吸吮反射　握持反射　拥抱反射

二、选择题

1. B　2. C　3. C　4. A　5. D　6. C　7. C　8. B　9. A　10. A　11. C　12. B

（王永芹　季加芬）

第四章　妇产科部分

一、妇科检查

盆腔检查(pelvic examination)又称为妇科检查,包括外阴、阴道、宫颈、宫体及双侧附件。

【目的】　初步了解患者外阴、阴道、宫颈、宫体、双侧附件及其他宫旁组织的情况,协助诊断女性生殖系统疾病及鉴别其他器官、系统疾病的目的。

【适应证】

(1)有性生活常规妇科查体人员。

(2)怀疑有妇产科疾病者。

(3)需要排除妇产科疾病者。

【相关知识】

1. 外阴部检查　观察外阴发育及阴毛多少和分布情况(女性型或男性型),有无畸形、水肿、皮炎、溃疡、赘生物或肿块,注意皮肤和黏膜色泽或色素减退及质地变化,有无增厚、变薄或萎缩。拇指和食指分开小阴唇,暴露阴道前庭观察尿道口和阴道口。查看尿道口周围黏膜色泽及有无赘生物。无性生活的处女膜一般完整未破,其阴道口勉强可容食指;已婚者的阴道口能容两指通过;经产妇的处女膜仅余残痕或可见会阴后-侧切瘢痕。检查时还应让患者用力向下屏气,观察有无阴道前壁或后壁脱垂、子宫脱垂或尿失禁等。

2. 阴道窥器检查　无性生活者未经本人同意禁用窥器检查。使用阴道窥器检查阴道和宫颈时,要注意阴道窥器的结构特点,以免漏诊。

(1)放置和取出:临床常用鸭嘴形阴道窥器,可以固定,便于阴道内治疗操作。阴道窥器有大小之分,根据阴道宽窄选用。当放置窥器时,应先将其前后两叶前端并合,表面涂润滑剂以利插入,避免损伤。若拟作宫颈细胞学检查或取阴道分泌物作涂片检查时,不应用阴道润滑剂,以免影响涂片质量。放置窥器时,检查者用左手食指和拇指分开两侧小阴唇,右手将窥器避开敏感的尿道周围区,斜行沿阴道侧后壁缓慢插入阴道内,边推进边将窥器两叶转正并逐渐张开两叶,暴露宫颈、阴道壁及穹窿部,然后旋转窥器,充分暴露阴道各壁。

(2)视诊

1)检查阴道:观察阴道前后壁和侧壁及穹窿黏膜颜色、皱襞多少,是否有阴道隔或双阴道等先天畸形,有无溃疡、赘生物或囊肿等。注意阴道内分泌物量、性质、色泽,有无臭味。阴道分泌物异常者应作滴虫、假丝酵母菌、淋菌及线索细胞等检查。

2)检查宫颈:暴露宫颈后,观察宫颈大小、颜色、外口形状,有无出血、柱状上皮异位、撕裂、外翻、腺囊肿、息肉、赘生物,宫颈管内有无出血或分泌物。同时可采集宫颈外口鳞-柱交接部或宫颈分泌物标本作宫颈细胞学检查。

(3)双合诊(bimanual examination):是盆腔检查中最重要的项目。检查者用一手的两指或一指放入阴道,另一手在腹部配合检查,称为双合诊。目的在于检查阴道、宫颈、宫体、输卵管、卵巢、宫旁结缔组织以及骨盆腔内壁有无异常。检查方法:检查者戴无菌手套,右手(或左手)食、中两指蘸润滑剂后,顺阴道后壁轻轻插入,检查阴道通畅度、深度、弹性,有无畸形、疤痕、肿块及阴道穹窿情况。再扪触宫颈大小、形状、硬度及宫颈外口情况,有无接触性出血。当扪及宫颈外口方向朝后时,宫体多为前倾;宫颈外口方向朝前时,宫体多为后倾;宫颈外口朝前且阴道内手指伸达后穹窿顶部可触及子宫体时,子宫为后屈。随后将阴道内两指放在宫颈后方,另手掌心朝下手指平放在患者腹部平脐处,当阴道内手指向上向前方抬举宫颈时,腹部手指往下往后按压腹壁,并逐渐向耻骨联合部位移动,通过内、外手指同时分别抬举和按压,相互协调,即可扪清子宫的位置、大小、形状、软硬度、活动度以及有无压痛。正常子宫位置一般是前倾略前屈。"倾"指宫体纵轴与身体纵轴的关系。若宫体朝向耻骨,称为前倾(anteversion);当宫体朝向骶骨,称后倾(retroversion)。"屈"指宫体与宫颈间的关系。若两者间的纵轴形成的角度朝向前方,称为前屈(anteflexion),形成的角度朝向后方,称为后屈(retroflexion)。扪清子宫后,将阴道内两指由宫颈后方移至一侧穹窿部,尽可能往上向盆腔深部扪触;与此同时,另一手从同侧下腹壁髂嵴水平开始,由上往下按压腹壁,与阴道内手指相互对合,以触摸该侧子宫附件区有无肿块、增厚或压痛。若扪及肿块,应查清其位置、大小、形状、软硬度、活动度、与子宫的关系以及有无压痛等。正常卵巢偶可扪及,触后稍有酸胀感。正常输卵管不能扪及。

(4)三合诊(rectovaginal examination):经直肠、阴道、腹部联合检查,称为三合诊。方法:一手食指放入阴道,中指插入直肠以替代双合诊时的两指外,其余检查步骤与双合诊时相同,是对双合诊检查不足的重要弥补。通过三合诊可扪清后倾或后屈子宫的大小,发现子宫后壁、宫颈旁、直肠子宫陷凹、宫骶韧带及盆腔后部的病变,估计盆腔内病变范围及其与子宫或直肠的关系,特别是癌肿与盆壁间的关系,以及扪诊阴道直肠隔、骶骨前方或直肠内有无病变等。所以三合诊在生殖器官肿瘤、结核、内异症、炎症的检查时尤显重要。

(5)直肠-腹部诊:检查者一手食指伸入直肠,另一手在腹部配合检查,称直肠-腹部诊。适用于无性生活史、阴道闭锁或因其他原因不宜行双合诊的患者。行双合诊、三合诊或直肠-腹部诊时,除应按常规操作外,掌握下述各点有利于检查的顺利进行:①当两手指放入阴道后,患者感疼痛不适时,可单用食指替代双指进行检查;②三合诊时,在将中指伸入肛门时,可嘱患者像解大便一样同时用力向下屏气,以使肛门括约肌自动放松,可减轻患者疼痛和不适感;③若患者腹肌紧张,可边检查边与患者交谈,使其张口呼吸而使腹肌放松;④当检查者无法查明盆腔内解剖关系时,应停止检查。待下次检查时,多能获得满意结果。

【检查前准备】

(1)核对患者姓名,与患者或家属沟通。解释检查的目的,取得患者的配合。

(2)排空膀胱。

(3)物品准备:一次性阴道窥器、无菌手套、一次性臀垫、润滑液(凉开水、肥皂水、生理盐水)、长棉签、生理盐水、10%氢氧化钾等。

(4)如需进行宫颈防癌涂片,应同时准备好制片物品,有两种细胞学检查方法:①液基细胞学检查,需准备 TCT 小瓶、宫颈取材毛刷;②巴氏细胞学检查,需准备玻片、刮板及95%乙醇溶液。

(5)检查前医生洗手并擦干,或用快速手消毒剂。

【检查方法】

(1)摆体位:患者取膀胱结石位。

（2）打开一次性窥器，戴无菌手套。右手拿窥器，蘸取润滑剂。

（3）外阴检查

1）视诊外阴发育，阴毛多少及分布情况，有无畸形、水肿、溃疡及肿块。

2）拇指和食指分开小阴唇，暴露阴道前庭观察尿道口和阴道口。查看尿道口周围黏膜色泽及有无赘生物。

3）以一手的拇指与食指及中指触摸一侧前庭大腺部位，了解有无前庭大腺囊肿及其大小、质地、有无触痛，并挤压观察腺体开口是否有异常分泌物溢出，同样检查另一侧；同时触摸其他外阴部皮肤及黏膜的质地、有无触痛，了解视诊时发现的肿物的大小、质地、边界是否清晰、是否活动、有无压痛。

（4）阴道窥器检查：将窥阴器两叶合拢，左手食指和拇指分开两侧小阴唇，右手将窥器避开敏感的尿道周围区，斜行沿阴道侧后壁缓慢插入阴道内，边推进边将窥器两叶转正并逐渐张开两叶。暴露宫颈、阴道壁及穹窿部，然后旋转窥器，充分暴露阴道各壁。动作轻柔。

（5）视诊

1）检查阴道：观察阴道前后壁和侧壁及穹窿黏膜颜色、皱襞多少，是否有阴道隔或双阴道等先天畸形，有无溃疡、赘生物或囊肿等。注意阴道内分泌物量、性质、色泽，有无臭味。阴道分泌物异常者应作滴虫、假丝酵母菌、淋菌及线索细胞等检查。

2）检查宫颈：暴露宫颈后，观察宫颈大小、颜色、外口形状，有无出血、柱状上皮异位、撕裂、外翻、腺囊肿、息肉、赘生物，宫颈管内有无出血或分泌物。同时可采集宫颈外口鳞-柱交接部或宫颈分泌物标本作宫颈细胞学检查。

3）取出窥阴器，将窥阴器两叶并拢，轻轻取出。

（6）双合诊

1）检查阴道：右手（或左手）食、中两指蘸润滑剂，顺阴道后壁轻轻插入，检查阴道通畅度、深度、弹性，有无畸形、瘢痕、肿块及阴道穹窿情况。

2）检查宫颈：扪触宫颈大小、形状、硬度及宫颈外口情况，有无接触性出血。

3）检查子宫：阴道内两指放在宫颈后方，另手掌心朝下手指平放在患者腹部平脐处，当阴道内手指向上向前方抬举宫颈时，腹部手指往下往后按压腹壁，并逐渐向耻骨联合部位移动，通过内、外手指同时分别抬举和按压，相互协调，即可扪清子宫的位置、大小、形状、软硬度、活动度以及有无压痛。

4）检查附件：阴道内两指由宫颈后方移至一侧穹窿部，尽可能往上向盆腔深部扪触；与此同时，另一手从同侧下腹壁髂嵴水平开始，由上往下按压腹壁，与阴道内手指相互对合，以触摸该侧子宫附件区有无肿块、增厚或压痛。

（7）将手指退出阴道，脱去手套，嘱患者穿衣起床。

【记录】 通过盆腔检查，应将检查结果按解剖部位先后顺序记录。

1. 外阴 发育情况及婚产式（未婚、已婚未产或经产式）。有异常发现时，应详加描述。

2. 阴道 是否通畅，黏膜情况，分泌物量、色、性状及有无臭味。

3. 宫颈 大小、硬度，有无柱状上皮异位、撕裂、息肉、腺囊肿，有无接触性出血、举痛及摇摆痛等。

4. 宫体 位置、大小、硬度、活动度，有无压痛等。

5. 附件 有无块物、增厚或压痛。若扪及块物，记录其位置、大小、硬度，表面光滑与否，活动度，有无压痛以及与子宫及盆壁关系。左右两侧情况分别记录。

【注意事项】

（1）医师应关心体贴被检查的患者,做到态度严肃、语言亲切、检查仔细,动作轻柔。检查前告知患者盆腔检查可能引起不适,不必紧张。

（2）除尿失禁患者外,检查前应排空膀胱,必要时导尿。大便充盈者应在排便或灌肠后检查。

（3）为避免感染或交叉感染,置于臀部下面的垫单或纸单应一人一换,一次性使用。

（4）患者取膀胱截石位。臀部置于台缘,头部略抬高,两手平放于身旁,以使腹肌松弛。检查者面向患者,立在患者两腿之间。不宜搬动的危重患者,可在病床上检查。

（5）应避免于经期做盆腔检查。若为阴道异常流血则必须检查,检查前应先消毒外阴,并使用无菌手套及器械,以防发生感染。

（6）对无性生活患者禁作双合诊、三合诊及阴道窥器检查,应行直肠-腹部诊。若确有检查必要时,应先征得患者及家属同意后,方可作双合诊或阴道窥器检查。

（7）男医师对患者进行妇科检查时,应有一名医护人员在场,以减轻患者紧张心理和避免发生不必要的误会。

（8）对疑有盆腔内病变的腹壁肥厚、高度紧张不合作或未婚患者,若盆腔检查不满意时,可行 B 型超声检查,必要时可在麻醉下进行盆腔检查。

（9）对于病情危重者除非必须立即进行妇科检查以确定诊断者,应待病情稳定后再进行盆腔检查。

附:双合诊评分表(仅供参考)

项目	分值	内容及评分标准
术前准备	10	1. 核对患者姓名,解释检查的目的,取得患者的配合。
		2. 排空膀胱。
		3. 洗手,六步法(用水或快速手消毒剂)。
		4. 检查所需物品:无菌手套、一次性臀垫。
操作过程	90	1. 摆体位:患者取膀胱结石位。脱去一条裤腿,屁股在垫子上,两腿搭在两边的架子上,躺在检查床上。
		2. 戴手套。
		3. 双合诊:检查者面向患者,立在患者两腿之间。 (1) 阴道检查:右手(或左手)食、中两指,顺阴道后壁轻轻插入,检查阴道通畅度、深度、弹性,有无畸形、疤痕、肿块及阴道穹窿情况。 (2) 宫颈检查:再扪触宫颈大小、形状、硬度及宫颈外口情况,有无接触性出血。 (3) 子宫体检查:阴道内两指放在宫颈后方,另手掌心朝下手指平放在患者腹部平脐处,当阴道内手指向上向前方抬举宫颈时,腹部手指往下往后按压腹壁,并逐渐向耻骨联合部位移动,通过内、外手指同时分别抬举和按压,相互协调,即可扪清子宫的位置、大小、形状、软硬度、活动度以及有无压痛。 (4) 附件检查:阴道内两指由宫颈后方移至一侧穹窿部,尽可能往上向盆腔深部扪触;与此同时,另一手从同侧下腹壁髂嵴水平开始,由上往下按压腹壁,与阴道内手指相互对合,以触摸该侧子宫附件区有无肿块、增厚或压痛。
		4. 将手指退出阴道,脱去手套,嘱患者穿衣起床。
总分	100	

测 试 题

1. 子宫位置描写中"屈"指宫体与( )
   A. 宫颈的关系　　B. 耻骨的关系
   C. 尾骨的关系　　D. 腹壁的关系
   E. 身体纵轴的关系
2. 盆腔检查的基本要求不包括( )
   A. 检查前解净小便
   B. 尽量避免经期做盆腔检查

   C. 未婚患者禁做双合诊及阴道窥器检查
   D. 所有盆腔检查均取膀胱截石位
   E. 检查时应每人一垫单,避免交叉感染
3. 子宫前倾是指( )
   A. 宫体朝向骶骨　　B. 宫体朝向尾骨
   C. 宫体朝向耻骨　　D. 宫体朝向坐骨
   E. 宫体朝向髂骨

测试题答案

1. A　2. D　3. C

(王 慧)

二、经阴道后穹隆穿刺术

【目的】 直肠子宫陷凹是腹腔最低部位,故腹腔内的积血、积液、积脓易积存于该处。阴道后穹隆顶端与直肠子宫陷凹贴接,选择经阴道后穹隆穿刺术(culdocentesis)进行抽出物的肉眼观察、化验、病理检查,是妇产科临床常用的辅助诊断方法。

【适应证】

(1) 疑有腹腔内出血,如宫外孕、黄体破裂等。

(2) 疑盆腔内有积液、积脓时,了解积液性质;盆腔脓肿的穿刺引流及局部注射药物。

(3) 盆腔肿块位于直肠子宫陷凹内,直接抽吸肿块内容物做涂片,行细胞学检查明确性质以协助诊断。若高度怀疑恶性肿瘤,应尽量避免穿刺或细针穿刺活检送组织学检查。一旦穿刺诊断为恶性肿瘤应及早手术。

(4) B超引导下行卵巢子宫内膜异位囊肿或输卵管妊娠部位注药治疗。

(5) 在B超引导下经阴道后穹隆穿刺取卵,用于各种助孕技术。

【禁忌证】

(1) 盆腔严重粘连,直肠子宫陷凹被较大肿块完全占据,并凸向直肠。

(2) 疑有肠管与子宫后壁粘连,穿刺易损伤肠管及子宫。

(3) 异位妊娠准备采用非手术治疗时应避免穿刺,以免引起感染。

【术前准备】

(1) 熟悉患者病情。与患者谈话,签署知情同意书。嘱患者排空膀胱。

(2) 器械准备:无菌后穹隆穿刺包(卵圆钳2把/或卵圆钳1把及大镊子1把;窥阴器1个;宫颈钳1把);无菌22号长针头,5~10 ml注射器;常规消毒用品。

【方法】

(1)患者排空膀胱,取膀胱截石位,外阴常规消毒,铺巾(大腿内侧上2/3由内向外,下1/3由外向内,共消毒三遍,充分展开洞巾,看准后铺下,手套不要接触患者皮肤,洞巾铺下后不可再向手术区域拉动)。

(2) 阴道检查了解子宫大小、位置、屈曲度及附件组织情况,注意阴道后穹隆是否膨隆,有无触痛。

（3）阴道窥器充分暴露宫颈并消毒。宫颈钳钳夹宫颈后唇，向前提拉，充分暴露阴道后穹隆，再次消毒。

（4）用22号长针头接5~10ml注射器，检查针头有无堵塞，在后穹窿中央或稍偏患侧，距离阴道后壁与宫颈后唇交界处稍下方平行宫颈管刺入，当针穿过阴道壁，有落空感（进针深约2cm）后立即抽吸，必要时适当改变方向或深浅度，如无液体抽出，可边退针边抽吸。

（5）针头拔出后，穿刺点如有活动性出血，可用棉球压迫片刻。血止后取出阴道窥器。

【穿刺液性质和结果判断】

1. 血液

（1）新鲜血液：放置后迅速凝固，为刺伤血管，应改变穿刺针方向，或重新穿刺。

（2）陈旧性暗红色血液：放置10分钟以上不凝固表明有腹腔内出血。多见于异位妊娠、卵巢黄体破裂或其他脏器破裂如脾破裂等。

（3）小血块或不凝固陈旧性血液：多见于陈旧性宫外孕。

（4）巧克力色黏稠液体：镜下见不成形碎片，多为子宫内膜异位囊肿破裂。

2. 脓液　呈黄色、黄绿色、淡巧克力色，质稀薄或浓稠，有臭味。提示盆腔及腹腔内有化脓性病变或脓肿破裂。脓液应行细胞学涂片、细菌培养、药物敏感试验。必要时行切开引流术。

3. 炎性渗出物　呈粉红色、淡黄色混浊液体。提示盆腔及腹腔内有炎症。应行细胞学涂片、细菌培养、药物敏感试验。

4. 腹水　有血性、浆液性、黏液性等。应送常规化验，包括比重、总细胞数、红细胞数、白细胞数、蛋白定量、浆膜黏蛋白试验（Rivalta test）及细胞学检查。必要时检查抗酸杆菌、结核杆菌培养及动物接种。肉眼血性腹水，多疑为恶性肿瘤，应行癌细胞检查。

【注意事项】

（1）穿刺方向应：阴道后穹窿中点进针与宫颈管平行的方向，深入至直肠子宫陷凹，不可过分向前或向后，以免针头刺入宫体或进入直肠。

（2）穿刺深度要适当，一般2~3cm，过深可刺入盆腔器官或穿入血管。若积液量较少时，过深的针头可超过液平面，抽不出液体而延误诊断。

（3）有条件或病情允许时，先行B型超声检查，协助诊断直肠子宫陷凹有无液体及液体量。

（4）阴道后穹窿穿刺未穿出血液，不能完全除外宫外孕，内出血少、血肿位置高或与周围组织粘连时，均可造成假阴性。

（5）抽出液体均应涂片，行常规及细胞学检查。

测 试 题

1. 有关后穹隆穿刺的适应证，以下哪项错误（　　）
   A. 对疑有腹腔内出血的患者可以抽出不凝血
   B. 对疑有盆腔积脓的患者进行辅助诊断
   C. 对于可疑恶性肿瘤的患者，可以通过穿刺留取腹水进行脱落细胞检查
   D. 可以在B超引导下进行包裹性积液的穿刺
   E. 可以对上皮性卵巢囊肿进行穿刺治疗

2. 有关后穹隆穿刺的禁忌证以下哪项错误（　　）

   A. 严重的盆腔粘连，子宫直肠陷凹完全被巨大肿物占据
   B. 疑有肠管与子宫后壁粘连
   C. 卵巢子宫内膜异位囊肿
   D. 对于高度怀疑恶性肿瘤的患者应尽量避免后穹隆穿刺
   E. 合并严重的阴道炎症

3. 关于后穹隆穿刺以下哪项错误（　　）

A. 应签署知情同意书

B. 怀疑真性卵巢肿物时为明确诊断可以选择穿刺方法

C. 穿刺后应压迫穿刺点并注意有无活动性出血

D. 穿刺针应平行进入,避免损伤宫旁血管

E. 穿刺前应进行妇科检查

4. 穿刺抽出血性液体时证实为腹腔内出血,血液应至少静置多长时间(　　)

A. 1 分钟　　B. 2 分钟　　C. 5 分钟

D. 10 分钟　　E. 15 分钟

5. 后穹隆穿刺误伤血管的表现不包括(　　)

A. 抽出血液静置后可以凝固

B. 患者出现头晕、面色苍白

C. 血压下降、脉搏增快、腹腔内出血增多

D. 宫旁肿物,患者主诉有排便感

E. 穿刺点活动性出血

测试题答案

1. E　　2. C　　3. B　　4. D　　5. E

（王　慧）

三、分段诊断性刮宫

【目的】　诊断性刮宫简称诊刮,是诊断宫腔疾病最常采用的方法。其目的是刮取子宫内膜和内膜病灶行活组织检查,作出病理学诊断。怀疑同时有宫颈管病变时,需对宫颈管及宫腔分别进行诊断性刮宫,简称分段诊刮。

（一）一般诊断性刮宫

【适应证】

（1）子宫异常出血或阴道排液需证实或排除子宫内膜癌、子宫颈管癌,或其他病变如流产、子宫内膜息肉、子宫内膜炎等。

（2）无排卵性功能失调性子宫出血或怀疑子宫性闭经,在月经后半期确切了解子宫内膜改变和子宫内膜结核。

（3）不孕症行诊断性刮宫有助于了解有无排卵,并能发现子宫内膜病变。

（4）宫腔内有组织残留或功能失调性子宫出血长期多量出血时,彻底刮宫有助于诊断,并有立即止血效果。

【禁忌证】

（1）急性、亚急性生殖道炎症。

（2）可疑妊娠。

（3）急性严重全身性疾病。

（4）体温>37.5℃者。

【操作前准备】

（1）熟悉患者病情。与患者谈话,解释手术的目的及必要性,签署知情同意书。嘱患者排空膀胱。

（2）器械准备:无菌诊刮包(卵圆钳 2 把/或卵圆钳 1 把及大镊子 1 把、窥阴器 1 个、宫颈钳 1 把、探针、扩张棒、刮匙),常规消毒用品及无菌纱布。

（3）准备好标本容器及病理单。

【方法】

（1）患者排尿后，取膀胱截石位。常规外阴阴道消毒，铺无菌洞巾。阴道检查了解子宫大小、位置、屈曲度及附件组织情况。

（2）放置窥器，再次消毒阴道，保证阴道壁各方向都消毒，碘酒、70% 乙醇溶液消毒宫颈及宫颈外口。

（3）以宫颈钳夹持宫颈前唇或后唇，用探针测量宫颈管和宫腔深度。

（4）扩张棒按序号扩张宫颈内口至刮匙能进入，进刮匙达宫底部，自宫底至内口沿宫壁刮取（避免来回刮）顺序刮一周，全面刮出子宫内膜，特别注意刮子宫底及两侧角部，刮出组织置于无菌纱布上。术毕，取下宫颈钳，收集全部组织固定于 10% 甲醛液中送检。

（二）分段诊断性刮宫

【适应证】 为区分子宫内膜癌及子宫颈癌，应做分段诊刮。多在出血时进行，适用于绝经后子宫出血或老年患者疑有子宫内膜癌，或需要了解宫颈管是否被累及时。

【禁忌证】 同诊断性刮宫

【操作前准备】 同诊断性刮宫。

【方法】

（1）患者排尿后，取膀胱截石位。常规外阴阴道消毒，铺无菌洞巾。阴道检查了解子宫大小、位置、屈曲度及附件组织情况。

（2）放置窥器，再次消毒阴道，保证阴道壁各方向都消毒，碘酒、酒精消毒宫颈及宫颈外口。

（3）以宫颈钳夹持宫颈前唇或后唇，先不探查宫腔，以免将宫颈管组织带入宫腔混淆诊断。用小刮匙自宫颈内口至外口顺序刮宫颈管一周，将所刮取的组织置纱布上。

（4）用探针测量宫颈管和宫腔深度。扩张棒按序号扩张宫颈内口至刮匙能进入，进刮匙达宫底部，自宫底至内口沿宫壁刮取（避免来回刮）顺序刮一周，全面刮出子宫内膜，特别注意刮子宫底及两侧角部，刮出组织置于无菌纱布上。

（5）术毕，取下宫颈钳，收集全部宫颈管黏膜及宫腔内膜组织分别装瓶固定于 10% 甲醛液中送检。若刮出物肉眼观察高度怀疑为癌组织时，不应继续刮宫，以防出血及癌扩散。若肉眼观察未见明显癌组织时，应全面刮宫，以防漏诊。

【注意事项】

（1）对不孕症或功能失调性子宫出血患者，为排除内膜病变，并了解卵巢有无排卵和黄体功能状态，应选择月经来潮前 2 天至来潮后 6 小时内进行。

（2）出血、子宫穿孔、感染是刮宫的主要并发症。有些疾病可能导致刮宫时大出血。术前评估出血可能，予术前输液、配血并做好开腹准备。应查清子宫位置并仔细操作，尤其是哺乳期、绝经后及子宫患有恶性肿瘤者，以防子宫穿孔。长期有阴道流血者宫腔内常有感染，刮宫能促使感染扩散，术前、术后给予抗生素，术中严格无菌操作，术后保持外阴清洁，2 周禁止性生活及盆浴。

（3）疑为子宫内膜结核者，应于经前 1 周或月经来潮 6 小时内诊刮。诊刮前 3 日及术后 4 日每日内注射链霉素 0.75g 及异烟肼 0.3g 口服，以防结核病灶扩散。特别注意刮取两侧宫角部，以提高诊断阳性率。

（4）术者在操作时唯恐不彻底，反复刮宫，不但伤及子宫内膜基底层，甚至刮出肌纤维组织，造成子宫内膜炎或宫腔粘连，导致闭经，应注意避免。

附:诊断性刮宫评分表(仅供参考)

项目	分值	内容及评分标准		
术前准备	9	1. 核对患者姓名,介绍自己。 2. 解释操作的项目及检查的目的。 3. 测血压、体温正常。 4. 签署知情同意书。 5. 排空膀胱。		
		6. 洗手,六步法(用水或快速手消毒剂)。戴好口罩、帽子。		
		7. 准备物品:消毒诊刮包、无菌纱布、碘伏棉球、标本容器2个、无菌手套、10%甲醛液。		
操作过程	91	1. 摆体位:膀胱截石位。		
		2. 核对消毒包是否消毒合格及有效期,打开消毒包的外包皮,用卵圆钳依次准备纱布、碘伏棉球。		
		3. 常规外阴、阴道消毒:①用碘伏棉球依次消毒小阴唇大阴唇、阴阜、大腿内侧上1/3(注:前2/3由内向外,后1/3由外向内)、肛门及周围,共3遍。 ②用碘伏棉球阴道消毒2遍。注意阴道壁消毒完全。		
		4. 戴手套、摆放器械、铺巾:①戴无菌手套:打开手套包,取出手套,左手捏住手套反折处,右手对准手套5指插入戴好。已戴手套的右手,除拇指外4指插入另一手套反折处,左手顺势戴好手套。②按顺序放置包内物品,保证卵圆钳头朝下,宫颈钳头远离患者,宫颈扩张器至6号,如宫颈口较大可以不使用扩张器。整理顺序时手不可接触器械的头端,其余不需要的器械整齐放置一边。③铺巾:充分展开洞巾,看准后铺下,尽量不要移动,特别不要向手术区域移动。肛门一定要遮盖。		
		5. 双合诊检查:子宫大小、位置、屈曲度及附件组织情况。		
		6. 窥阴器放置、再次消毒:一手持窥阴器,另一手食指、拇指分开两侧小阴唇,进阴道时应保持45°沿阴道侧后壁斜进,后逐渐转正,充分暴露宫颈及阴道后穹隆后旋紧固定。碘伏消毒、保证阴道壁各方向、宫颈及穹隆都消毒。此消毒过程进行2遍。		
		7. 宫颈钳钳夹宫颈前唇或后唇,探针塑形、顺子宫位置探测宫腔深度及方向,扩张棒按序号扩宫颈内口。铺盐水铺纱布于后穹隆。		
		8. 进刮匙达宫底部,自宫底至内口沿宫壁刮取(避免来回刮)顺序刮一周。全面刮出子宫内膜,特别注意刮子宫底及两侧角部,刮出组织置于无菌纱布上。		
		9. 撤出刮匙及后穹隆放置的纱布。纱布擦拭阴道内血迹。撤出阴道窥器。刮出组织分别装瓶、10%甲醛液固定送病理检查。		
		10. 术后交代半月内禁性生活等注意事项。 11. 物品复原,所有物品放到恰当位置。		
总分	100			

测 试 题

1. 关于诊断性刮宫的适应证以下哪项错误( )
   A. 异常子宫出血或阴道排液
   B. 怀疑子宫性闭经
   C. 功能失调性子宫出血
   D. 各种流产后宫腔残留
   E. 怀疑输卵管病变

2. 以下哪项不是诊断性刮宫禁忌证( )
   A. 体温超过37.5℃
   B. 伴有急性生殖道炎症
   C. 严重内科合并症未经处理
   D. 慢性盆腔炎
   E. 急性胃肠炎

3. 关于诊刮以下哪项正确( )
   A. 不规则阴道流血患者为除外子宫内膜癌或宫颈管癌者需做分段诊刮
   B. 为除外无排卵型功血应在月经第5天行分段诊刮
   C. 为除外黄体萎缩不全应在月经后半期或月经来潮12小时内诊刮
   D. 为除外黄体功能不全应在月经后半期分段诊刮
   E. 怀疑流产后宫内残留者应立即行分段诊刮

4. 关于诊刮以下哪项是错误的( )
   A. 术前应详细了解患者有无心脑血管疾患,必要时应测量血压、脉搏
   B. 签署知情同意书
   C. 术前B超了解子宫位置、大小后无需再做阴道检查
   D. 排空膀胱后进行操作
   E. 一般不需麻醉,对宫口较紧者可酌情给予

5. 关于子宫内膜活检以下哪项错误( )
   A. 可在月经期前1~2天手术,通常在月经来潮6小时内进行
   B. 怀疑子宫内膜结核者术前术后需预防性抗结核治疗
   C. 闭经者应首先除外妊娠方可手术
   D. 为了解卵巢功能需遍刮宫腔
   E. 体温37.4℃可以手术

6. 关于分段诊刮以下哪项正确( )
   A. 应分别刮宫颈和宫腔,顺序并不重要
   B. 应先刮宫颈管,然后探宫腔,最后刮宫腔
   C. 应先探宫腔,再刮宫颈管最后刮宫腔
   D. 应先刮宫颈管,再刮宫腔,最后探宫腔
   E. 应先探宫腔,再刮宫腔,最后刮宫颈管

7. 关于分段诊刮标本处理以下哪项错误( )
   A. 将刮出物全部送检
   B. 分别按宫颈、宫腔不同部位刮出组织送检
   C. 挑选可疑组织送检,其余可以丢弃
   D. 装入标本瓶后应立即用组织固定液固定
   E. 标本瓶上要注明患者姓名及组织来源,填好病理检查单

8. 关于诊断性刮宫以下哪项错误( )
   A. 不孕症患者内膜活检时为避免漏诊应尽可能遍刮宫腔防止漏诊直至整个宫腔刮净并可"闻肌声"
   B. 发现刮出物糟脆,不除外子宫内膜癌时,不能力求刮净以免穿孔
   C. 阴道流血者组织新鲜,为止血应尽量刮净
   D. 某些特殊患者可在B超引导下进行诊刮
   E. 患者耐受性差时可以麻醉下进行手术

9. 关于刮宫注意事项,以下哪项错误( )
   A. 术前已做B超,无需再做盆腔检查了解子宫大小及位置
   B. 绝经后患者术前可以用药物软化宫颈便于宫颈扩张
   C. 刮宫操作时应动作轻柔,进出宫颈时不能粗暴
   D. 扩张宫颈应从小号扩张器开始依次至所需大小
   E. 根据子宫大小及宫口情况选择刮勺大小

10. 关于刮宫注意事项,以下哪项错误
    A. 刮宫时应注意宫腔四壁,特别是两侧宫角情况
    B. 应注意宫腔大小,内壁是否平坦,有无突起
    C. 应注意异常组织的位置
    D. 应注意宫腔内有无赘生物
    E. 如发现糟脆组织,应尽量将该处组织清理干净以免残留

测试题答案

1. E 2. D 3. A 4. C 5. D 6. B 7. C 8. A 9. A 10. E

（姜爱芳）

四、宫内节育器放置术

【适应证】

凡育龄妇女无禁忌证,要求放置宫内节育器者。

【禁忌证】

(1) 妊娠或妊娠可能。

(2) 生殖道急性炎症。

(3) 人工流产出血多,怀疑有妊娠组织物残留或有感染;中期妊娠引产、分娩或剖宫产胎盘娩出后子宫收缩不良,有出血或潜在感染可能。

(4) 生殖器官肿瘤。

(5) 生殖器官畸形,如子宫纵隔、双子宫等。

(6) 宫颈内口过松、重度宫颈陈旧性裂伤或子宫脱垂。

(7) 严重的全身性疾患。

(8) 宫腔<5.5cm,或>9.0cm(除外足月分娩后、大月份引产后或放置含铜无支架IUD)。

(9) 近3个月内有月经失调、阴道不规则流血。

(10) 有铜过敏史。

(11) 体温>37.5℃者。

【放置时间】

(1) 月经干净3~7日,无性交。

(2) 人工流产后立即放置。

(3) 产后42日恶露已干净,会阴伤口已愈合,子宫恢复正常。

(4) 剖宫产后半年立即放置。

(5) 含孕激素IUD在月经第3日放置。

(6) 自然流产于转经后放置,药物流产2次正常月经后。

(7) 哺乳期放置应先排除早孕。

(8) 性交后5日内放置为紧急避孕方法之一。

【操作前准备】

(1) 熟悉患者病情。与患者谈话,签署知情同意书。嘱患者排空膀胱。

(2) 器械准备:无菌宫内节育器放置包(卵圆钳2把或卵圆钳1把及大镊子1把、窥阴器1个、宫颈钳1把、探针、扩张棒、放置器),常规消毒用品及无菌纱布及节育器。

【方法】

(1) 患者排空膀胱后,取膀胱截石位。常规外阴阴道消毒,铺无菌洞巾。阴道检查了解子宫大小、位置、屈曲度及附件组织情况。

(2) 放置窥器,再次消毒阴道,保证阴道壁各方向都消毒,碘酒、酒精消毒宫颈及宫颈外口。

（3）以宫颈钳夹持宫颈前唇，用探针顺子宫位置测量宫腔深度。

（4）扩张棒扩张宫颈至相应的型号，用载有宫内节育器的放置器将节育器放置于子宫底部。带有尾丝者在距宫口2cm处剪断尾丝。

注意：节育器不要碰到阴道壁，放置器进入宫腔的深度与探针探到的深度一致，IUD的上缘必须抵达宫底部。

（5）观察无出血，取下宫颈钳、窥阴器。

【注意事项】

（1）术后休息3日，1周内忌重体力劳动，2周内忌性交及盆浴，保持外阴清洁。

（2）术后第1年，1、3、6、12月进行随访，以后每年随访1次直至停用，特殊情况随时就诊。了解IUD在宫腔内的情况，发现问题及时处理，以保证IUD避孕的有效性。

（姜爱芳）

五、宫内节育器取出术

【适应证】

（1）生理情况：①计划再生育或已无性生活不再需避孕者；②放置期限已满需更换者；③绝经过渡期停经1年内；④拟改用其他避孕措施或绝育。

（2）病理情况：①有并发症及副反应，经治疗无效；②带器妊娠，包括宫内或宫外妊娠。

【禁忌证】

（1）并发生殖道炎症时先给予抗感染治疗，治愈后再取出IUD。

（2）全身情况不良或在疾病的急性期，应待病情好转后再取出。

（3）体温>37.5℃者。

【取器时间】

（1）月经干净后3~7日，无性交。

（2）带器早期妊娠行人工流产同时取器。

（3）带器异位妊娠术前行诊断性刮宫时，或在术后出院前取出IUD。

（4）因子宫不规则出血，随时可取，取IUD同时需行诊断性刮宫，刮出组织送病理检查，排除内膜病变。

【操作前准备】

（1）熟悉患者病情。与患者谈话，签署知情同意书。嘱患者排空膀胱。

（2）器械准备：无菌宫内节育器取出包（卵圆钳2把或卵圆钳1把及大镊子1把、窥阴器1个、宫颈钳1把、探针、扩张棒、取环钩），常规消毒用品及无菌纱布。

【方法】

（1）患者排空膀胱后，取膀胱截石位。常规外阴阴道消毒，铺无菌洞巾。阴道检查了解子宫大小、位置、屈曲度及附件组织情况。

（2）放置窥器，再次消毒阴道，保证阴道壁各方向都消毒，碘酒、酒精消毒宫颈及宫颈外口。有尾丝者用血管钳夹住尾丝轻轻牵引取出。无尾丝者按下面操作。

（3）以宫颈钳夹持宫颈前唇，用探针顺子宫位置测量宫腔深度及节育器的情况。

（4）扩张棒扩张宫颈至相应的型号,用取环钩将 IUD 轻轻取出。取器困难可在 B 超下进行,必要时在宫腔镜下取出。

【注意事项】

（1）取器前应做 B 超或 X 线检查确定节育器是否在宫腔内,同时了解宫内节育器的类型。

（2）使用取环钩取 IUD 时应十分小心,不能盲目勾取,更应避免向宫壁勾取。以免损伤子宫壁。

（3）取出 IUD 后应落实其他避孕措施。

【宫内节育器的副反应】

（1）不规则阴道流血常见,主要表现为经量增多,经期延长,或点滴出血。

（2）少数患者出现白带增多或伴下腹胀痛等。

【放置宫内节育器的并发症】

（1）节育器异位原因:①子宫穿孔,操作不当将 IUD 放到宫腔外;②节育器过大、过硬或子宫壁较软而薄,子宫收缩造成节育器逐渐移位达宫腔外。

（2）节育器嵌顿或断裂。

（3）节育器下移或脱落原因:①操作不规范,IUD 放置未达宫底;②IUD 与宫腔大小、形态不符;③月经过多;④宫颈内口过松及子宫过度敏感。

（4）带器妊娠。

测 试 题

1. 带尾丝宫内节育器放置时,保留尾丝长度一般是
（ ）
   A. 2.0cm　　B. 1cm　　C. 3cm
   D. 0.5cm　　E. 4cm

2. 下列宫内节育器放置时间合适的是（ ）
   A. 月经期
   B. 月经干净后 3~7 天
   C. 产后 42 天内
   D. 自然流产后月经尚未恢复正常周期时
   E. 不规则阴道流血分段诊刮术后

3. 下列不属于节育器放置并发症的是（ ）
   A. 子宫穿孔　　　　B. 疼痛
   C. 不规则阴道流血　D. 更年期综合征
   E. 感染

4. 放置节育器过程中的注意事项错误的是（ ）
   A. 严格无菌操作
   B. 宫颈过紧可用利多卡因宫颈局部浸润麻醉
   C. 应根据子宫大小、位置,选择合适大小、类型和优质的 IUD
   D. 使用叉型放置器放置环形节育器时中途需停顿．旋转

   E. 放置后需停留一段时间观察有无出血

5. Which women can use IUD for Contraception（ ）
   A. women with acute cervicitis
   B. women with severe cervical erosion
   C. women with pelvic inflammatory disease
   D. women without contraindication
   E. women with menorrhagia

6. 下列不属于节育器取出术适应证的是（ ）
   A. 出现并发症,如异位、嵌顿、节育器变形、感染等
   B. 闭经半年或绝经 1 年以上者
   C. 合并严重全身疾患,身体状态不佳者
   D. 需更换其他避孕方法者
   E. 带器妊娠

7. 节育器取出的合适时间是（ ）
   A. 月经干净后 3~7 天
   B. 月经周期内任何时间
   C. 慢性盆腔炎急性发作时
   D. 月经干净后 10 天
   E. 月经期

8. 下列取节育器操作不正确的是（ ）

A. 带尾丝的节育器,用长弯血管钳钳住尾丝,轻轻牵拉取出节育器

B. 吉妮固定式节育器,用产科长钳进入宫颈内,钳夹住尾丝取出

C. 环形节育器嵌顿时,以取环钩钩住节育器下缘牵拉,必要时宫腔镜下取出

D. T形节育器,不可用取环钩钩取

E. 节育器取出后一定要检查其完整性

测试题答案

1.A　2.B　3.D　4.D　5.D　6.C　7.A　8.D

（姜爱芳）

六、基础体温测定

　　基础体温(basal body temperature,BBT)是机体处于最基本情况下的体温。反映机体在静息状态下的能量水平。在月经周期中,随不同时期雌激素、孕激素分泌量的不同,基础体温呈周期性变化。在月经期及卵泡期基础体温较低,排卵后因卵巢有黄体形成,产生的孕酮作用于下丘脑体温调节中枢,使体温上升0.3~0.5℃,一直持续到月经前1~2日或月经第一日,体温降低到原来水平。因此,正常月经周期,将每日测得的基础体温画成连线则呈双相曲线。若无排卵,基础体温无上升改变,而呈单相曲线。正常排卵妇女,体温升高后应持续12~14日(图4-1)。

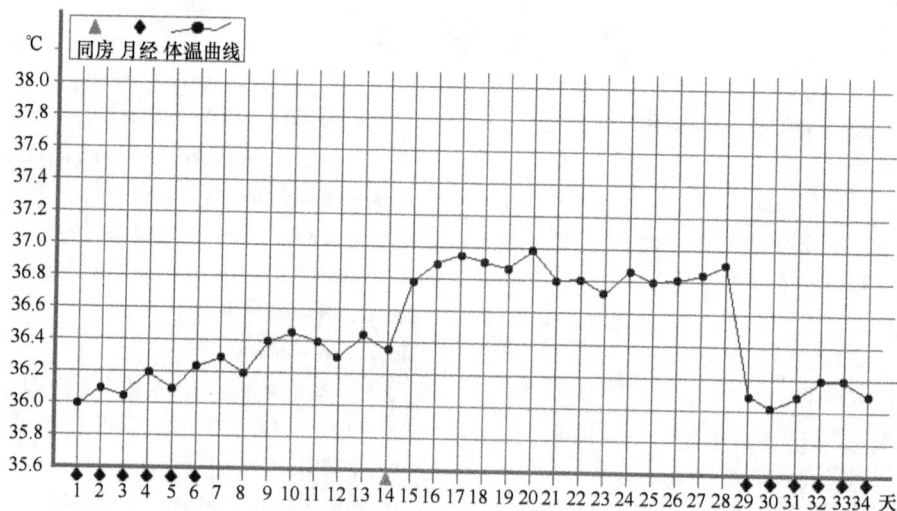

图4-1　双相基础体温

　　【测量方法】　每晚临睡前将体温表水银柱甩至36℃以下,放在醒来后伸手可及的地方。每天清晨醒后,立即将体温表放在舌下5分钟后拿出来读数,并记录在特制表格上。测量体温前严禁起床、大小便、进食、说话等。每天测体温时间最好固定不变。将每天所测量到的体温度数用小点画在相应的体温记录单的格子中,一直到下次月经来潮的前1天为止,最后将各个小点用直线按顺序连接起来,就成为1个月经周期的基础体温曲线。应记录可能影响基础体温的诸多因素,如感冒、失眠、饮酒、服药、情绪等。一般连续测量,至少3个月经周期以上。

【临床应用】

1. 指导避孕与受孕　生育年龄妇女,排卵期约在下次月经来潮前的 14 日左右。基础体温上升 4 天后可以肯定已排过卵,此时到月经来潮前约 10 天,如有性生活一般不会受孕,称为安全期;基础体温上升前后 2~3 天是排卵期,此时最易受孕,称为易孕期。

2. 协助诊断妊娠　若无怀孕,黄体萎缩停止分泌黄体素,体温下降,回到基本线,月经来潮。妊娠后妊娠黄体的作用,雌激素、孕激素水平升高,基础体温于排卵后持续升高,持续 18 日以上较高的基础体温,可能协助诊断早孕。若≥20 日可确定为早孕。

3. 协助诊断月经　基础体温可反映排卵功能。无排卵性功能失调性子宫出血的 BBT 为单相。排卵性月经失调,由基础体温上升持续时间、体温高低、下降方式等,来推断黄体功能状态。排卵后 BBT 应立即上升,且持续在高水平≥11 日。若 BBT 呈阶梯形上升,曲线需 3 日后才达高水平或 BBT 稳定上升<11 日,可诊断为黄体功能不足。若体温呈斜坡向下,下降缓慢,提示黄体萎缩过程延长,导致子宫内膜不规则脱落。若体温将持续低温(升高小于 0.3℃)可能是黄体发育不良。原发闭经患者 BBT 呈双相型时,应考虑子宫性闭经,如先天性无子宫或生殖道结核使子宫内膜破坏等。闭经且基础体温为单相,则病变可能在卵巢或垂体、下丘脑。

测 试 题

[B 型题](1~3 题)

A. 无排卵　　　B. 有排卵
C. 黄体功能不足　D. 黄体萎缩不全
E. 有排卵未受精

1. 基础体温测定单相性提示(　　)

2. 基础体温测定呈双相性,但高温相小于 11 日提示(　　)

3. 基础体温测定呈双相性,但高温持续 14 天后下降缓慢提示(　　)

4. 下面的基础体温图(图 4-2)提示_____排卵。

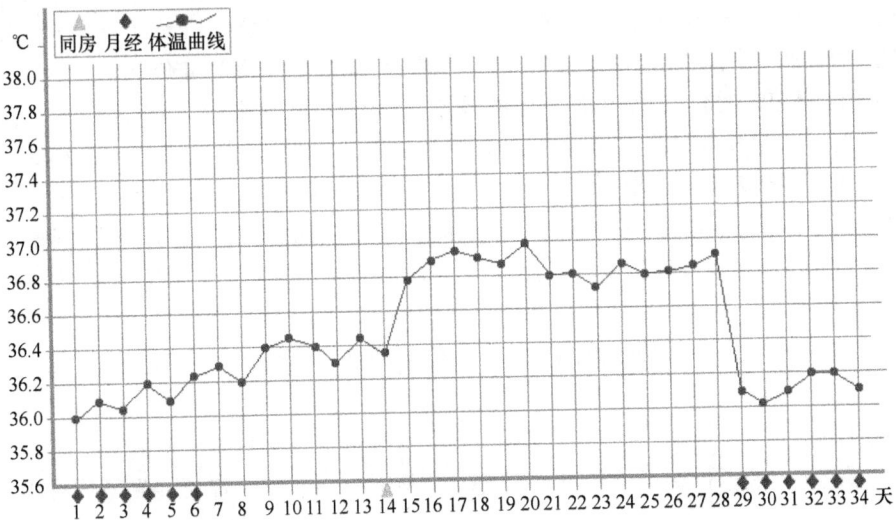

图 4-2　基础体温图 A

5. 下面的基础体温图(图 4-3)提示_____排卵,提示黄体_____。

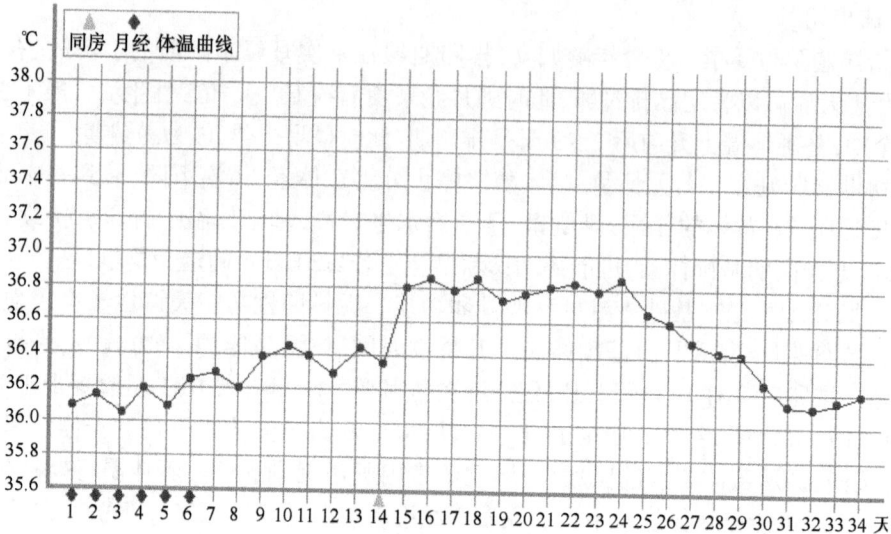

图 4-3　基础体温图 B

测试题答案

1. A　2. C　3. D　4. 有　5. 有　萎缩不全

（姜爱芳）

七、产 前 检 查

【目的】　产前检查是监护孕妇和监测胎儿的重要手段,孕妇进行定期的产前检查,能指导孕期营养和用药,发现异常及时处理,保证孕妇和胎儿的健康和安全。

【产前检查的时间】　应从确诊早孕时开始,要确定孕妇和胎儿的健康状况,如测量孕妇血压做基础血压,检查血尿常规及血型、检查肝肾功能及血糖、乙型肝炎及梅毒和艾滋病的筛查、心电图等了解孕妇健康状况,行双合诊检查,了解软产道、子宫及盆腔有无异常。B超检查胎儿宫内状况并确定孕周,对有遗传病家族史和分娩史者,可在妊娠早期行绒毛活检。

上述检查无异常者,妊娠 20～36 周,每 4 周检查一次;妊娠 37 周后,每周检查一次,共9～11 次。高危妊娠者应增加检查次数。

【首次产前检查】　应详细询问病史,进行系统的全身查体、产科检查及必要的辅助检查。

1. 病史

(1) 年龄:年龄过小(小于 18 岁)容易发生难产,35 岁以上,容易并发子痫前期、产力异常等。

(2) 职业:接触毒性物质的孕妇,应检测血常规及肝功能。

(3) 推算预产期:询问末次月经日期,从末次月经第一日算起,月份加 9 或减 3,日数加7(农历加 14)。末次月经不清者,可根据早孕反应开始时间、胎动开始时间、宫底高度等来估计预产期。

(4) 月经史及孕产史：月经周期延长者的预产期需相应推迟，经产妇应了解有无难产史、死胎死产史、分娩方式及有无产后出血史，了解新生儿出生时情况。

(5) 既往史及手术史：了解有无高血压、心脏病、糖尿病、结核病、血液病、肝肾疾病、骨软化症等，了解有无手术及做过何种手术。

(6) 家族史：询问家族中有无高血压、双胎妊娠及其他遗传性疾病。

(7) 丈夫健康状况：着重询问有无遗传性疾病等。

(8) 本次妊娠过程：了解妊娠早期有无病毒感染、有无用药史；了解早孕反应时间、开始出现胎动时间；有无阴道流血、腹痛、头痛、眼花、心悸、气短、下肢浮肿等。

2. 全身检查　与内科检查相同，重点观察以下几个方面。

(1) 发育、营养、步态及身高，身高<145cm者常伴有骨盆狭窄。

(2) 心肺功能、注意心脏有无病变，肝脾触诊及肝肾功能。

(3) 乳房发育情况，有无乳头凹陷。

(4) 脊柱及下肢有无畸形。

(5) 测量血压、体重、注意有无水肿。

3. 产科检查　妊娠中晚期产科检查可包括腹部检查（视诊、四部触诊、听诊），骨盆测量，阴道检查，肛门指诊。

(1) 腹部检查：核对孕妇的姓名，解释检查的目的，安抚并取得患者同意配合。嘱咐孕妇排空膀胱后，仰卧于检查床上，头部稍垫高，暴露腹部，双腿略屈曲稍分开，使腹肌放松，检查者六步洗手法洗手后站在孕妇右侧进行检查，注意孕妇的保暖和遮挡，注意和孕妇的沟通。

1) 视诊：注意腹形，大小，注意有无妊娠纹、手术瘢痕及水肿。腹部过大者，应考虑到双胎或多胎妊娠、羊水过多、胎儿过大等；过小者应考虑到胎儿生长受限、孕周推算错误等。腹形纵椭圆形，可能为纵产式；横椭圆形，可能为横产式；尖腹（多见于初产妇）或悬垂腹（多见于经产妇），应想到可能伴有骨盆狭窄。

2) 四部触诊：触清宫底位置，测量宫底高度，估计胎儿大小与孕周是否相符。运用四步触诊法检查子宫大小、胎产式、胎先露、胎方位以及胎先露部是否衔接。作前3步手法时，检查者面向孕妇，作第4步手法，检查者则应面向孕妇足端。

第一步手法：检查者两手置于宫底部，手测宫底高度，根据高度估计胎儿大小及是否和孕周相符，然后两手指腹相对轻推，判断宫底的胎儿部分，如为胎头则圆而硬，有浮球感；如为胎臀则软而宽略不规则。

第二步手法：检查者两手掌分别置于腹部两侧，一手固定，另一手轻轻深按检查，两手交替，触到平坦饱满部分为胎背，高低不平的部分为胎儿肢体，有时感到在活动。

第三步手法：检查者右手拇指与其余4指分开，置于耻骨联合上方，握住胎先露部，查清是胎头还是胎臀，左右推动以确定是否衔接。如浮动，表示未入盆；如先露部不能被推动，表示已衔接。

第四步手法：检查者两手分别置于先露部两侧，在近骨盆入口方向向下深按，核对先露部的诊断是否正确。并确定先露部入盆程度。

上述四步触诊手法，绝大多数可以判断胎头、胎臀、胎背及四肢的位置，如头臀难以确定时，可进行B超检查或肛诊协助诊断。

3) 听诊：胎心在靠近胎背上方的孕妇腹壁上听得最清楚。枕先露时，胎心在脐右（左）

下方;臀先露时,胎心在脐右(左)上方;肩先露时,胎心在靠近脐部下方听得最清楚。

(2) 骨盆测量:骨盆的大小和形状是决定胎儿是否能经阴道分娩的重要因素之一,故骨盆测量是产期检查必不可少的项目,骨盆测量有外测量和内测量两种。

1) 操作前准备:一次性纸垫、一次性手套、骨盆测量器、石蜡油、消毒物品等。核对孕妇的姓名、床号,解释检查的目的,安抚并取得患者同意配合。操作者正确戴好口罩、帽子,操作者六步洗手法洗手,男大夫需女同事陪同等。

2) 骨盆外测量:孕妇平卧于检查床上,臀下置一次性纸垫,暴露臀部。

A. 髂棘间径:孕妇平卧位于检查床上。触清两侧髂前上棘,测量两侧髂前上棘外侧缘间的距离。查看数据:正常值为23～26cm。

B. 髂嵴间径:孕妇平卧位于检查床上。测量两侧髂嵴外缘间的最宽距离。查看数据:正常值为25～28cm。

C. 骶耻外径:协助孕妇取左侧卧位,右腿伸直,左腿屈曲。测量耻骨联合上缘中点至第五腰椎棘突下凹陷处的距离。查看数据:正常值为18～20cm。

D. 坐骨结节间径或称出口横径:协助孕妇呈仰卧位,两腿弯曲双手紧抱双膝。检查者戴手套,测量时检查者面向孕妇外阴部,触到坐骨结节,测量两坐骨结节内缘间的距离。若无骨盆测量器,可用检查者拳头置于两坐骨结节间,正常8.5～9.5cm或容一横拳时则属正常。

E. 当出口横径小于8cm时,应测后矢状径。此时嘱孕妇取膝胸或左侧卧位,检查者右手食指戴指套并涂润滑油后,伸入肛门,指腹朝骶骨方向与拇指共同协作找到骶尾关节后予以标记。若骶尾关节已固定,则以尾骨尖为标记,测量从标记处至出口横径中点间的距离,即为后矢状径。查看数据:正常值为8～9cm。

F. 耻骨弓角度:协助孕妇呈仰卧位,两腿弯曲,双手紧抱双膝,检查者戴手套,两手拇指指尖斜对着对拢,放置在耻骨联合下缘,左右两拇指平放在耻骨降支上,测量两拇指间角度,为耻骨弓角度,正常值为90°,小于80°,为不正常。此角度反映骨盆出口横径的宽度。

3) 骨盆内测量

A. 测量时,孕妇取仰卧截石位,测量时间以妊娠24～36周进行为宜。过早测量阴道较紧,近预产期测量容易引起感染。

B. 核对孕妇信息,告知孕妇操作的目的,过程中可能不适需配合,做好准备,排空膀胱。带孕妇到检查间,注意温度和遮挡,男大夫需女同事陪同。准备物品,检查者洗手、戴口罩和帽子。

C. 产妇仰卧于检查床上,两腿屈曲分开,臀下垫消毒单或一次性纸垫,检查前消毒外阴,右手戴无菌手套。

D. 主要测量的径线有:

a. 对角径:为耻骨联合下缘至骶岬上缘中点的距离,正常值12.5～13cm。此值减去1.5～2cm,即为骨盆入口前后径的长度。又称真结合径,正常值11cm,方法是检查者将一手的食指、中指伸入阴道,用中指尖触到骶岬上缘中点,食指上缘紧贴耻骨联合下缘。用另一手食指正确标记此接触点,抽出阴道内的手指,测量中指尖至此接触点的距离,即为对角径。若测量时,阴道内的中指尖触不到骶岬,表示对角径>12.5cm。对角径减去2.5cm左右可间接得出产科结合径,正常值为10cm。

b. 坐骨棘间径:测量两坐骨棘间的距离,正常可容6横指,约为10cm。方法以一手食指、中指放入阴道内,分别触及两侧坐骨棘,估计其间的距离。

坐骨切迹宽度:代表中骨盆后矢状径。其宽度为坐骨棘与骶骨下部间的距离,即骶棘韧带宽度,若能容 3 横指为正常,否则属中骨盆狭窄。

(3)阴道检查

1)孕妇于早期妊娠初诊时,应行双合诊检查。妊娠 24 周左右首次检查应测定对角径(骨盆内测量)。于妊娠最后一个月内应避免阴道检查。

临产后阴道检查:适用于肛诊不清,宫口扩张和先露下降不明,疑有脐带先露或脱垂,轻度头盆不称试产 4 小时产程进展缓慢者。

2)准备和检查物品是否齐全完好。

3)核对孕妇的姓名、床号,解释检查的目的,安抚并取得患者同意配合。

操作者正确戴好口罩、帽子,六步洗手法洗手,协助患者采取舒适体位。

4)方法

A. 产妇仰卧于检查床上,两腿屈曲分开,臀下垫一次性纸垫,检查前消毒外阴。

B. 检查者右手戴无菌手套,食指、中指伸入阴道,食指向后触及尾骨尖端,了解尾骨活动度,再触摸两侧坐骨棘是否突出并确定胎头高低,坐骨棘间距离,然后用指端掌侧探查宫口,摸清其四周边缘,估计宫颈管消退情况和宫口扩张厘米数。未破膜者在胎头前方可触到有弹性的前羊水囊,已破膜者能直接触到胎头,若无胎头水肿,还能扪清颅缝和囟门位置,有助于确定胎位。

C. 检查完后弃去臀下纸垫,摘下手套协助孕妇穿衣,安置孕妇。洗手记录。

(4)肛门指诊

1)可以了解胎先露部、骶骨前面弯曲度、坐骨棘间径及坐骨切迹宽度以及骶尾关节活动度,并测量出口后矢状径。

2)准备和检查物品是否齐全完好。

3)核对孕妇的姓名、床号,解释检查的目的,安抚并取得患者同意配合。操作者正确戴好口罩、帽子,六步洗手法洗手,协助患者采取舒适体位。

4)方法

A. 产妇仰卧于检查床上,两腿屈曲分开。臀下垫一次性纸垫,检查前用消毒纸覆盖阴道口避免粪便污染。

B. 检查者右手食指戴指套蘸润滑剂伸入直肠内,拇指伸直,其余各指屈曲。食指向后触及尾骨尖端,了解尾骨活动度,再触摸两侧坐骨棘是否突出并确定胎头高低,坐骨棘间距离,然后用指端掌侧探查宫口,摸清其四周边缘,估计宫颈管消退情况和宫口扩张厘米数。未破膜者在胎头前方可触到有弹性的前羊水囊,已破膜者能直接触到胎头,若无胎头水肿,还能扪清颅缝和囟门位置,有助于确定胎位。

C. 检查完后用卫生纸擦净肛周,弃去臀下纸垫,摘下手套协助孕妇穿衣,安置孕妇。洗手记录。

【产前辅助检查】 应常规化验血常规、尿常规、血型(包括 RH 血型)、尿糖、乙肝五项、丙肝、HIV;必要时检查肝肾功、电解质、心电图及 B 超检查;对有死胎死产史、胎儿畸形史和患遗传性疾病孕妇,应检测甲胎蛋白值、羊水细胞培养行染色体核型分析。

【复诊产前检查】 复诊产前检查是为了了解前次产前检查后有何不适,以便及早发现高危妊娠。

（1）询问前次检查之后，有无特殊情况出现，如头痛、眼花、浮肿、阴道流血、胎动出现特殊的变化等，并给予相应的治疗。

（2）测量体重及血压，检查有无水肿及其他异常，复查有无蛋白尿。

（3）复查胎位，听胎心率，并注意胎儿大小，软尺测耻上子宫长度及腹围，判断是否与妊娠周数相符。必要时进行 B 超检查及胎盘功能检查。

（4）进行孕妇卫生宣教，并预约下次复诊日期。

测 试 题

1. 胎产式为（　　）
   A. 母体纵轴与胎儿纵轴的关系
   B. 母体横轴与胎儿纵轴的关系
   C. 母体纵轴与胎儿横轴的关系
   D. 母体横轴与胎儿横轴的关系
   E. 胎头与骨盆的关系

2. 骨盆外测量坐骨结节间径小于 8 厘米时，应进一步测量哪一个径线（　　）
   A. 骶耻外径
   B. 骨盆出口前矢状径
   C. 骨盆出口后矢状径
   D. 粗隆间径
   E. 骶耻内径

3. 孕妇开始自觉胎动的时间是（　　）
   A. 妊娠 15 ~ 17 周　　B. 妊娠 18 ~ 20 周
   C. 妊娠 21 ~ 22 周　　D. 妊娠 23 ~ 24 周

   E. 妊娠 14 ~ 16 周

4. 骨盆测量数值低于正常的是（　　）
   A. 髂棘间径 24cm　　B. 髂嵴间径 27cm
   C. 骶耻外径 17cm　　D. 坐骨棘间径 10cm
   E. 坐骨结节间径 7cm

5. 关于胎儿电子监测，提示胎头受压的是（　　）
   A. NST 无反应型　　B. 胎心率加速
   C. 早期减速　　　　D. 变异减速
   E. 晚期减速

6. 初产妇，40 周妊娠临产，产程进展顺利，LOA，先露部平坐骨棘，胎心监护突然出现变异减速，最低胎心率 70 次/分，持续 50 秒，本症有可能的原因是（　　）
   A. 慢性胎儿窘迫　　B. 胎头受压
   C. 胎盘功能减退　　D. 脐带受压
   E. 胎儿心脏病

测试题答案

1. A　2. C　3. B　4. E　5. C　6. D

（刘茹辛）

第五章　急救基本技能

一、心肺脑复苏

(一) 心跳骤停的原因、类型及诊断

心跳骤停的原因:引起心跳骤停的原因可分为心源性和非心源性两大类,前者如冠心病(最为多见)、心肌炎、心肌病、心瓣膜病、心包填塞、某些先天性心脏病等。后者如触电、溺水、药物中毒、颅脑外伤、严重电解质与酸碱平衡失调、手术、治疗操作与麻醉意外等。但无论出自何种原因,均由于直接或间接地引起冠脉灌注量减少、心律失常、心肌收缩力减弱或心排血量下降等机制而导致心跳骤停。

心跳骤停的类型:根据心脏状态和心电图表现,心跳骤停分以下三种类型。

1. 心搏停顿　心脏完全丧失收缩活动,呈静止状态,ECG 呈一平线或偶见心房 P 波。

2. 心室纤颤　心室心肌呈不规则蠕动,但无心室搏出。ECG 上 QRS 波群消失,代之以不规则的连续的室颤波。在心搏停止早期最常见,约占 80%。

3. 心-电机械分离　心肌完全停止收缩,心脏无搏出,ECG 上有间断出现的、宽而畸形、振幅较低的 QRS 波群。

以上三种类型可互相转化,但其后果均是心脏不能有效泵血,故均应立即进行心肺复苏。

心跳骤停诊断:对心跳骤停的诊断必须迅速、果断,最好在 30 秒内明确诊断,凭以下征象即可确诊:①清醒患者神志突然消失,呼之不应;②大动脉(颈动脉或股动脉)搏动消失;③瞳孔散大;④呼吸停止或呈喘息样呼吸。

其中①、②条标准最为重要,凭此即可以确诊心跳骤停的发生。切忌对怀疑心跳骤停的患者进行反复的血压测量和心音听诊,或等待 ECG 描记而延误抢救时机。瞳孔散大虽然是心跳骤停的重要指征,但反应滞后且易受药物等因素影响,所以临床上不应等瞳孔发生变化时才确诊心跳骤停。

(二) 心肺复苏基本知识与操作

【目的】　拯救生命,早期识别心脏骤停并启动应急救援医疗服务体系,尽快重建循环及呼吸。

【适应证】　心脏骤停患者及无反应、完全无呼吸或无正常呼吸的患者。

【禁忌证】　无绝对禁忌证,下列情况下可以不提供心肺复苏。

(1) 心肺复苏可以使施救者导致严重或致命的损害。

(2) 出现不可逆死亡的明显临床体征(如僵尸、尸斑、身首异处、横断损伤等)。

(3) 有效的已签名并且注明日期的"不进行心肺复苏指令"(Do not Resuscitation,DNR)

【操作前准备】

(1) 一旦看到无反应的患者,立即启动救援系统。

(2) 保证复苏操作者、心脏骤停患者和旁观者的环境安全前提下进行心肺复苏术。

【操作方法】 心跳骤停常是骤然发生,能否迅速准确的开始抢救是决定复苏成败的关键因素。无论何种原因所致的心跳骤停,现场抢救时的基础生命支持措施相同,即 C(Circulation)胸外心脏按压建立人工循环;A(Airway)保持气道通畅;B(Breathing)人工呼吸。

1. 人工循环　建立有效的人工循环,最迅速有效的是胸外心脏按压法。

(1)快速识别患者状态:轻拍患者双肩,双耳侧大声呼喊,判断患者有无意识及呼吸(或者仅仅是喘息),患者无反应,立即呼救:"快来救人,并启动应急救援团队程序"。

医务人员进一步进行检查患者脉搏,无脉搏,立即进行 CPR。

迅速摆放体位:将患者平放地上或去枕仰卧于硬板床/垫硬板;双手放于身体两侧;立即解开腰带、衣领、上衣,两下肢可抬高 20°~30°。对面朝下的患者,先将其双臂在头两侧伸直,两腿交叉,然后左手托住患者的颈,右手伸向腋下,使头颈和躯干做整体搬动,避免损伤脊柱。操作者应立于或双膝跪地,位于患者右侧,左腿与患者肩平齐,两腿之间相距一拳,膝部与患者一拳距离。

(2)胸外心脏按压(C):胸外心脏按压法操作要点如下。

1)体位:即患者体位;患者应仰卧于硬板床或地上。

2)部位:即按压部位,操作者位于患者一侧,以一手掌根部置于患者胸骨中下 1/3 交界处(或剑突上二横指宽距离),手掌与胸骨纵轴平行以免按压肋骨,另一手掌压在该手背上。

3)姿势:即操作者身体姿势,操作者肘关节伸直,借助双臂和躯体重量向脊柱方向垂直下压。不能采取过快的弹跳或冲击式的按压,开始的一、二次用力可略小,以探索患者胸部的弹性,忌用力过猛,以免发生肋骨骨折、血气胸和肝脾破裂的并发症。

4)深度:即按压深度,每次按压,成人使胸骨下压至少 5cm,儿童 3cm±,婴幼儿 2cm。按压后放松胸骨,便于心脏舒张,但手不能离开按压部位。待胸骨回复到原来位置后再次下压,如此反复进行。

5)频率:按压频率为至少 100 次/分。

6)心外按压时错误的作法是:①按压时除掌根贴近胸壁外,手指也压在胸壁向下按压,这样易造成骨折;②定位不正确。剑突受压折断导致肝破裂;肋骨、肋软骨骨折导致气胸、血胸;③双掌根交叉放置而不是重叠,造成用力方向不准确;④肘部弯曲,用力不垂直;双肩用力不够;均可致按压力量减弱,深度不够;⑤用力不均匀、平稳,冲击式按压、猛压容易导致骨折;⑥抬手时离开胸骨固定点,按压部位移位引起骨折;⑦未能使胸部充分松弛,血液难以回到心脏;⑧节律不规整,按压不连续,不自主的加快或者减慢会影响按压的效果;⑨未能以髋关节为支点,而以腰或其他部位为支点,易疲劳和用力不够。

7)胸外心脏按压机制:胸外心脏按压时,血流的产生主要有"心泵"和"胸泵"两种机制。"心泵机制"理论认为,胸部按压时,心脏由于受到胸骨和脊柱的挤压,导致心脏内的血液射向主动脉,形成血流。"胸泵机制"理论则认为,胸外按压引起胸内压升高,导致肺血管床中的血液流经心脏进入全身血管。此时,心脏就像一根输送血液的管道,失去了瓣膜的功能,而胸腔入口处的静脉瓣保证了血液向动脉方向流动。近年来的研究认为,当胸外心脏按压时,人工循环的动力有可能"心泵"、"胸泵"两种机制共存,在一定条件下发挥各自的作用。

(3)胸内心脏按压法:与胸外心脏按压相比,胸内心脏按压的效果较优,作胸内心脏按压时其心排血量可达正常的40%~60%。脑血流量可达正常的60%以上,心肌血流量达正常的50%以上。而标准的胸外心脏按压时,脑血流量为0~30%(平均9%),心肌血流量正常的3%~4%,且有舒张压低、静脉峰压高的缺点,这样就降低了脑灌注压[脑灌注压=MAP-(颅内压+静脉压)]和冠状动脉灌注压(冠状动脉灌注压=舒张压-左室舒张末压)。此外胸内心脏按压时,可以直接观察心脏情况,确定心肌张力,便于心内注药和电击除颤。

1)适应证及时机

A. 经标准的胸外心脏按压10~15分钟无效者。有的作者把这个时限定为3~5分钟,并认为如果在抢救心跳骤停患者时首选胸内心脏按压则有可能救活更多的患者。这适用于医院内包括手术室、各种监护室、急诊室的心肺复苏。在这些地方应把标准的胸外心脏按压法作为应急措施,在进行按压的同时应准备开胸胸内心脏按压。

B. 严重的胸部外伤伤员的心肺复苏,应把胸内心脏按压法作为首选,因为只有开胸才能救治可能有的心包填塞及内出血或张力性气胸,甚至胸内大血管的出血。

C. 在手术中发生的心跳停止,尤其是已经开胸者。另外,腹内大出血一时不易控制者,在膈肌上临时阻断主动脉行胸内心脏按压法是救急的有效措施。

D. 胸廓或脊柱畸形伴心脏移位者。

E. 多次胸外除颤无效的顽固室颤。

2)开胸心脏按压的方法和步骤

A. 切口选择:在心脏术后或胸壁已有前或前外切口的患者,可由原切口进入胸腔。在其他患者,可选择左第4或第5肋间前外切口进入。切开速度要快,如暴露不佳,可切断第5或第4肋软骨。在切开前,如有条件可快速消毒皮肤和铺无菌巾(但不应间断胸外心脏按压),以减少切口感染。否则,为了争取时间,亦可在未消毒的情况下进行,待心脏复苏后,再行消毒,彻底冲洗手术野,铺无菌巾,术后用大量抗生素。

B. 心脏按压:进入胸腔后,首先挤压心脏,以建立循环。除非有心包填塞,一般不先忙于切开心包,以免延长停搏时间,挤压2~3分钟后,如无效,再于左膈神经前方1cm处纵行切开心包,再行心脏按压。其方法有:

a. 单手挤压法:右手握住心脏,4指放在左室后方,拇指放在右室前方。

b. 双手挤压法:左手4指置于右室前方,右手4指置于左室后方,右方拇指置于左手指之上以加强挤压力量。

c. 单手推压法:若用左前外切口,可把右手置于心脏后方,将之推向胸骨背侧,进行挤压。

(4)按压心脏有效的表现:无论是胸外或胸内按压心脏,按压心脏有效的表现如下:①大动脉能触摸到搏动;②可测到血压,收缩压≥8.0kPa(60mmHg);③发绀的口唇渐转为红润;④散大的瞳孔开始缩小,甚至出现自主呼吸。

2. 保持呼吸道通畅　保持呼吸道通畅是施行人工呼吸的首要条件,其常用的方法有:①仰头抬颏法;②托下颌法;③清洁呼吸。

3. 人工呼吸　目的是保证机体的供氧和排出二氧化碳。当呼吸道通畅后,立即施行人工通气,以气管插管行机械通气效果最好,但在现场,无此设备,应采用口对口人工呼吸,以免延误抢救时机。

正常人呼出气的含氧量浓度为16%~18%,如患者肺脏正常,口对口人工呼吸的吹入气量于正常潮气量的两倍,这种气体足可用于复苏。

（1）口对口人工呼吸法

1）将患者置仰卧位,头后仰,迅速松解衣领和裤带以免阻碍呼吸动作,急救者一手按住额部,另一手抬起颈部。

2）如患者牙关紧闭或下颌松弛,将抬颈之手来支持下颌并使口部微张,以便于吹气。

3）急救者一手的拇指和食指捏住患者鼻孔,然后深吸一口气,以嘴唇密封住患者的口部,用力吹气,直至患者胸部隆起为止。

4）当患者胸部隆起后即停止吹气,放开紧捏的鼻孔,同时将口唇移开,使患者被动呼气。

5）当患者呼气结束即行第二次吹气,吹气时间约占呼吸周期的1/3,吹气频率为14～16次/min。若仅一个人实施复苏术,则每心脏按压15次后,迅速大力吹气两口,若两人实施复苏术,则每心脏按压5次吹气1次。

口对口人工呼吸可致胃膨胀,吹气期压迫环状软骨以关闭食道的方法可有一定预防作用,但不如食道堵塞如喉罩效果良好。压迫上腹部以逐出胃内气体的方法,易致胃内容物反流误吸,弊多利少,一般不宜采用。

（2）口对鼻人工呼吸法:对于牙关紧闭、下颌骨骨折或口腔严重撕裂伤等不适于口对口人工呼吸的患者应采用口对鼻人工呼吸。口对鼻人工通气时,应紧闭患者嘴唇,深吸气后,口含患者鼻孔,用力吹入气体。

（3）口对口鼻人工呼吸法:主要用于婴幼儿

4. 心肺复苏——高级生命支持 是在BLS基础上,应用药物、辅助设备和特殊技术恢复并保持自主呼吸和循环。包括:给药和输液(drug and fluids),心电监测(ECG)、心室纤颤治疗(fibrillation treatment)等手段,为自主心脏复跳和脑复苏提供有利条件。

控制气道:

（1）口咽和鼻咽通气道:可免除舌后坠而堵塞气道,但在放置时,需患者维持适当的头后仰位,以免通气道滑出。

（2）喉罩:喉罩由通气密封罩和通气管组成。通气密封罩呈椭圆形,用软胶制成,周边隆起,注气后膨胀,罩在咽喉部可密封气道,可与麻醉机和呼吸机相连。

（3）气管插管:最有效、最可靠的开放气道方法。但此项操作应由受过专门训练的救护人员进行。

【并发症】 由于按压时操作不当,可发生肋骨骨折,折断的肋骨骨折端可刺伤心、肺、气管以及腹腔脏器或直接造成脏器破裂,从而导致气胸、血胸、肝、脾、胃、膈肌破裂,脂肪栓塞等。

【相关知识】

1. 人工通气和氧疗 ①简易呼吸器;②麻醉机和呼吸机应用

2. 药物治疗 心脏按压为心脏复苏提供了基础。除反射性心脏停搏外,经及时按压多可复跳,其他多需配合药物应用或/和电击除颤才能复跳。CPR给药的目的主要在于:①增加心肌血灌流量(MBF)、脑血流量(CBF)和提高脑灌注压(CPP)和心肌灌注压(MPP)。②减轻酸血症或电解质失衡。③提高室颤(VF)阈或心肌张力,为除颤创造条件,防止VF复发。

（1）给药途径

1）静脉给药:静脉给药安全、可靠,为首选给药途径。但在复苏时必须从上腔静脉系统给药,因下腔静脉系(尤其是小腿静脉)注射药物较难进入动脉系统。如有中心静脉导管

（CVP），经 CVP 注药其药物起作用的速度，约 3 倍于周围静脉注射者。

2）气管内滴入法：静脉不明显或已凹陷者，不要浪费时间去寻找穿刺，可快速由环甲膜处行气管内注射。已有气管内插管行机械通气者更好。一般用一细塑料管，尽量插入气管深部将含有 0.5～1mg 肾上腺素的 10ml 生理盐水，从塑料管注入，然后用大通气量进行通气，把药吹入远端，让其扩散。其用量可 2.5 倍于静脉注射者，如有需要，可隔 10 分钟注射1 次。已知可经气管内滴入的药有肾上腺素、利多卡因、溴苄胺、阿托品。

3）心内注射：是给药与药物对心脏起作用最快的方法，但由于缺点多，现已很少使用。因在操作时须行间断胸外心脏按压，穿刺时有伤及胸廓内动脉、冠状动脉撕裂及损伤肺造成出血与气胸危险，若把药物误注入心肌内，有导致心肌坏死或诱发室性心律失常的可能。目前仅在开胸作心内心脏按压时直视下注药。

（2）常用药物

1）肾上腺素：就心脏复苏而言，该药被公认为是最有效且被广泛使用的首选药物。推荐标准剂量为 1mg(0.02mg/kg) 静注，若初量无效，每 3～5 分钟可重复注射 1 次，直至心搏恢复。近年来文献中报道用大剂量肾上腺素(0.10～0.20mg/kg)能明显地提高心脏复苏成功率，但也有报道大剂量肾上腺素尽管能提高心脏复苏成功率，但不能提高患者的存活率以及改善中枢神经的效果。因此，不提倡大剂量肾上腺素的推广应用。根据我们的临床经验，主张采用 1、3、5 的即所谓"中等剂量"模式，即首先 1mg iv，隔 3 分钟后无效，第二次3mg，再无效，3 分钟后 5mg iv。当心搏恢复后，静脉持续滴入肾上腺素以提高和维持动脉压和心排血量。

关于肾上腺素在 CPR 中的作用机制主要是：①激动外周性 α 受体，使周围血管收缩，从而提高主动脉收缩压和舒张压，而使心脑灌注压升高；②兴奋冠状动脉和脑血管上的 β 受体，增加心脑的血流量。此外，肾上腺素虽有导致心室纤颤的副作用，但它也可促使心肌细颤转变成粗颤，从而增加电除颤的成功率。正因为肾上腺素的 α 效应在 CPR 中占主导地位，有人提出单纯应用 α 效应在心脏复苏中的倾向性，如应用苯肾上腺素、甲氧胺等。其中甲氧胺对心电机械分离的复苏更有效。而单纯的 β 受体激动药如异丙肾上腺素，不仅可使心肌耗氧量增加，心内膜下血管收缩而使血流减少，而且可因血管扩张致主动脉舒张压降低，对心脑血流灌注减少，因此避免使用。除非严重的传导阻滞所导致的心跳骤停，或在首选药肾上腺反复应用无效时，方可试用。

最近国内外有报告，在接受心肺复苏的心跳骤停患者复苏成功者体内血管升压素水平高于未复苏者，提示在 CPR 期间给予外源性血管升压素可能有益，并在动物和人体试验中证实，在 CPR 期间给予外源性升压素可明显改善生命器官血流，提高自主循环恢复率，但脑复苏的效果如何，则有待进一步研究。

2）碳酸氢钠：心跳呼吸停止必然导致乳酸酸中毒和呼吸性酸中毒，致使血 pH 明显降低，在心脏按压过程中，低灌流状态，使代谢性酸中毒进一步加剧，酸中毒使室颤阈值降低，心肌收缩力减弱，机体对心血管活性药物（如肾上腺素）反应差，只有纠正酸中毒，除颤才能成功。因此，积极合理地应用碳酸氢钠纠正酸中毒无疑对提高复苏成功率有意义。但在应用碳酸氢钠的前提是保证有效的通气，尽管 $NaHCO_3$ 能有效地提高血液中的 pH，但 HCO_3^-不能通过血脑屏障，纠正脑脊液中的低 pH，而且输入的 HCO_3^- 进一步缓冲 H^+ 后，可再离解成 CO_2，CO_2 可自由地通过血脑屏障，使脑组织和脑脊液的 pH 进一步降低，因此强调，在给$NaHCO_3$ 液时，需作过度通气。

碳酸氢钠首次静注量1mmol/kg,然后根据动脉血pH及BE值,酌情追加。不合理的应用大剂量碳酸氢钠会有潜在的危险,如碱血症,使血红蛋白的氧离曲线左移,氧释放受到抑制,加重组织缺氧,尚可出现高钠、高渗状态,对脑复苏不利。

3）抗心律失常药

A. 利多卡因:可降低心肌应激性、提高室颤阈、抑制心肌异位起搏点。对室性异位起搏点最有效,是目前治疗室性心律失常的首选药物。其用法:先以1mg/kg剂量缓慢静注,然后以每分钟1~4mg连续静滴维持。

B. 溴苄胺:主要用于对利多卡因或电击复律无效的室速和室颤。由于有明显的提高室颤阈值作用,有利于除颤,且对心肌收缩力无抑制而有增强作用。成人首次剂量5mg/kg,继之电除颤。持续室颤时,可每15~30分钟补加10mg/kg,总量一般不超过30mg/kg。维持量为1~2mg/min静滴。如室性心律失常系由洋地黄中毒所致或有洋地黄过量嫌疑时,则禁忌使用溴苄胺。

4）氯化钙:钙离子能增强心肌收缩力,提高心肌自律性与加快传导速度,长期用来抢救心脏骤停如心室停搏和电机械分离。但近年来研究显示钙离子在缺血与再灌注损害中起重要作用,故不作为CPR中的常规用药。目前主要用于高钾或低钙引起的心跳骤停,或心跳已恢复,心肌收缩无力,血压不升时,或钙通道阻滞剂过量。一般用500mg缓慢静注,必要时可在10min后重复一次。有洋地黄中毒者禁忌使用。此外,因葡萄糖酸钙不容易游离,故起效慢,所以复苏时若用钙剂应选择是游离的钙如氯化钙。

3. 电除颤 心室纤颤最有效的治疗方法,是用除颤器进行电击除颤,使得全部或绝大部分心肌细胞在瞬时内同时发生除极化,并均匀一致地进行复极,然后由窦房结或房室结发放冲动,从而恢复有规律的协调一致的收缩。

影响除颤成败的因素很多,最重要的因素是室颤持续时间的长短。早期,往往是粗颤,易成功,因而及时除颤至关重要。为使除颤易于成功,应使细颤转变为粗颤,为此应使用肾上腺素,或加用$NaHCO_3$或抗心律失常药(利多卡因或溴苄胺),继而有效的心脏按压,使心肌缺O_2有所改善,出现粗颤,然后进行电除颤。目前常用的为直流电除颤器。具体方法:把电极一个放在心尖部,另一个放在右侧第一肋间近胸骨右缘处。电能选择,成人用200~400焦耳(J);小儿用20~200J直流电除颤。体内除颤时,成人用10~50J,小儿为5~20J。如有需要,可重复进行。

4. 心肺复苏——持续生命支持(prolonged life support,PLS) 主要是指完成脑复苏及重要器官支持。此期包括三个步骤,即:对病情及治疗效果加以判断(gauging)、争取恢复神志及低温治疗(humanization & hypothermia)、加强治疗(intensive care)。持续生命支持也称后期复苏,是以脑复苏为核心进行抢救和医疗,这一阶段主要任务是,在上述两阶段的CPCR抢救结果使自主循环稳定的基础上,围绕脑复苏进行治疗。但首先要确定脑复苏的可能性和应采取的措施。

5. 病情估计 要判断心搏停止或呼吸停止的原因,采取对因措施,并决定是否继续抢救。患者能否生存并全面恢复意识和活动能力主要取决于下述条件:①所受打击的严重程度以及心跳停搏的时间长短;②初期复苏或基础生命支持是否及时、得当;③后期脑复苏是否及早进行并具有高质量。任何后期复苏处理都不能改变最初的损害,只是消除或减轻生命器官在重新获得血流灌注和氧供应后所发生的继发性改变。

6. 加强监测治疗 任一脏器功能衰竭将影响其他脏器的功能,这包括大脑在内。如:

低血压、低氧血症、高碳酸血症、重度高血压、高热、感染、肾衰等都可加重脑的损害,使脑水肿、脑缺氧和神经功能损害更加严重。所以在采用特异性脑复苏措施的同时,要对机体各脏器进行功能监测和支持,才能有利于脑功能恢复。

(1) 维持循环功能:心搏恢复后,往往伴有血压不稳定或低血压状态,常见原因有:①有效循环血容量不足。②心肌收缩无力和心律失常。③酸碱失衡和电解质紊乱。④心肺复苏过程中的并发症未能纠正。为此,应严密监测,包括 ECG、BP、CVP,根据情况对肺毛细血管嵌顿压(PCWP)、心排血量(CO)、外周血管阻力胶体渗透压等进行监测,补足血容量,提升血压、支持心脏、纠正心律失常。在输血输液过程中,为避免过量与不足,使 CVP 不超过 1.18kPa (12cmH$_2$O),尿量为60ml/h。对心肌收缩无力引起的低血压,如心率<60 次/分,可静滴异丙肾上腺素或肾上腺素(1～2mg 溶于 500ml 液体中);如心率>120 次/分,可静注毛花苷 C0.2～0.4mg。或其他强心药,如多巴胺或多巴酚丁胺。在应用强心药同时,还可静注呋塞米 20～40mg,促进液体排出,以减轻心脏负荷,也对控制脑水肿有利。

(2) 维持呼吸功能:心脏复跳后,自主呼吸可以恢复,也可能暂时没有恢复,若自主呼吸恢复得早,表明脑功能愈易于恢复。无论自主呼吸是否出现,都要进行呼吸支持直到呼吸功能恢复正常,从而保证全身各脏器,尤其是脑的氧供。

在 CPCR 中,确保气道通畅及充分通气、供氧是非常重要的措施,气管插管是最有效、可靠又快捷的开放气道方法,且与任何种类的人工通气装置相连行人工通气,即使在初期复苏时,有条件应尽早插管。如复苏后 72 小时患者仍处昏迷、咳嗽反射消失或减弱,应考虑行气管切口,以便于清除气管内分泌物。充分保证患者氧供,使动脉血 PaO$_2$ >13.33kPa (100mmHg),PaCO$_2$ 保持在 3.33～4.67kPa(25～35mmHg)的适度过度通气,以减轻大脑酸中毒,降低颅内压。同时加强监测,防止呼吸系统的并发症如肺水肿、ARDS、肺炎、肺不张,也不能忽视由于复苏术所致的张力性气胸或血气胸。

(3) 防治肾功能衰竭:心搏骤停时缺氧,复苏时的低灌流、循环血量不足、肾血管痉挛及代谢性酸中毒等,均将加重肾脏负荷及肾损害,而发生肾功能不全。其主要表现为氮质血症、高钾血症和代谢性酸中毒,并常伴少尿或无尿,也可能为非少尿型肾衰。因此在 CPCR 中,应始终注意保护肾功能。其主要措施:包括保证肾脏灌注以补足血容量,增加心肌收缩力。当血容量已基本上得到补充、血压稳定时,可使用血管扩张药,如小剂量多巴胺[<3ug/(kg·min)]静滴。同时纠正酸中毒。为预防肾衰,及早使用渗透性利尿剂,通常用20% 甘露醇,也可防治脑水肿。当出现少尿或无尿肾衰时,甘露醇要慎用。呋塞米是高效、速效利尿剂,它可增加肾血流量和肾小球滤过率。但在低血压、低血容量时则不能发挥高效利尿作用。

(4) 防治胃肠道出血:应激性溃疡出血是复苏后胃肠道的主要并发症。对肠鸣音未恢复的患者应插入胃管,行胃肠减压及监测胃液 pH。为防止应激性溃疡发生,常规应用抗酸药和保护胃黏膜制剂,一旦出现消化道出血,按消化道出血处理。

(5) 维持体液、电解质及酸碱平衡:维持正常的血液成分、血液电解质浓度、血浆渗透压以及正常的酸碱平衡,对重要器官特别是脑的恢复和保证机体的正常代谢是必不可少的条件,因而必须对上述指标进行监测,及时纠正异常。

(6) 控制抽搐:严重脑缺氧后,患者可出现抽搐,可为间断抽搐或持续不断抽搐,抽搐越严重,发作越频繁,预后越差。但特别严重的脑缺氧出现深昏迷,可以不出现抽搐。抽搐时耗氧量成倍增加,脑静脉压及颅内压升高,脑水肿可迅速发展,所以必须及时控制抽搐,否则可因抽搐加重脑缺氧损害。通常应用巴比妥类药如苯巴比妥或苯妥英钠 0.1～0.2g,肌注 6～8 小时用药一次。对大的发作或持续时间较长或发作频繁者,应迅速使用强效止痉药,可先用安定 10～20mg 静注,或 2.5% 硫喷妥钠 150～200mg 静脉推注,抽搐控制后,采用静脉滴注方法维持,或配合使用冬眠制剂。对顽固性发作者,选用肌肉松弛剂,前提是气管插管,人工通气的情况下才选用。

（7）预防感染:心跳骤停的患者,由于机体免疫功能下降,容易发生全身性感染。而复苏后某些意识未恢复的患者,或由于抽搐、较长时间处于镇静镇痛及肌松药等作用下,患者易发生反流、误吸,导致肺部感染;长期留置导尿管,易致尿道感染;或长期卧床发生褥疮等。因此复苏后应使用广谱抗生素,以预防感染。同时加强护理,一旦发生感染、发热,将会加重脑缺氧,而影响意识的恢复,由于感染甚至导致多器官功能失常综合征(MODS)。

7. 脑复苏　心肺复苏的目的在于脑复苏,即恢复智能、工作能力、至少能生活自理,故脑功能的恢复是复苏成败的关键。因此,为取得良好的脑复苏效果,应及早进行 CPR,并在 CPR 一开始就致力于脑功能的恢复,尽快恢复脑的血液灌流,尽量缩短脑组织缺血缺氧的时间,减少原发性脑损害的范围和程度。在循环恢复后,积极采取各种有效的脑保护措施。根据急性完全性脑缺血的病理生理改变,这些措施包括两个方面,即:①维持颅外各脏器功能稳定的治疗。②特异性脑复苏措施。

（1）急性完全性脑缺血的病理生理

1）脑能量代谢改变:脑的正常生理活动需要充分的能量支持,除一小部分来自储存的 ATP 外,几乎全部能量都靠葡萄糖有氧代谢产生。脑内能量储备很少,所储备的 ATP 和糖原(约 1.5g)在 10 分钟内即完全耗竭,使脑功能丧失。脑血流中断 5～10 秒就发生晕厥,继而抽搐。近年来的研究发现,脑缺血持续 15～30 分钟,当重建循环后,ATP 浓度仍可恢复到正常或接近正常水平,甚至循环停止 60 分钟,能量代谢和酶功能仍可恢复,并出现诱发电位。脑细胞形态在缺血后 10～20 分钟也可无明显损害。这些结果提示,心搏停止后(缺血期)的能量代谢障碍易于纠正,而重建循环后发生的病理生理变化将给脑组织以第二次打击(即再灌注损害),这可能是脑细胞死亡的主要原因。

2）脑循环的"无再灌现象"　其机制可能与下述因素有关:

A. 凝血和血液流变学异常,血液黏滞度增加,血小板聚积等引起的毛细血管阻塞。

B. 神经、体液因素和微环境失调导致血管痉挛和血液供应失衡。脑循环停止重建后,由于反应性充血、脑水肿及脑循环的"无再灌现象",导致大脑微循环功能障碍,使脑缺氧持续存在,引起脑细胞死亡。

3）脑生化异常:主要表现为高能化合物缺乏、细胞内酸中毒、活性自由基形成、异常的脂肪酸代谢、细胞内钙离子水平的增加和亚细胞单位蛋白合成不足。缺血早期,由于能量代谢障碍,无氧酵解形成乳酸增多,致脑细胞内产生酸中毒,加重脑细胞肿胀。循环重来后,自由基的释放增多,导致神经细胞结构和功能的破坏,是引起细胞死亡的主要致病原因。缺血后导致细胞损害的另一重要激活物是细胞内钙离子增加,细胞质中钙离子浓度增高是致缺血缺氧后脑细胞死亡的关键因素。细胞内钙离子增高的效应之一是激活磷脂酶 A2,磷脂酶 A2 使游离脂肪酸释放至胞质中,游离脂肪酸(FFA)的主要成分为花生四烯酸,缺血性缺氧 5 分钟,花生四烯酸浓度可增高 5 倍。花生四烯酸在环氧合酶的作用下生成前列腺素,在脂氧合酶作用下生成白三烯,这些物质都参与缺血缺氧后脑细胞损害。

目前还认为,脑缺血期间由于 ATP 迅速耗竭导致神经细胞膜去极化引起大量的兴奋性

(激动性)氨基酸(EAA)释放,EAA 是具有 2 个羧基和 1 个氨基的酸性游离氨基酸,主要包括谷氨酸(Glu)、天门冬氨酸(ASP)等,其对中枢神经系统有兴奋作用。正常时,其合成和分解保持动态平衡,凡合成、释放增多或分解、摄取减少,均可导致 EAA 增多。大量 EAA 一是通过激活膜上 N-甲基 D-门冬氨酸(NMDA)受体引起 Ca^{2+}病理性内流增加,引起一系列生化反应,从而对神经元产生毒性作用;二是通过非 NMDA 受体过度兴奋,导致 Na^+、CL^-、H^+大量内流、引起神经细胞急性渗透性肿胀、水肿。

4) 脑水肿:脑缺血后的脑水肿包括细胞毒性(cytotoxic)和血管源性(vasogenic)两种机制,前者在缺血期间已启动,属细胞内水肿,在再灌注后可继续加重,主要由于脑细胞内大量 Ca^{2+}、Na^+、CC^-和水潴留形成脑细胞肿胀。当缺血达一定时限,脑血管内皮细胞损伤,血脑屏障(BBB)受损,脑毛细血管通过性增加,血浆蛋白与水分外溢,脑细胞外液增加,造成间质性脑水肿,即为血管源性脑水肿。脑水肿和脑肿胀除脑细胞功能受损外,由于脑体积增加致颅内高压。颅内压升高,进一步减少脑血流灌注,从而使受损的脑细胞遭受第二次打击,可因此向不可逆方向转化,也可因此而发生脑疝而致不可逆的呼吸再次停止。

缺血后再灌注损害是心跳骤停后脑损害的发病特征,但是再灌注是 CPR 成功的标志,也是脑复苏的必要条件,如何减轻再灌注损伤是脑复苏面临的重大课题。

(2) 脑复苏措施:特异性脑复苏措施主要以低温—脱水为主的综合疗法。

1) 低温:自 1985 年 Williams 等报导低温治疗心跳骤停的脑缺氧有效后,国内外临床及实验均证实低温可减轻缺血后脑损害。

A. 关于脑低温治疗的作用机理及目的

a. 降低脑耗氧量:低温时脑代谢率降低,耗 O_2 量减少,脑体积缩小,从而降低颅内压,预防和治疗脑水肿。通常体温每下降 1℃,脑代谢率下降 6.7%,颅内压下降 5.5%,如体温降压至 32℃,脑耗 O_2 量降至正常的 55%,28℃时,脑耗 O_2 量可降低 50%

b. 及早恢复能量代谢,减轻乳酸积聚,在全脑缺血及早降温(脑温 27℃)时,脑组织的乳酸、磷酸肌酸升高幅度明显低于常温组,且 ATP、ADP、AMP 含量和腺苷酸酶活力在低温下能及早恢复正常水平,有利于线粒体等亚细胞器官和膜功能的修复和维持。

c. 保护血脑屏障功能,及早降温(30~33℃)能显著减轻 BBB 损伤,有利于 BBB 免受进一步破坏和功能的恢复。

d. 抑制氧自由基产生及花生四烯酸的代谢。

e. 抑制其他内源性损伤因子的释放,抑制包括兴奋性氨基酸、多巴胺、五羟色胺、去甲肾上腺素、乙酰胆碱过度合成和释放。

脑低温疗法有极强的脑保护作用,但降温及控制温度有一定困难,并且 28~32℃的中度低温对全身免疫系统、心肺功能、血液及代谢有抑制作用,因此,目前主张头部重点降温,以及亚低温(34℃左右)也能减轻复苏后早期脑功能和脑组织病理损害。

B. 降温要点

a. 及早降温:凡心跳骤停时间未超过 4 分钟,不一定降温。若超过 4 分钟,即应在心肺复苏成功的基础上及早进行降温,尤其在缺氧的最初 10 分钟内是降温的关键时间。

b. 头部重点降温:以头部(包括颈部大血管)冰帽配合体表物理降温,当体温低达预期温度后,可仅用头部冰帽维持低温状态。采用头部冰帽降温,脑温比直肠 温低 2~4℃。体表降温可采用大血管处放置冰袋,或垫以冰毯。冬眠药物有助于降温及防止物理降温进程中的寒战反应,但需注意氯丙嗪可增加心率和降低血压的作用,呱替啶可抑制呼吸。近年来有主张应用咪哒唑口仑(midaxolam)静脉滴注即有防止抽搐、寒战作用,有防止突触损害起到脑保护作用。

c. 足够降温:①对于心跳停搏时间较长,昏迷程度较深的患者,在第1个24小时内,使直肠温降到32℃,此时脑温在头部降温情况达28℃以下,以后酌情保持直肠温于33~35℃。②对于心停时间不太长的患者,采用亚低温,即使脑温保持在33~34℃,直肠程度不超过37℃。

d. 持续降温,应坚持降温到皮层功能恢复,其标志是听觉恢复。切忌体温反跳。

2)利尿脱水:是减轻脑水肿,改善脑循环的重要措施。在自主心跳恢复测得血压后,尽早使用甘露醇0.5~1g/kg,每天快速静滴2~3次,以后视尿量辅用利尿剂,如呋塞米20~40mg静注。此外,浓缩白蛋白、血浆亦可用于脱水治疗,尤其对于低蛋白血症、胶体渗透压低的患者,联用呋塞米效果更佳。

3)促进脑内血流再流通:复苏早期尽量维持血压正常或稍高正常,可促进脑内血流再流通,适当的血液稀释,使红细胞压积降至30%左右,以降低血液黏度,防止红细胞及血小板聚集。如应用低分子右旋糖酐250~500ml/日。

4)脑保护药物的应用

A. 促进代谢药物:ATP直接为脑细胞提供能量,促进细胞膜Na^+-K+ATP酶泵功能恢复,有助于消除脑肿胀,减轻脑水肿。

精氨酸能增加钾离子内流,促进钠离子流出细胞,ATP与精氨酸配合使用,作用更好。其他药物如辅酶A、辅酶Q10、细胞色素c等也可配合应用。

尽管脑内葡萄糖浓度增高虽可提供更多的代谢底物,但可引起严重脑内乳酸蓄积,加重脑水肿及神经细胞死亡,故在治疗时,尽量少用葡萄糖液,同时监测血糖,保持血糖正常,低血糖是有害的,发现低血糖应输注葡萄糖液。

B. 钙通道阻滞药:细胞质内钙离子浓度增高是造成脑细胞损害的重要因子。钙通道阻滞药如尼莫的平、维拉帕米、利多氟嗪等对缺血再灌注的脑损伤有保护作用。

C. 氧自由基清除剂:甘露醇、维生素E、维生素C有自由基清除作用,国内一些单位在将中药应用于脑复苏方面进行了探索,并取得很好的效果,例如川芎嗪就进行了大量研究。有实验证明丹参注射液、参麦注射液、阿魏酸钠、强力宁都可抑制自由基触发的脂质过氧化过程,增强脑细胞的抗氧化能力,减少血栓素的产生,减轻再灌注后脑细胞的超微结构损伤。

5)肾上腺皮质激素:应用的目的是稳定细胞膜结构,改善血脑屏障功能,减轻脑水肿。通常选择地塞米松,也可选用短效的甲泼尼龙,一般应用3~4天,应注意肾上腺皮质激素的副作用,如诱发上消化道出血。

6)高压氧治疗:高压氧能极大地提高血氧张力,显著提高脑组织与脑脊液中的氧分压,增加组织氧储备,增强氧的弥散度和弥散范围,纠正脑缺氧,减轻脑水肿,降低颅内压;还具有促进缺血缺氧的神经组织和脑血管床修复的作用。促进意识的恢复,提高脑复苏的减功率,有条件者应尽早常规应用。

(3)脑复苏的结局:脑复苏的结局可按照GPS(Glasgow-Pittsburg)分级:GPS-1级:脑及总体情况优良,清醒、健康、思维清晰、能从事工作和正常生活,可能有轻度神经及精神障碍;GPS-2级:轻度脑和总体残废,清醒、可自理生活,能在有保护的环境下参加工作,或伴有其他系统的中度功能残废,不能参加竞争性工作;GPS-3级:中度脑和总体残废,清醒、但有脑功能障碍,依赖旁人料理生活,轻者可自行走动,重者痴呆瘫痪。GPS-4级:植物状态(或大脑死亡),昏迷、无神志、对外界无反应,可自动睁眼或发声,无大脑反应,呈角弓反张状;GPS-5 级:脑死亡,无呼吸、无任何反射,脑电图呈平线。

8. 脑死亡诊断标准　1968 年美国哈佛大学医学院最先提出脑死亡的诊断标准,至今全球尚无一个统一标准。2002 年 10 月,全国器官移植会上提出中国脑死亡的诊断标准,会议上提出脑死亡是包括脑干在内的全部脑功能丧失的不可逆转状态。尽管各国的诊断标准各异,归纳起来无非是以下几方面:确定诊断对象和排除对象、脑干颅神经反射检查、无呼吸检查、辅助检查在脑死亡诊断中的意义。

(1) 诊断对象:①原发性脑器质性疾病:如颅脑损伤、脑卒中、颅内占位病变或颅内感染性疾病;②深昏迷,自发呼吸消失,需使用人工呼吸机维持呼吸功能;③原发病因已明确,已实行合理治疗,因病变性质患者已不可能恢复生命。

(2) 排除对象,即排除可逆性昏迷:①6 岁以下儿童;②急性药物中毒;③低体温,直肠体温在 32℃ 以下;④代谢性、内分泌障碍、肝性脑病、尿毒症或高渗性昏迷;⑤病因不明。

(3) 临床诊断:深昏迷、脑干反射全部消失,无自主呼吸(靠呼吸机维持,呼吸暂停试验阳性)必须全部具备。

脑干反射消失包括瞳孔固定、对光反射消失;角膜瞬目反射消失;无垂直性眼球活动;冷热反应消失;眼心反射消失;阿托品试验阴性。阿托品试验:静脉注入阿托品 0.04 mg/kg,iv 后心率增快 5 次/分以上为阳性反应,心率增快小于 5 次/分为阴性反应,脑死亡患者为阴性反应,但阳性反应的不能排除不存在脑死亡。脑死亡患者瞳孔扩大已不再是脑死亡的主要诊断标准。哈佛大学 1968 年标准中规定脑死亡者应具备脊髓反射消失,以后的诊断标准中均否定了这一条,主要原因是脑死亡时脊髓还保留着血液循环,脑死亡后 2 ~ 14 天内,脊髓休克阶段消失,即有各种脊髓浅、深反射和自动运动出现,躯干和肢体刺激即可引发反射。

呼吸检查:①由人工呼吸机供给 100% 的氧 10 分钟,再给95% 氧加 5% 二氧化碳的混合气或减慢人工呼吸机的频率,保障 $PaCO_2 > 40$ mmHg;②人工呼吸机与患者脱开,吸氧导管插入气管隆突,供给 100% 氧 6 L/min,再观察 10 分钟,若患者无自主呼吸,$PaCO_2 > 60$ mmHg,即可证明患者无自主呼吸;③患者无自主呼吸,则再接上人工呼吸机;④若患者明显青紫,血压下降明显,应停止试验。

脑干颅神经反射检查及无呼吸检查要间隔 4 小时后,再进行第 2 次检查。该项检查在脑死亡诊断中是非常关键且不可少的。

(4) 确认试验:脑电图平直,经颅多普勒超声呈脑死亡图形。体感诱发电位 P14 以上波形消失。三项中必须一项阳性。

(5) 脑死亡诊断的观察时限:各国尚无统一标准,一般可在呼吸停止,人工维持呼吸 24 小时以上开始检测脑死亡存在与否,确诊时间介于 6 ~ 24 小时,故诊断脑死亡至少要作临床检查先后两次,其中间隔 6 小时或 12 小时。原发性脑组织损伤,又有镇静药物中毒可能时,须待药物半衰期之后(约 24 小时)再观察 12 小时,若药物种类不明,至少需观察 72 小时。脑死亡诊断执行医师资格人数最少 2 人,由经过专门训练并熟练掌握脑干功能试验的神经内、外科、麻醉科或 ICU 医师担任。

(6) "脑死亡"与"植物人":"植物人"与"脑死亡"是两个常常被混淆的概念。植物人脑干的功能是正常的,昏迷是大脑损害,患者可有自主呼吸、心跳和脑干反应,能够消化食物,少数患者可能苏醒;脑死亡则是全脑器质性损伤,无自主呼吸,脑干反应消失,只有在呼吸机等仪器的帮助下才能维持心跳和呼吸,大脑萎缩、液化,无法再生,脑电图呈一条直线。

（7）"脑死亡"立法的社会意义:目前有 80 个国家已经承认脑死亡的概念与标准,一致认同"脑死亡"后,社会学意义上的人已不存在。"脑死亡"立法可以减少医疗资源浪费,减轻家庭与社会的治疗压力;降低患者本人痛苦,让患者"死"得有尊严;"脑死亡"患者的身体器官捐献,有利器官移植的开展。

（8）"脑死亡"立法的社会争论:"脑死亡"观念的出现已经对传统的死亡观念产生了冲击,出现传统意义上的死亡、法律层面的死亡和"脑死亡"之间认识冲突;也影响到法律界某些法律和法规的重新确定,一些"伤害"将被定义成"死亡"、"伤害致死",相应罪犯的判刑将有所更改;同时"脑死亡"立法也引起了社会道德和医学伦理方面的广泛争论。虽然"脑死亡"立法的社会意义深远,但"脑死亡"立法应谨慎。

测 试 题

1. 根据 2010 年 AHA 心肺复苏指南,成人基础生命支持时胸外按压的频率应为（　）
   A. 40~60 次/分　　　B. 60~80 次/分
   C. 80~100 次/分　　D. 大于 100 次/分
   E. 大于 120 次/分

2. 根据 2010 年 AHA 心肺复苏指南,成人基础生命支持时胸外按压的深度应为（　）
   A. 2~3cm　　　B. 3~4cm
   C. 4~5cm　　　D. 大于 5cm
   E. 大于 4cm

3. 根据 2010 年 AHA 心肺复苏指南,成人基础生命支持时胸外按压与人工通气的比例应为（　）
   A. 15:2　　　B. 30:2
   C. 15:1　　　D. 30:1
   E. 30:4

4. 怀疑心脏骤停时,医务人员检查脉搏的时间不应超过（　）
   A. 5 秒　　　B. 10 秒
   C. 15 秒　　　D. 20 秒
   E. 30 秒

5. 下列哪项并非 2010 年 AHA 指南生存链中的环节（　）
   A. 早期识别与呼救急救系统
   B. 早期有效高级心血管生命支持
   C. 早期除颤
   D. 早期呼吸机支持
   E. 早期 CPR

6. 试述双人心肺复苏的流程,并在医学模拟人上完成 5×2CPR 的模拟操作,并记录操作过程。

测试题答案

1. D　2. D　3. B　4. B　5. D　6. 答案略

（孙银贵　崔洪伟）

二、心脏电除颤/电复律

【目的】　在极短暂的时间内给心脏通以强电流(目前都采用直流电),引起大部分(75% 以上)心脏自律细胞在瞬间同时除极化,并使所有可能存在的折返通道全部失活,此时心脏起搏系统中具有最高自律性的窦房结恢复主导地位,从而控制心搏,恢复窦性心律。如果心动过速的促发因素不复存在,则即使解剖和电生理上的发病基础仍然存在,电击所终止的心动过速仍可被长期预防。

电复律是以自身的心电信号作为触发标志,同步瞬间高能放电以终止某些异位快速心律失常,而电除颤则是紧急非同步瞬间高能放电以终止心室颤动或心室扑动。

1. 电复律与电除颤的区别

(1) 治疗的适应证不同:电复律主要用于治疗快速性心律失常,而电除颤仅用于心室颤动和心室扑动或不能分辨 R 波的心动过速的治疗。

(2) 放电方式不同:电复律通过患者心电图 R 波来同步触发放电,仅在心动周期的绝对不应期电击,以避免诱发心室颤动,而电除颤则是随机的非同步放电方式。

(3) 所需电击能量不同:电复律的能量需求一般比电除颤所需的能量要小。

2. 电复律(电除颤)的种类

(1) 直流电与交流电复律(电除颤):根据所使用电流的性质不同可以区分为直流电与交流电复律(电除颤)。电复律早期均是以交流电电击来终止严重快速型心律失常,交流电放电时电流量大,放电时间长达 20ms,不易避开心室易损期,易引起心肌损伤及更严重的心律失常,尤其体内交流电除颤可直接导致心功能恶化。因此,交流电复律(除颤)很快便废弃不用。近 40 多年来世界各国均采用直流电复律。与交流电复律相比,直流电复律放电量容易控制,安全性较高,且便于同步电复律。

(2) 同步与非同步电复律(电除颤):根据治疗过程中是否采用同步触发可以将电复律(电除颤)区分为同步与非同步电复律(电除颤)。同步电复律是指利用同步触发装置,用体表心电图 R 波来控制电流脉冲的发放,使电流仅在心动周期的绝对不应期中发放(脉冲电流落在 R 波的下降支上,而避免落在 T 波顶峰前 20~30ms 以内的易损期),避免诱发室颤,临床上用于除室颤以外的其他快速型心律失常的转复。不用同步触发装置可在任何时间内放电,用于转复室颤或心室扑动,称为非同步电复律,临床上通常仅用于室颤或心室扑动的复律治疗;还有就是无法识别 R 波的快速室性心动过速,由于无法同步直流电电复律,只能非同步电击(相当于除颤)。

(3) 体内与体外电复律(电除颤):根据复律(除颤)电极板所放置位置不同可以分为体内与体外电复律(电除颤)。体内电复律(电除颤)常用于心脏手术或急症开胸抢救的患者,一个电极板置于右室面,另一个电板置于心尖部,电流能量通常为 20~30J,一般不超过 70J。非手术情况下,大多采用经胸壁复律(除颤),亦即体外电复律(电除颤);通常将 APEX(阴极电板)放在左前胸或心尖部,STERNUM(阳极电板)放在右胸或后背,从而保证电流可以正好通过心脏,达到理想的除颤效果。

(4) 单向波和双向波电复律(电除颤):根据除颤波形的不同,现代除颤仪分为两种类型,即单向波和双向波。单向波是指半个正玄波,双向波是指完整的正玄波。双向波的优点是单向波结束心脏干扰杂波后再给出一个方向的引导性电波,该引导性电波接近心脏正常电信号,因此能更有效激发起心脏的正常工作。

(5) 经食管内低能量电复律所需能量较小(20~60J),患者不需要麻醉即可耐受,同时可避免皮肤烧伤,但仍需对食管电极导管的设计和安置进行不断改进,将来有望成为一种有前途的处理快速性心律失常的一种新方法。

(6) 经静脉电极导管心脏内电复律:通常采用四极电极导管,在 X 线透视下将导管电极通过肘前或颈静脉插入右心,该导管可兼作起搏、程序刺激和电复律之用。所需能量一般为 2~6J,患者多能耐受,初始电击从低能量开始,然后逐渐增加电能。主要适用于心内电生理检查中发生的房颤。

（7）植入式心脏复律除颤器（ICD）：近年来，经静脉置放心内膜除颤电极已取代了早期开胸置放心外膜除颤电极。植入式心脏复律除颤器的体积也明显减小，已可埋藏于胸大肌和胸小肌之间，甚至像起搏器一样可埋藏于皮下囊袋之中。可同时具备抗心动过缓起搏、抗心动过速起搏、低能电转复和高能电除颤等功能。

（8）自动体外除颤仪（AED）：是一种由计算机编程与控制的，用于体外电除颤的、自动化程度极高的除颤仪。AED 具有自动分析心律的功能。当电极片粘贴好之后，仪器立即对心脏骤停者的心律进行分析，迅速识别与判断可除颤性心律（心室颤动或无脉性室速），一旦患者出现这种可除颤性心律，AED 便通过语音提示和屏幕显示的方式，建议操作者实施电除颤。AED 体积小、重量轻，便于携带与使用，不仅专业人员，即使是非专业人员，在经过规定的学时培训之后，也完全可以安全、正确地掌握 AED 的操作方法。其操作步骤是相同的，即开机、分析心律、建议是否电击。现代的 AED 大多采用双向波技术。

目前一般情况下所说的电复律（电除颤）均指在体外采用直流电进行的电击操作，因此，下文所述电复律（电除颤）均指体外直流电复律（除颤）。

【适应证】 心脏电复律对终止折返性心动过速特别有效。原则上，任何形式的心动过速，只要导致低血压、充盈性心力衰竭或心绞痛，而内科治疗又不能迅速奏效时，均应电击终止。转复成功后，患者的血流动力学状态几乎均能改善。

1. 心室颤动和心室扑动 一旦出现心室颤动或心室扑动，通常即可引起显著的血流动力学障碍，应立即使用非同步电击复律，而且应越早越好，因为除颤成功的可能性随着时间的流逝而降低且室颤可能在数分钟内转为心脏停搏。对于顽固性心室颤动患者，必要时可静脉推注利多卡因或胺碘酮等药物；若电击前室颤波很细小，可以静脉注射肾上腺素，使颤动波变大，以提高转复的成功率。

2. 室性心动过速 室性心动过速经药物治疗无效或伴有严重血流动力学障碍及频发阿斯综合征应紧急行同步直流电电击复律；但是对于无法识别 R 波的快速室性心动过速，有时只能进行非同步电击复律治疗。

3. 心房颤动 心房颤动是选用同步直流电复律中最常见的一种心律失常。电复律即刻成功率在 70%～96%。由于心房颤动的病因各异，病程长短不一，对药物反应差异较大，故在电复律的选择上应多方权衡。心房颤动行电复律治疗应遵循下述原则：有血流动力学障碍或症状严重，但药物治疗未能有效时需尽快电复律；无明显血流动力学障碍不需紧急电复律，但电复律后可望维持窦律，改善心功能，缓解症状。

心房颤动有下列情况者可考虑电复律：①心室率快、药物治疗无效。②房颤后心力衰竭或心绞痛恶化或不易控制。③持续房颤病程在 1 年以内且房颤前窦房结功能正常。④心脏、左房扩大不明显（心胸比例<60%）时应考虑同步直流电复律，当心室率达 250 次/分，常立即给予同步直流电复律。

但是近年来对以心房大小、瓣膜病变严重程度来决定是否进行电击复律有不同意见，不少临床学家认为，对房颤患者都应给予 1 次电复律的机会。

4. 心房扑动 心房扑动药物治疗通常较为困难，而电复律对心房扑动有较高的转复率，成功率几乎为 100%，且所需能量较小，50J 以下能量电击，95% 的患者可转复为窦性心律。故有人提出电复律是终止心房扑动的首选方法，特别是快速心室率引发低血压、心力衰竭或心绞痛的患者，可立即同步电复律。

5. 阵发性室上性心动过速 绝大多数室上速不需要首选电复律，应根据具体情况首选兴奋迷走神经的方法转复,或选用药物转复方法,也可选用食管调搏治疗。但是,少数顽固性阵发性室上速经上述治疗无效,发作持续时间常,并伴有血流动力学障碍,如血压下降、诱发或加重心绞痛或心力衰竭,此时无论是窄 QRS 型还是宽 QRS 型均应立即行直流电转复治疗。

6. 异位性心动过速性质不明　异位性心动过速而性质不明(如室上性心动过速伴差异性传导抑制或室性心动过速不能明确鉴别时)而导致用药困难且伴有明显血流动力学障碍者。

【禁忌证】

(1) 洋地黄中毒引起的快速心律失常。洋地黄中毒时心脏对电击的敏感性增加,容易导致恶性室性心律失常(如心室颤动)的发生,因此,若此时电刺激可引起不可逆的心跳停止。

(2) 室上性心律失常伴高度或完全性房室传导阻滞或持续心房颤动未用影响房室传导药物情况下心室率已很缓慢。

(3) 伴有病态窦房结综合征(即快-慢综合征)。

(4) 近期有动脉栓塞或经超声心动图检查发现心房内存在血栓而未接受抗凝治疗者。

房颤患者存在下列情况时不宜作电复律:①拟近期接受心脏外科手术者。②电解质紊乱尤其是低血钾,电复律应该在纠正后进行。③甲状腺功能亢进伴房颤而未对前者进行正规治疗者。④左心功能严重损害者,因转复后有发生急性肺水肿可能。另外,心脏、心房明显增大(心胸比例>65%,超声左房内径>55mm)者,即成功转复但维持窦律的可能性不大。⑤复律后在奎尼丁或胺碘酮的维持下又复发或不能耐受抗心律失常药物维持治疗者。⑥伴风湿活动或感染性心内膜炎而未控制的心脏病患者。⑦房颤为阵发性,既往发作次数少、持续时间短,预期可自动转复者,因为电复律并不能预防其复发。

此外,尖端扭转型室性心动过速或多型性室速伴有低血钾者,Q-T 间期延长者应慎用电复律。异位起搏点自律性增加所致的快速型心律失常电复律疗效较差,即使复律成功后也容易复发。因此,自律性增高的房性心动过速、非阵发性交界性心动过速、加速性室性自主心律一般不主张用电复律治疗。

以上所列适应证及禁忌证都是相对的,应从每个患者的具体临床情况全面评估获益与风险,不能生搬硬套。

【操作方法】

(1) 作好术前准备,备好各种抢救器械和药品。

(2) 患者平卧于木板床上,开放静脉通道,充分暴露胸壁。

(3) 术前常规作心电图。完成心电记录后把导联线从心电图机上解除,以免电击损坏心电图机。在发生心脏骤停后也可"盲目除颤",而不必一定为了明确心脏骤停类型而延误除颤治疗。

(4) 连接除颤器导线,接通电源,检查同步性能,根据实际情况选择同步或非同步。需要同步时通常选择 R 波较高导联进行示波观察。

(5) 按要求进行静脉麻醉,而紧急电除颤则无需静脉麻醉。

(6) 电极板涂上导电膏或包上浸有生理盐水的纱布垫,紧急时甚至可用清水,但绝对禁用酒精,否则可引起皮肤灼伤。

(7) 按要求放置电极板,应尽量避开胸骨。用力按紧给予一定的压力,以保证有较低的阻抗,有利于除颤成功。电极板位置放置方式有:①前侧位(前尖位或标准位,为合适的默认位置):一个电极板放置在右胸前壁锁骨下(胸骨右缘第二肋间),靠近但不与胸骨重叠;另一个电极板放在心尖(左乳头左侧,其中心位于腋中线上),两个电极板之间至少相距10cm。②前-左肩胛位:一个电极板放在右前壁锁骨下,另一个电极板放在背部左肩胛下。③前-右肩胛位(尖后位):一个电极板放在心尖部,另一个电极板放在患者背后右肩胛角,注意避开脊柱。④前后位:一个电极板放在左肩胛下区,另一个电极板放在胸骨左缘第四肋间水平。

(8)选择电能剂量,按下"充电"按钮,将机器充电到相应的能量。所有人员不得接触患者、病床以及与患者相连接的仪器设备以免触电。

(9)按下"放电"按钮,当观察到电极板放电后再放开按钮、松开电极板。

(10)电击后立即听诊心脏并观察患者心电图,观察复律或除颤是否成功并决定是否需要再次电复律或电除颤。

(11)电击后即进行常规导联心电图,并进行心电、血压、呼吸和意识的监测,一般需持续1天。

(12)室颤时,不作术前准备,不需麻醉,尽快实施非同步电击除颤。

【电复律(电除颤)的能量选择】　电复律(电除颤)的能量通常用焦耳来表示,即能量(焦耳)=功率(瓦)×时间(秒)。能量大小的选择主要根据心律失常的类型和病情,在实际操作中需要考虑患者的体重等指标,如体重轻者可选用较小能量,而体重重者则常需用较大能量。一般情况下,不同心律失常的单向波电复律(电除颤)能量选择如下:心房扑动50~100J,心房颤动100~200J,室上性心动过速100~150J,室性心动过速100~200J,心室颤动200~360J。而双向波电复律(电除颤)能量则常为单向波能量的一半。一般一次电击未奏效时可增加电能再次电击。

【特殊情况下的电复律(电除颤)】　心脏起搏器植入术后的患者:心脏起搏器多应用Zinner二极管保护起搏器电路,当高能电被感知后二极管开关闭合产生短路,使起搏器能耐受距起搏器2~4英寸距离的400J电能。但如果电极板距离心脏起搏器过近,则有可能导致起搏器的阈值升高,急性或慢性感知障碍,起搏器频率奔放,可逆或不可逆的微处理器程序改变等。既往指南建议放置的电极片应距离起搏器至少2.5cm,而新近指南则强调放置电极片或电极板位置不要导致除颤延迟,应该避免将电极片或电极板直接放在植入器械之上。因此对安置了起搏器的患者行电复律(电除颤)时应采取以下措施:尽可能用最低有效电能量;电极板放置位置应距离起搏器不少于10cm(国内经验做法);尽量用前后位放置电极板;电击后立即测试起搏器功能,重新程控起搏器。

怀孕期间的电复律(电除颤):患者怀孕期间可能会发生多种快速心律失常,有时需要电击治疗。电复律(电除颤)时,到达胎儿心脏的电能很小,引起胎儿室颤的几率很低。国内外均有报道孕妇接受多次高能电复律治疗,而分娩的婴儿正常。说明怀孕期间电复律(电除颤)是安全的。但实施电复律时仍应检测胎儿心电图,尽量选择低而有效的电能量。

洋地黄中毒所致心律失常:原则上,洋地黄中毒时禁忌电复律(电除颤)治疗,但是,若快速心律失常伴有严重血流动力学障碍需禁忌电复律(电除颤)时,应从低电能(5J)开始,无效时逐渐加大电能,必要时可于复律前静脉注射利多卡因或苯妥英钠,尽量减少或避免严重室性心律失常发生。

【并发症】　除了对患者选择和操作方法不当外,电复律的并发症可能与原有心脏疾患和所用电能大小有关。据报道,电击能量为 150J 时,并发症的发生率为 6% ,大于 300J 时,并发症可达 30% ,因此,应尽量避免高能量电击。

1. 心律失常　①常见房性或室性早搏,窦性心动过缓和房室交界区逸搏,多为暂时性,一般不需处理;②窦性停搏、窦房阻滞或房室传导阻滞,多见于原有窦房结功能低下或房室传导系统有病变者,静脉滴注异丙肾上腺素或阿托品有助于提高心室律。

2. 心肌损伤　高能量电击后血清心肌酶(CK、LDH、AST)升高,大多可在 5 ~ 7 天恢复正常。少数患者心电图可见 ST-T 改变,偶见异常 Q 波和高钾性 T 波改变。

3. 低血压　多发生于高能量电击后,可持续数小时,多可自行恢复;如血压下降明显可用多巴胺、间羟胺等血管活性药物。

4. 皮肤灼伤　几乎所有患者在电复律后电极接触部位均有皮肤灼伤,可见局部红斑水疱,多由于电极板按压不紧导电糊过少或涂抹不均者,一般无须特殊处理。

5. 血栓栓塞　心脏电复律后血栓栓塞的发生率约为 1.5% ,多为心房栓子脱落导致外周动脉栓塞;于过去曾有反复栓塞史者,尤其是房颤患者复律前应注意评估给予抗凝治疗的必要性。

6. 肺水肿及心力衰竭　由于电复律后左房机械性功能受到抑制,或受到肺栓塞的影响而出现肺水肿及心力衰竭,可使用扩血管药物及利尿剂治疗,必要时给予机械通气治疗。

【注意事项】

(1) 电复律(电除颤)一般需要住院进行,需要进行全面的体格检查和有关实验室检查(包括心电图和血液化验等)。

(2) 正在抗凝治疗者,应测定凝血酶原时间和活动度。如果患者正在服用洋地黄类药物,应在复律前停服 24 ~ 48 小时。

(3) 电击前 8 小时内应禁食禁水,避免复律过程中发生恶心和呕吐。

(4) 12 导心电图记录及心电连续监测,建立静脉通道、末梢氧分压达 90% 以上。

(5) 房颤持续 48 小时以上或不能确定房颤时间,转复前应常规抗凝治疗。转复前应用华法林 3 周,转复成功后持续应用 4 周,且应控制国际标准化比值(INR)在治疗范围内(1.8 ~ 3.0)。

(6) 复律前抗心律失常药物的应用:服药的目的是建立相应药物的血药浓度以利于复律后窦律的维持,同时明确对药物的耐受性。另外,亦有少数患者用药后可转复为窦律从而免于电击。常用的可选择的药物包括 I c 类和 Ⅲ 类抗心律失常药物。

(7) 在电复律(电除颤)时,应注意两个电极之间的胸壁不要涂凝胶、乳膏或盐水等导电物质,以避免电流可能沿胸壁表面流动,而未通过心脏。

(8) 操作过程中注意事项:施行电复律的房间应较宽敞,除了除颤器外,还应具备各种复苏设施,例如,氧气、急救箱、血压和心电监护设备等。患者仰卧于硬板床上,松解患者衣领、腰带,一般需要快速、安全和有效的麻醉,以保证电复律和电除颤时患者没有不适感和疼痛感,目前最常使用的是丙泊酚或咪达唑仑直接静脉注射。

患者一旦进入理想的麻醉状态后,暴露胸部,连接除颤器心电监测导联,记录心电图。并将两个涂有导电糊或裹有湿盐水纱布的电极分别置于一定位置。将一电极板置于胸骨缘 2、3 肋间,另一电极板置于心尖部。两个电极板之间距离不少于 10cm,电极板放置要紧贴皮肤,并有一定压力。准备放电时,操作人员不应再接触患者、病床以及同患者相连接的仪器,以免发生触电。

电击复律成功后关闭除颤仪电源,充分清洁电极板并放回电极槽内。

【电复律(电除颤)后注意事项】

(1) 电复律后应立即进行心电监测,并严密观察患者的心率、心律、血压、呼吸和神志,监测应持续24小时。电复律术后是否有并发症:如皮肤烧伤、心肌损伤、循环栓塞、肺水肿以及各种形式的心律失常等。

(2) 心室颤动的患者复律后在监护室留院观察,房颤、室上性心动过速复律后普通病房留院观察1~7天。

(3) 休息与饮食:患者清醒后,卧床休息1~2天,清醒2小时内避免进食水,防止恶心、呕吐。活动量以不引起心慌、胸闷为度。

(4) 清醒2小时后给予高热量、高维生素、易消化饮食,保持排便通畅,避免情绪激动、吸烟、过度劳累、进食刺激性食物等。

(5) 严格按医嘱服药,定期复查;有心慌胸闷、呼吸困难应立即就诊,条件允许的情况下,反复发作的室性心动过速、心房颤动,应尽早安装除颤起搏器或经皮导管射频消融治疗。

指导患者规律服药,告知服药的注意事项,避免诱发因素,保持心情舒畅,适当增加活动。心脏病有复发的可能性,告知患者要有心理准备。

对于心房颤动患者,即使复律前未使用抗凝药物治疗,但是复律后仍需要抗凝4周,因为心房功能的恢复可能延迟至窦性心律恢复后3周。

测 试 题

1. Which one of the followings is not sitable for synchronized cardioversion(　　)
   A. Atrial fibrillation with rapid heart rate
   B. Paroxysmal supraventricular tachycardia
   C. Paroxysmal ventricular tachycardia
   D. Atrial flutter with rapid heart rate
   E. Ventricular flutter

2. Which one of the followings is suitable for non-synchronized defibrillation(　　)
   A. Atrial Fibrillation　　B. Ventricular fibrillation
   C. Atrial flutter　　D. Ventricular tachycardia
   E. Supraventricular tachycardia

3. 室颤(室扑)电除颤时电能量的选择正确的是(　　)
   A. 单相波型360J　　B. 单相波型200J
   C. 单相波型150J　　D. 单相波型100J
   E. 单相波型50J

4. 房颤电转复的指征是(　　)
   A. 房颤伴缓慢心室率
   B. 房颤伴快速心室率
   C. 左心房大,内径>45mm
   D. 左室有附壁血栓
   E. 伴洋地黄中毒

5. 下列情况中不适合电转复的是(　　)
   A. 阵发性室上性心动过速
   B. 阵发性室性心动过速
   C. 房颤伴低钾血症
   D. 房颤伴快速心室率
   E. 心房扑动(1:1房室传导)

6. 试述电复律的适应证、禁忌证。

7. 如果你分管的患者突然出现意识丧失,你该如何处理?

测试题答案

1.E　2.B　3.A　4.B　5.C　6.答案略　7.答案略

(孙银贵　赵倩倩)

三、气管内插管术

【目的】　紧急气管插管技术已成为心肺复苏及伴有呼吸功能障碍的急危重症患者抢救过程中的重要措施。气管插管术是急救工作中常用的重要抢救技术,是呼吸道管理中应用最广泛、最有效、最快捷的手段之一,是医务人员必须熟练掌握的基本技能,对抢救患者生命、降低病死率起到至关重要的作用。且能够及时吸出气管内分泌物或异物,防止异物进入呼吸道,保持呼吸道通畅,进行有效的人工或机械通气,防止患者缺氧和二氧化碳潴留、气管插管是否及时直接关系着抢救的成功与否、患者能否安全转运及患者的预后情况。

【适应证】　气管内插管是指将特制的气管导管,通过口腔或鼻腔插入患者气管内,是一种气管内麻醉和抢救患者的技术,也是保持上呼吸道通畅的最可靠手段。气管或支气管内插管是实施麻醉的一项安全措施。

气管内插管的适应证:

(1) 在全身麻醉时:呼吸道难以保证通畅者,如颅内手术、开胸手术、需俯卧位或坐位等特殊体位的全麻手术;颈部肿瘤压迫气管,颌、面、颈、五官等全麻大手术,极度肥胖患者;全麻药对呼吸有明显抑制或应用肌松药者;都应行气管内插管。

(2) 气管内插管在危重患者的抢救中发挥了重要作用。呼吸衰竭需要进行机械通气者,心肺复苏、药物中毒以及新生儿严重窒息时,都必须行气管内插管。

(3) 某些特殊麻醉,如并用降温术、降压术及静脉普鲁卡因复合麻醉等。

【禁忌证】　气管内插管的禁忌证

1. 绝对禁忌　喉头水肿急性喉炎,喉头黏膜下血肿,插管损伤可引起严重出血;除非急救,禁忌气管内插管。

2. 相对禁忌

(1) 呼吸道不全梗阻者有插管适应证,但禁忌快速诱导插管。

(2) 并存出血性血液病(如血友病等)者。插管损伤易诱发喉头声门或气管黏膜下出血或血肿,继发呼吸道急性梗阻,因此宜列为相对禁忌证。

(3) 主动脉瘤压迫气管者,插管可能导致主动脉瘤破裂,宜列为相对禁忌证。

(4) 麻醉者对插管基本知识未掌握,插管技术不熟练或插管设备不完善者,均宜列为相对禁忌证。

【操作方法】

1. 经口腔明视气管内插管方法　借助喉镜在直视下暴露声门后,将导管经口腔插入气管内。

(1) 将患者头后仰,双手将下颌向前、向上托起以使口张开,或以右手拇指对着下齿列、示指对着上齿列,借旋转力量使口腔张开。

(2) 左手持喉镜柄将喉镜片由右口角放入口腔,将舌体推向侧后缓慢推进,可见到悬雍垂。将镜片垂直提起前进,直到会厌显露。挑起会厌以显露声门。

(3) 如采用弯镜片插管则将镜片置于会厌与舌根交界处(会厌谷),用力向前上方提起,使舌骨会厌韧带紧张,会厌翘起紧贴喉镜片,即显露声门。如用直镜片插管,应直接挑起会厌,声门即可显露。

(4) 以右手拇指、食指及中指以持笔式持住导管的中、上段,由右口角进入口腔,直到导管接近喉头时再将管端移至喉镜片处,同时双目经过镜片与管壁间的狭窄间隙监视导管前进方向,准确轻巧地将导管尖端插入声门。借助管芯插管时,当导管尖端入声门后,应拔出管芯后再将导管插入气管内。导管插入气管内的深度成人为4～5cm,导管尖端至门齿的距离约18～22cm。

（5）插管完成后,要确认导管已进入气管内再固定,并持续辅助呼吸。确认方法有:

1）听诊气管、左、右上肺,左、右下肺;胃部。

2）压胸部时,导管口有气流。

3）人工呼吸时,可见双侧胸廓对称起伏,并可听到清晰的肺泡呼吸音。

4）如用透明导管时,吸气时管壁清亮,呼气时可见明显的"白雾"样变化。

5）患者如有自主呼吸,接麻醉机后可见呼吸囊随呼吸而张缩。

6）如能监测呼气末 $ETCO_2$ 则更易判断,$ETCO_2$ 图形有显示则可确认无误(金标准)。

2. 经鼻腔盲探气管内插管方法　将气管导管经鼻腔在非明视条件下,插入气管内。

（1）插管时必须保留自主呼吸,可根据呼出气流的强弱来判断导管前进的方向。

（2）以1%丁卡因作鼻腔内表面麻醉,并滴入3%麻黄碱使鼻腔黏膜的血管收缩,以增加鼻腔容积,并可减少出血;并做环甲膜穿刺麻醉气管。

（3）选用合适管径的气管导管,以右手持管插入鼻腔。在插管过程中边前进边侧耳听呼出气流的强弱,同时左手调整患者头部位置,以寻找呼出气流最强的位置。

（4）在声门张开时将导管迅速推进。导管进入声门感到推进阻力减小,呼出气流明显,有时患者有咳嗽反射,接麻醉机可见呼吸囊随患者呼吸而伸缩,表明导管插入气管内。

（5）如导管推进后呼出气流消失,为插入食道的表现。应将导管退至鼻咽部,将头部稍仰使导管尖端向上翘起,可对准声门利于插入。

【注意事项】

（1）插管操作技术不规范,可致牙齿损伤或脱落,口腔、咽喉部和鼻腔的黏膜损伤引起出血。用力不当或过猛,还可引起下颌关节脱位。

（2）浅麻醉下行气管内插管可引起剧烈呛咳、喉头及支气管痉挛;心率增快及血压剧烈波动而导致心肌缺血。严重的迷走神经反射可导致心律失常,甚至心跳骤停。预防方法有:适当加深麻醉,插管前行喉头和气管内表面麻醉,应用麻醉性镇痛药或短效降压药等。

（3）气管导管内径过小,可使呼吸阻力增加;导管内径过大,或质地过硬都容易损伤呼吸道黏膜,甚至引起急性喉头水肿,或慢性肉芽肿。导管过软容易变形,或因压迫、扭折而引起呼吸道梗阻。

（4）导管插入太深可误入一侧支气管内,引起通气不足、缺氧或术后肺不张。导管插入太浅时,可因患者体位变动而意外脱出,导致严重意外发生。因此,插管后及改变体位时应仔细检查导管插入深度,并听诊两肺的呼吸音。

测　试　题

1. 下列哪项是择期全身麻醉行气管插管的绝对禁忌证(　　)
A. 气管内肿物　　B. 颅内高压
C. 支气管炎　　D. 急性喉水肿
E. 气道呼吸道分泌物过多

2. 气管插管暴露声门时,成人用弯形喉镜叶片前段放置的最佳位置是(　　)
A. 舌体　　B. 会厌谷
C. 声门上　　D. 舌根
E. 以上均不正确

3. 成人气管内插管导管尖端距门齿的最佳距离是
（　　）
   A. 22±2cm　　　B. 24±2cm
   C. 20±2cm　　　D. 22±4cm
   E. 28±4cm
4. 气管导管插入气管后,下列套囊注气法正确的是
（　　）
   A. 给气管导管套囊充气8ml
   B. 给气管导管套囊充气2ml
   C. 给气管导管套囊充,气触摸注气端套囊弹性似鼻尖
   D. 给气管导管套囊充气,触摸注气端套囊弹性似额头
   E. 给气管导管套囊充气,触摸注气端套囊弹性似口唇
5. 下列确认气管导管位置的描述,不正确的是（　　）

   A. 通气时观察双侧胸廓起伏对称
   B. 听诊器听诊双肺尖,双肺呼吸音对称
   C. 胸部X线检查,显示气管导管位置正确
   D. 听诊器听诊颈前部,无漏气,为气管导管的位置正确
   E. 吸气时管壁清亮,呼气时可见明显的"白雾"样变化
6. 下列描述提示气管导管误入食管的是（　　）
   A. 听诊两肺呼吸音对称
   B. 挤压呼吸囊时腹部隆起
   C. 挤压呼吸囊时胸廓起伏对称
   D. 听诊可闻及一侧呼吸音清晰
   E. 有血液自气管插管内流出
7. 你认为气管插管操作时注意事项有哪些?
8. 气管插管时的并发症有哪些? 如何预防?

测试题答案

1. D　2. B　3. A　4. C　5. D　6. B　7. 答案略　8. 答案略

（孙银贵　赵倩倩）

四、中心静脉穿刺置管测压技术

【目的】　中心静脉压是指腔静脉与右房交界处的压力,是反映右心前负荷的指标。

中心静脉压测定（central venous pressure, CVP）从静脉将中心静脉导管插入,至上下腔静脉近右心房处。该管可作为补液和测压用。测中心静脉压时应以腋中线第四肋间为"0"点。正常值$6 \sim 12cmH_2O$。

【适应证】　中心静脉压（CVP）是衡量左右心室排出回心血的能力和判断有效循环血容量的指标,现临床上已广泛应用。主要适应于以下情况:

（1）体外循环下各种心血管手术。
（2）估计术中将出现血流动力学变化较大的非体外循环手术。
（3）严重外伤、休克以及急性循环衰竭等危重患者的抢救。
（4）需长期高营养治疗或经静脉抗生素治疗。
（5）研究某些麻醉药或其他治疗用药对循环系统的作用。
（6）经静脉放置临时或永久心脏起搏器。

【禁忌证】
（1）凝血机制严重障碍者避免进行锁骨下穿刺。
（2）局部皮肤感染者应另选穿刺部位。
（3）血气胸患者避免行颈内及锁骨下静脉穿刺。

【操作方法】　目前多采用经皮穿刺的方法放置导管至中心静脉部位。常用的穿刺部

位有锁骨下静脉、颈内静脉,在某些特殊情况下也可用贵要静脉或股静脉。

1. **锁骨下静脉** 通常多选用右侧锁骨下静脉作为穿刺置管用。穿刺进路有锁骨上路和锁骨下路两种。

(1) 锁骨上路:患者取仰卧头低位,右肩部垫高,头偏向对侧,使锁骨上窝显露出来。在胸锁乳突肌锁骨头的外侧缘,锁骨上缘约1cm处进针,针与身体正中线或与锁骨成45°角,与冠状面保持水平或稍向前15°,针尖指向胸锁关节,缓慢向前推进,且边进针边回抽,直到有暗红色血为止。经反复测试确定在静脉腔内便可送管入静脉。送管方法有以下两种:

1) 外套管直接穿刺法:根据患者的年龄选用适当型号的外套管针(成人14～16号,儿童18～20号)直接穿刺。当穿中静脉后再向前推进3～5mm,而后退出针芯,将注射器接在外套管上回抽有静脉血时,可缓慢旋转向前送入;如回抽无回血,可缓慢后撤同时回抽,当抽到回血时即停止后撤,经反复测试确定在静脉腔内再慢慢旋转导管向前送入。

2) 钢丝导入法:根据患者的具体情况选用适当的金属穿刺针及相应型号的钢丝和导管。穿刺方法同前,当穿中静脉后将钢丝送入。如果导管较软可先用相应型号的扩张器沿钢丝送入静脉内(送扩张器前先用尖刀片将皮肤针眼扩大),而后撤出扩张器,再将导管沿钢丝送入静脉。导管送入的长度据患者的具体情况而定,一般5～10cm即可。退出引导钢丝用缝线将导管固定在皮肤上,再用皮肤保护膜加固。用缝针固定时下针的方向应与导管平行,不可横跨导管以免将导管扎破。锁骨上路进针在穿刺过程中,针尖前进的方向实际上是远离锁骨下动脉和胸膜腔的方向前进,所以较锁骨下进路为安全。此进路不经过肋间隙,送管时阻力小,用外套管穿刺时可直接将套管送入静脉,到位率比锁骨下路高。也可以经此路放置Swan-Ganz导管和肺动脉导管或心内膜起搏器。

(2) 锁骨下路:患者取仰卧位,右上肢垂于体侧,略向上提肩,使锁骨与第一肋间的间隙张开便于进针。右肩部可略垫高(也可不垫),头低位约15～30°,从锁骨中内1/3的交界处,锁骨下缘约1～1.5cm(相当于第二肋骨上缘)进针。针尖指向胸骨上窝,针体与胸壁皮肤的夹角小于10°,紧靠胸锁内下缘徐徐推进,这样可避免穿破胸膜及肺组织所引起的气胸。在进针的过程中,边进边轻轻回抽,当有暗红色血液时停止前进,并反复测试其通畅情况,确定在静脉腔内时便可置导管。如果以此方向进针已达4～5cm仍无回血时,不可再向前推进,以免损伤锁骨下动脉。此时应徐徐向后退针并边退边抽,往往在撤针过程中抽到回血,说明已穿透锁骨下静脉。在撤针过程中仍无回血,可将针尖撤到皮下而后改变方向(针尖在深部时不可改变方向,以免扩大血管的损伤)使针尖指向甲状软骨以同样方法徐徐前进,往往可以成功。送导管的方法基本上与锁骨上路相同,但由于此进路要通过肋间隙,用外套管针时往往送套管时较困难,阻力较大,常需要借助钢丝引导。另外此进路穿刺过深时有误伤锁骨下动脉的可能。如果针干与胸部皮肤角度过大有穿破胸腔和肺组织的可能。值得特别提出的是锁骨下进路置管到位率较低,导管可进入同侧颈内静脉、对侧无名静脉。据观察此进路的到位率小儿为32.3%,成人为84%。心脏手术时撑开胸骨时可能影响导管的位置。

2. **颈内静脉** 颈内静脉穿刺的进针点和方向根据个人的习惯各有不同,一般根据颈内静脉与胸锁乳突肌的关系,可分别在胸锁乳突肌的前、中、后三个部位进针。

(1) 前路:患者仰卧头低位,右肩部垫起,头后仰使颈部充分伸展,面部略转向对侧。操作者以左手食指和中指在中线旁开3cm,于胸锁乳突肌的中点前缘相当于甲状软骨上缘水平触及颈总动脉搏动,并向内侧推开颈总动脉,在颈总动脉外缘的0.5cm处进针,针干与皮肤成30°～40°角,针尖指向同侧乳头或锁骨中内1/3交界处前进。常在胸锁乳突肌中段后面进入颈内静脉。此路进针造成气胸的机会不多,但易误入颈总动脉。

（2）中路:在锁骨与胸锁乳突肌的锁骨头和胸骨头形成的三角区的顶点,颈内静脉正好位于此三角的中心位置,该点距锁骨上缘约3～5cm,进针时针干与皮肤呈30°角,与中线平行直接指向足端。如果试穿未成功,将针尖退到皮下,再向外偏斜10°左右指向胸锁乳突肌锁骨头以内的后缘,常能成功。若遇肥胖、短颈或小儿,全麻后胸锁乳突肌标志常不清楚,定点会有一些困难。此时可利用锁骨内侧端上缘的小切迹作为骨性标志(此切迹就是胸锁乳突肌锁骨头的附着点)颈内静脉正好经此而下行与锁骨下静脉汇合。穿刺时以左手拇指按压,以确认此切迹,在其上方约1～1.5cm处进针(此处进针又称为低位进针点),针干与中线平行,针尖指向足端,一般进针2～3cm即可进入颈内静脉。若未成功再将针退至皮下,略向外侧偏斜进针常可成功。

（3）后路:在胸锁乳突肌的后缘中下1/3的交点或在锁骨上缘3～5cm处作为进针点,在此处颈内静脉位于胸锁乳突肌的下面略偏向外侧,穿刺时面部尽量转向对侧,针干一般保持水平,在胸锁乳突肌的深部指向胸骨上窝方向前进。针尖不宜过分向内侧深入,以免损伤颈总动脉,甚至穿入气管内。以上三种进针点一般以中路为多,因为此点可以直接触及颈总动脉,可以避开颈总动脉,故误伤动脉的机会较少。另外此处颈内静脉较浅,穿中率较高。此外应指出,由于颈内静脉与颈总动脉相距很近,为避免误伤动脉在正式穿刺前必须先用细针试穿,以确定穿刺的角度和深度,而后再正式进行穿刺。穿刺成功后。置入导管的方法与锁骨下静脉相同。

3. 股静脉　现已很少采用,除非在某些特殊病情如巨大胸主动脉瘤或布加综合征时采用。术后应及早拔除,以减少血栓性静脉炎的发生。

4. 贵要静脉　一般不用此途径,在巨大升主动脉瘤不宜用锁骨下静脉或颈内静脉时(以免误伤动脉瘤)选用。但由于该静脉较细,路途弯曲,故送管困难。必须用一种特殊的穿刺针 Drum-Cartridge Catheter,该导管长71cm,外径约1.7mm,内径1.1mm,管腔内有弹性钢丝芯卷成盘形装于可转动的塑料匣内,穿刺针头长5.1cm,外径2.1mm,内径1.8mm,当穿中贵要静脉后将该导管由穿刺针腔内送入静脉,并以顺时针方向旋转塑料匣,将导管送至中心静脉后退出穿刺针,抽出导管内钢丝局部包扎固定,并与测压装置连接。

【并发症】　血肿、气胸、心律失常、心包填塞、血胸、胸腔积液、空气栓塞和感染。

【注意事项】

（1）加强与患者的沟通与交流,讲明穿刺利弊及可能发生的风险和意外情况,取得患者及家属的理解和认可。

（2）用外套管针穿刺时,皮肤戳口要足够大,包括皮肤全层和皮下组织,使套管针通过皮肤及皮下组织时无明显阻力,否则会由于套管针通过坚韧的皮肤时引起套管口的裂开造成穿刺失败。

（3）正式穿刺时的进针深度往往较试穿时要深,因为正式穿刺时粗针头相对较钝,易将静脉壁向前推移甚至压瘪,尤其是低血容量的患者。有时穿透静脉也未抽得回血,这时可缓慢退针,边退边抽往往可抽得回血。

（4）应掌握多种进路的穿刺技术,不可强调某一进路的成功率高而进行反复穿刺,这样可造成局部组织的严重创伤和血肿。

（5）穿刺过程中穿刺针要直进直退,如需改变穿刺方向时必须将针尖退至皮下,否则增加血管的损伤。

（6）穿刺成功后应将导管内的气体抽出注入盐水，以防固定导管时血液在导管内凝固。

（7）固定导管时，缝针的方向一定要与导管的走向平行，且不可横跨导管，以免在皮下穿破导管。

测 试 题

1. 患者侧卧位测定中心静脉压时，0 点的位置应该位于
   A. 腋中线第 4 肋间水平
   B. 胸骨右缘第 4 肋间水平
   C. 胸骨左缘第 4 肋间水平
   D. 胸骨右缘第 2 肋间水平
   E. 胸骨左缘第 2 肋间水平

2. 中心静脉穿刺时，为防止心律失常，导引钢丝进入体内的长度最好不要超过
   A. 25cm
   B. 20cm
   C. 15cm
   D. 10cm
   E. 5cm

3. 插入导引钢丝时如遇到阻力，应如何处理
   A. 退出引导钢丝，接上注射器回抽，并调节穿刺针方向
   B. 可用力继续推进直至阻力消失
   C. 不用后退引导钢丝，可直接调节穿刺针方向

   D. 拔出穿刺针重新穿刺
   E. 旋转导引钢丝，继续推进

4. 成人进行中心静脉穿刺置管时，导管的置入深度应该在
   A. 大于 15cm
   B. 12～15cm
   C. 10～12cm
   D. 小于 10cm
   E. 2～5cm

5. 颈内静脉穿刺过程中，如误入颈内动脉，首先应如何处理
   A. 不予处理
   B. 局部压迫止血
   C. 更改穿刺路径，重新穿刺
   D. 继续置管
   E. 加快输液速度

6. 中心静脉穿刺的常用路径有哪些？并发症有哪些？怎样处理？

测试题答案

1. B 2. C 3. A 4. B 5. B 6. 答案略

（孙银贵　赵倩倩）

五、环甲膜穿刺术

【目的】　环甲膜穿刺术是临床上对于有呼吸道梗阻、严重呼吸困难的患者采用的急救方法之一，它可为气管切开术赢得时间，是现场急救的重要组成部分。同时它具有简便、快捷、有效的优点，而且稍微接受急救教育的人都可以掌握。

【适应证】

（1）急性上呼吸道梗阻。

（2）喉源性呼吸困难（如白喉、喉头水肿等），缓解喉梗阻；湿化痰液。

（3）头面部严重外伤。

（4）气管插管有禁忌或病情紧急而需快速开放气道时。

（5）注射表面麻醉药，为喉、气管内其他操作做准备。

（6）注射治疗药物；导引支气管留置给药管。

【禁忌证】　有出血倾向。

【操作方法】

1. 术前准备　向患者说明施行环甲膜穿刺术的目的,消除不必要的顾虑,检查穿刺用品是否齐全。

2. 穿刺步骤　①患者平卧或斜坡卧位,头后仰;②环甲膜前的皮肤按常规消毒;③左手示指和拇指固定环甲膜处的皮肤,右手持注射器垂直刺入环甲膜,到达喉腔时有落空感,回抽注射器有空气抽出;④固定注射器于垂直位置,注入 1% 丁卡因溶液 1ml(2% 利多卡因 2ml),然后迅速拔出注射器;⑤再按照穿刺目的进行其他操作;⑥穿刺点用消毒干棉球压迫片刻;⑦若经针头导入支气管留置给药管,则在针头退出后,用纱布包裹并固定。

【注意事项】

(1) 穿刺时进针不要过深,避免损伤喉后壁黏膜。

(2) 必须回抽有空气,确定针尖在喉腔内才能注射药物。

(3) 注射药物时嘱患者勿吞咽及咳嗽,注射速度要快,注射完毕后迅速拔出注射器及针头,以消毒干棉球压迫穿刺点片刻。针头拔出以前应防止喉部上下运动,否则容易损伤喉部的黏膜。

(4) 注入药物应以等渗盐水配制,pH 要适宜,以减少对气管黏膜的刺激。

(5) 如穿刺点皮肤出血,干棉球压迫的时间可适当延长。

(6) 术后如患者咳出带血的分泌物,嘱患者勿紧张,一般在 1~2 天内即消失。

(7) 作为一种应急措施,穿刺针留置时间不宜长(一般不超过 24 小时)。

(8) 如遇血凝块或分泌物阻塞穿刺针头,可用注射器注入空气,或用少许生理盐水冲洗,以保证其通畅。

(9) 环甲膜位于甲状软骨和环状软骨之间,前无坚硬遮挡组织(仅有柔软的甲状腺通过),后通气管,它仅为一层薄膜,周围无要害部位,因此利于穿刺。如果自己寻找,可以低头,然后沿喉结最突出处向下轻轻地摸,在约 2~3cm 处有一如黄豆大小的凹陷,此处即为环甲膜位置所在。

【并发症】　①出血;②假道形成;③食管穿孔;④皮下或纵隔气肿。

测　试　题

1. 试述气管颈部的解剖结构及毗邻。
2. 试述环甲膜穿刺的临床意义?

测试题答案

答案略

(孙银贵　赵倩倩)

六、动脉穿刺与血气分析

【目的】　通过动脉血气分析可监测有无酸碱平衡失调、缺氧和二氧化碳潴留,判断急、慢性呼吸衰竭的程度,为诊断和治疗呼吸衰竭提供可靠依据。

【适应证】

(1) 各种疾病、创伤、手术所导致的呼吸功能障碍者。

(2) 呼吸衰竭的患者,使用机械辅助呼吸治疗时。

(3) 抢救心肺复苏后,对患者的继续监测。

【禁忌证】 无绝对禁忌证。凝血异常,穿刺操作不合作者慎重选择。

【操作前准备】

1. 准备用物 2ml 或 5ml 注射器、碘伏消毒棉签、无菌干棉签、弯盘、砂轮、橡皮塞、肝素抗凝剂。

2. 患者准备

(1) 桡动脉、末梢动脉穿刺部位采血:患者体位不受影响,以患者舒适、采血方便为宜。

(2) 肱动脉穿刺部位采血:患者取坐位或平卧位。

(3) 股动脉穿刺部位采血:患者限平卧位。

【操作步骤】 桡动脉、肱动脉、股动脉采血方法:(桡动脉和股动脉常用,肱动脉和手足背动脉不常用)。

(1) 用注射器抽取 6250U/ml 肝素钠 0.2ml,转动针栓使整个注射器内均匀附着肝素,针尖向上推出多余液体和注射器内残留气泡,也可应用 BD 动脉血气穿刺针直接抽取。

(2) 选动脉穿刺部位,触摸动脉搏动最明显处,用碘伏棉签消毒穿刺部位(>5cm)和术者左手食指和中指。

(3) 用左手食指和拇指固定动脉(因人而异),右手持注射器与皮肤呈 40°~60°穿刺,若取股动脉穿刺采血则垂直进针,穿刺成功则血自动流入针管内,色鲜红,采血 1~2ml 即可。

(4) 取血后立即拔针,将针头斜面刺入橡皮塞内,以免空气进入影响结果,若注射器内有气泡,应尽快排出。将注射器轻轻转动,可用手搓动 1 分钟,使血液肝素充分混合,防止凝血,用无菌干棉签压迫穿刺点,力度以摸不到动脉搏动为准,按压 10~15 分钟。

【注意事项】

(1) 取动脉血液必须防止空气混入。

(2) 患者吸氧时应尽量避免采用末梢血,因吸氧时 PaO_2 大于空气的氧分压,标本一旦接触空气,血中氧可迅速向空气中弥散,因而使测得的 PaO_2 降低。

(3) 标本采集好后应立即送检或置入 4℃冰箱保存,但不宜超过 2 小时,以免细胞代谢耗氧,使 PaO_2 及 pH 下降,$PaCO_2$ 升高。

(4) 取末梢动脉血时,不宜用力挤压穿刺部位,以防淋巴液渗入影响结果。

(5) 填写血气分析申请单时,要注明采血时间、体温、患者吸氧方法、氧浓度、氧流量、机械呼吸的各种参数等。

(6) 严格无菌操作,避免医源性感染,注意自身防护。

(7) 操作前向患者及家属讲解动脉取血及血气分析的目的、意义、方法,以取得患者配合,做好患者的心理护理。

(8) 提高穿刺的成功率,避免反复穿刺引起局部淤血。

(9) 若发现针刺部位肿胀、疼痛应及时给予冷敷止痛等处理。

(10) 操作完毕,整理用物及患者床单位。

测　试　题

1. 试述动脉采血常用的穿刺部位。
2. 试述动脉血气分析的临床意义?

测试题答案

答案略

（孙银贵　赵倩倩）

第六章 护理部分

一、胃管置入

【目的】

(1) 胃内灌食及给药。

(2) 胃内容物的抽吸或清洗。

【适应证】

(1) 多种原因造成无法经口进食而需鼻饲者,如早产儿、病情危重或昏迷患者、口腔疾患或口腔手术后患者、破伤风或拒绝进食患者。

(2) 胃肠减压,如急性胃扩张、胃肠道梗阻、急腹症有明显胀气或较大的腹部手术前等。

(3) 上消化道出血患者出血情况的观察和治疗。

(4) 清除胃内有害物质,进行胃液检查。

【禁忌证】

(1) 严重颌面部损伤。

(2) 鼻咽部有癌肿或急性炎症的患者。

(3) 食管静脉曲张、食管梗阻及憩室、近期食管有腐蚀性损伤患者。

(4) 心力衰竭、重度高血压、精神异常或极度不合作患者。

【操作前准备】

1. 评估患者并解释

(1) 解释:向患者或家属解释操作目的、过程及配合方法。

(2) 评估:患者有无操作禁忌,患者鼻腔通畅性或有无义齿,患者合作程度。

2. 操作者准备　着装整洁,洗手,戴口罩。

3. 物品准备

(1) 鼻饲包:治疗碗、镊子、止血钳、压舌板、纱布、胃管、50ml 注射器、治疗巾。

(2) 其他:手电筒、听诊器、弯盘、棉棒、手套、石蜡油或石蜡油棉球、胶布、橡皮圈或夹子、别针、手消毒液。

【操作步骤】

1. 核对　核对医嘱单和患者床号、姓名等信息。

2. 体位　能配合者取坐位或半坐位,无法坐起者取右侧卧位,昏迷患者去枕平卧位,头稍后仰。颌下铺治疗巾,置弯盘于口角旁,清洁鼻孔或取下义齿。

3. 插胃管　检查胃管是否通畅,润滑胃管前端,测量插管长度(自鼻尖至耳垂再至剑突的长度或自发际至剑突的长度),读取测量胃管刻度,成人约 55~60cm。左手以纱布托住胃管,右手持镊子夹住胃管前端,沿一侧鼻孔缓缓插入,到咽部(约 15cm)时,嘱患者做吞咽动作(如昏迷患者,抬其头部,使下颌靠近胸骨柄),以便导管顺利通过食管口。同时将胃管送下至所需长度,暂用胶布固定于鼻部。若插管过程中患者作呕感持续,可用手电筒、压舌板检视口腔后部,有无管子卷曲卡住;如有呛、咳、发绀、喘息等误入气管征象,应立即拔出稍事休息后再行插入;如遇阻力或患者有作呕噎塞、发绀等现象,应立即停止插管并将胃管轻轻拔出少许,检查胃管的位置,稍后旋转进管,以防损伤黏膜。

4. 验证　确定胃管是否在胃中,有三种方法:①用注射器抽吸胃液;②用注射器快速注入少量空气,同时用听诊器在胃区听气过水声;③将胃管末端置于水中,看有无气泡逸出。

5. 固定　确定胃管在胃内,用胶布固定于鼻翼和面颊部。反折胃管开口端,用纱布包好,用橡皮圈系紧或用夹子夹紧,再用别针将胃管固定于大单、枕旁或患者衣领处。

6. 操作后处理　①患者:清洁患者口鼻面部,协助取舒适卧位,向患者或家属交代注意事项。②整理记录:整理床单位,清理用物,洗手记录。

7. 拔管　需拔出胃管时,将弯盘置于患者颌下,轻轻揭去固定的胶布,用纱布包裹近鼻孔处的胃管,反折胃管末端,嘱患者深呼吸,在患者呼气时拔管,边拔边用纱布擦胃管,到咽喉处快速拔出,将胃管放入弯盘内。

【注意事项】

(1) 整个操作过程注意人文关怀,插管动作要轻稳,特别是在通过咽喉食管的三个狭窄处时,以避免损伤食管黏膜。操作时强调是"咽"而不是"插"。

(2) 在插管过程中患者出现恶心时应暂停片刻,嘱患者做深呼吸,以分散患者的注意力,缓解紧张,减轻胃肌收缩;如出现呛咳、呼吸困难提示导管误入喉内,应立即拔管重插;如果插入不畅时,切忌硬性插入,应检查胃管是否盘在口咽部,可将胃管拔出少许后再插入。

(3) 昏迷患者插管时,应将患者头向后仰,当胃管插入会厌部约 15cm 时,左手托起头部,使下颌靠近胸骨柄,加大咽部通道的弧度,使管端沿后壁滑行,插至所需长度。

【并发症及处理】

1. 误入气管　插管过程中,患者出现呛咳,应立即拔管,稍后再插;如昏迷患者,气管对刺激反应较弱,可多种方法验证胃管,以免误入气管,引起窒息。

2. 胃食管反流和误吸　胃管留置时间过长可导致食管下段括约肌松弛,引起胃酸反流,同时,昏迷或重症患者多为仰卧位,不能吞咽唾液分泌物,易将反流胃内容物误吸入呼吸道,引起肺部感染。防范措施可抬高床头,应用抑酸及促动力药物,长期卧床患者要积极排痰。

3. 鼻腔出血　插管动作粗暴或留置胃管时间过长可引起鼻腔出血。插管时应充分润滑胃管,动作轻柔,如一侧插管阻力过大,可考虑更换对侧鼻腔,避免强行插入。

4. 食管糜烂　长期留置胃管时,胃食管反流、胃管与食管黏膜的机械性摩擦等因素可导致食管黏膜损伤,甚至出现溃疡出血,可给予抑酸治疗,出现溃疡出血时应及时拔除胃管。

【相关知识】　胃管全长 120cm,上面标明 4 个刻度;第一刻度 45cm,表示胃管达贲门;第二刻度 55cm,表示胃管进胃体;第三刻度 65cm,表示胃管进入幽门;第四刻度 75cm,表示胃管进入十二指肠(图 6-1)。

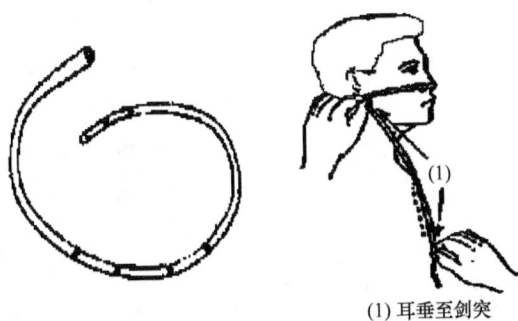

(1) 耳垂至剑突

图 6-1　胃管刻度和测量方式

附:经鼻插胃管术评分标准

项目	分值	内容及评分标准	满分	得分
		经鼻插胃管术		
术前准备	15	1. 评估患者:核对床号、姓名;了解、熟悉患者病情、生命体征;评估鼻腔黏膜有无损伤及鼻腔通畅性;向患者说明解释,取得合作。	5	
		2. 操作者正确戴好口罩、帽子;六步洗手法洗手。	5	
		3. 检查所需物品: (1)鼻饲包:治疗碗、镊子、止血钳、压舌板、纱布、胃管、50ml 注射器、治疗巾。 (2)其他:手电筒、听诊器、弯盘、棉棒、手套、石蜡油或石蜡油棉球、胶布、橡皮圈或夹子、别针、手消毒液。	5	
操作过程	85	1. 准备患者:摆体位(患者取坐位、半坐位或平卧位,头稍后仰);清洁鼻孔;颌下铺治疗巾;置弯盘于口角旁。	10	
		2. 操作者准备:备胶布;戴无菌手套(打开手套包,取出手套,左手捏住手套反折处,右手对准手套5指插入戴好。已戴手套的右手,除拇指外4指插入另一手套反折处,左手顺势戴好手套);检查胃管是否通畅。	5	
		3. 测量插管长度(自前额发际至胸骨剑突的长度或鼻尖至耳垂再到胸骨剑突的距离);必要时以胶布粘贴作标记或读取刻度;润滑胃管前段。	15	
		4. 右手持镊子夹住胃管前端沿选定鼻孔轻柔插入;先稍向上而后平行再向后下缓慢轻轻插入。	5	
		5. 插入到咽部(约 10~15cm)时,嘱患者做吞咽动作(昏迷患者下颌紧贴胸骨处);注意观察患者反应。	5	
		6. 插入深度为 55~60cm。	5	
		7. 检查是否盘曲在口中。	2	
		8. 验证胃管是否在胃中:①用注射器抽吸胃液;②用注射器快速注入少量空气,同时用听诊器在胃区听气过水声;③将胃管末端置于水中,看有无气泡逸出。	10	
		9. 用纱布拭去口角分泌物,用胶布将胃管固定于鼻翼和面颊部。	6	
		10. 接通负压引流器(鼻饲:反折胃管开口端,用纱布包好固定)。	5	
		11. 撤去弯盘及治疗巾;脱手套。	5	
		12. 再用别针将胃管固定于枕旁或患者衣领处。	2	
		13. 爱护体贴患者,取舒适体位,交代注意事项。	5	
		14. 整理床铺,清理用物,洗手记录。	5	
总分	100		100	

测 试 题

1. 对患者进行鼻饲时,如插管过程中患者出现呛咳、呼吸困难、发绀等,应(　　)

A. 继续插,没关系

B. 嘱患者深呼吸,放松,继续插

C. 立即拔出,通知医师,停止鼻饲医嘱

D. 立即拔出,休息片刻重插

E. 用力快速插

2. 下列情况不适合置入胃管的是(　　)

A. 急性胰腺炎　　B. 肠梗阻

C. 中毒洗胃　　D. 食管梗阻

E. 幽门梗阻

测试题答案

1. D　2. D

(贾丽燕　李艳青)

二、小儿鼻胃插管术

【目的】

(1) 鼻饲　缺乏咽反射和吸吮、吞咽能力的患儿或昏迷、营养不良患儿。

(2) 诊疗　抽吸胃液作检查;抽空胃内容物(如胎粪等);洗胃;胃肠减压。

【适应证】

(1) 多种原因造成无法经口喂养或给药的患儿,如早产儿、病情危重或昏迷患儿、破伤风患儿等。

(2) 胃肠减压,如消化道梗阻、坏死性小肠结肠炎患儿。

(3) 食物、药物中毒等患儿洗胃。

【禁忌证】

(1) 鼻腔狭窄、鼻咽部或食管上部梗阻、气管食管瘘、食管狭窄或食道静脉曲张。

(2) 严重颌面部外伤或基底颅骨骨折。

(3) 无法控制的严重凝血功能障碍。

【操作前准备】

1. 评估患儿并解释

(1) 解释:向患儿家属解释操作目的、过程及配合方法。

(2) 评估:患儿有无操作禁忌,患儿鼻腔通畅性。

2. 操作者准备　着装整洁,洗手,戴口罩。

3. 物品准备

(1) 鼻饲包:治疗碗、镊子、止血钳、压舌板、纱布、小儿胃管、10ml 或 20ml 注射器、治疗巾。

(2) 其他:手电筒、听诊器、弯盘、棉棒、手套、石蜡油或石蜡油棉球、胶布、橡皮圈或夹子、别针、手消毒液,持续胃管滴注喂养时需备微量泵。

【操作步骤】

1. 核对　核对医嘱单和患儿床号、姓名等信息。

2. 体位　患儿取仰卧位,头朝向一侧。颌下铺治疗巾,置弯盘于口角旁,清洁鼻孔。

3. 插胃管　检查胃管是否通畅,测量插入长度,并在胃管上做标记。插入长度的测量方法:耳垂—鼻尖—剑突下缘长度。将患儿头朝向一侧,在胃管前端涂石蜡油,用镊子将胃管由鼻孔送入胃内,达鼻咽部时略有阻力感,应迅速插入,如遇呛咳或呼吸困难表明可能误入气管,应拔出重新插入。

4. 验证　①将注射器接上胃管,应观察有无胃液抽出。②1 ~ 2ml 空气注入胃中,在上腹部听诊有无气过水声。③在不咳嗽、安静时将胃管开口端置于小碗水面以下,应无气泡逸出,如有大量气泡逸出,则证明误入气管。④必要时放射线拍片定位。

5. 固定　将胃管固定于鼻翼、面颊,并封闭好鼻胃管末端,妥善固定。

6. 操作后处理　①患儿:清洁患儿口鼻面部,协助取舒适卧位,向家属交代注意事项。②整理记录:整理床单位,清理用物,洗手记录。

【注意事项】

(1) 整个操作过程注意人文关怀,观察生命体征并作及时处理,插管结束需封闭导管末端。

(2) 拔管时应捏紧管腔,严防奶汁等液体滴入气管。

(3) 遇阻力或病儿出现青紫、咳嗽,应拔出导管。

【并发症及处理】

1. 鼻翼溃疡或坏死　鼻胃插管后固定不当或放置胃管型号过大,都能导致鼻翼压迫性溃疡甚至坏死。应选择型号大小合适的胃管,经常调整位置以减轻压迫,预防并发症。

2. 肺部并发症　鼻胃插管可导致肺部并发症发生率的增加。鼻胃插管的错位会导致肺炎、肺脓肿、气道穿孔和气胸。正确放置鼻胃插管可有效预防并发症。

3. 胃食管反流和反流性食管炎　鼻胃管能够损伤食管下部括约肌正常功能,使患儿更容易发生胃食管反流,可导致反流性食管炎、消化道出血或吸入性肺炎,需拔除胃管。对于需持续插管患儿,可以用药物抑制胃酸分泌。

4. 胃炎或胃出血　对胃黏膜抽吸会导致慢性刺激或压迫性坏死,从而发生胃炎或胃出血,需立即拔除胃管。

【相关知识】　新生儿鼻饲的方法:①每次鼻饲前应先抽吸胃内残余量,如大于前次喂入量的 1/4 提示排空不良,应减量或暂停鼻饲。②鼻饲应按时按质按量加入注射器,抬高到距患儿头部 15 ~ 20cm 处靠重力作用自行滴入,切勿加压注入。③鼻饲后使患儿上体抬高及右侧卧位,有助于胃排空。

附:小儿鼻胃插管术评分标准

小儿鼻胃插管术				
项目	分值	内容及评分标准	满分	得分
术前准备	15	1. 评估患儿:核对床号、姓名;了解、熟悉患儿病情、生命体征;鼻腔黏膜有无损伤及鼻腔通畅情况;向患儿或家属说明解释,取得合作。	5	
		2. 操作者六步洗手法洗手;正确戴好口罩、帽子。	5	
		3. 检查所需物品: (1)鼻饲包:治疗碗、镊子、止血钳、压舌板、纱布、小儿胃管、10ml 或 20ml 注射器、治疗巾。 (2)其他:手电筒、听诊器、弯盘、棉棒、手套、石蜡油或石蜡油棉球、胶布、橡皮圈或夹子、别针、手消毒液,持续胃管滴注喂养时需备微量泵。	5	

续表

项目	分值	内容及评分标准	满分	得分
操作过程	85	1. 患儿准备:摆体位(患儿仰卧,头朝向一侧);清洁鼻孔;颌下铺治疗巾;置弯盘于口角旁。	10	
		2. 操作者准备:备胶布;戴手套;检查胃管是否通畅。	5	
		3. 测量插管长度(耳垂至鼻尖再到剑突下缘的距离)必要时以胶布粘贴作标记或读取刻度;润滑胃管前段。	15	
		4. 右手持镊子夹住胃管前端沿选定鼻孔轻柔插入;先稍向上而后平行再向后下缓慢轻轻插入。	5	
		5. 插入到咽部,略有阻力,应快速插入,注意观察患儿反应,如遇呛咳或呼吸困难表明误入气管,应立即拔出。	5	
		6. 检查是否盘曲在口中。	2	
		7. 验证胃管是否在胃中:①用注射器抽吸胃液;②用注射器快速注入少量空气(1~2ml),同时用听诊器在胃区听气过水声;③将胃管末端置于水中,看有无气泡逸出;④必要时放射线拍片定位。	15	
		8. 用纱布拭去口角分泌物,用胶布将胃管固定于鼻翼两侧和面颊部。	6	
		9. 反折胃管开口端,用纱布包好固定(胃肠减压接通负压引流器)。	5	
		10. 撤去弯盘及治疗巾;脱手套。	5	
		11. 再用别针将胃管固定于枕旁或患儿衣领处。	2	
		12. 爱护体贴病儿,取舒适体位,向家属交代注意事项。	5	
		13. 整理床铺,清理用物,洗手记录。	5	
总分	100		100	

测 试 题

1. 婴儿鼻胃插管时测量胃管插入长度应为(　　)
   A. 前额发际—剑突下缘
   B. 耳垂—鼻尖—剑突下缘
   C. 耳垂—鼻尖—剑突与脐中点
   D. 鼻尖—剑突与脐中点
   E. 鼻尖—剑突下缘

2. 下列情况不适合患儿置入胃管的是(　　)
   A. 鼻饲营养液　　B. 食物中毒
   C. 肠梗阻　　D. 食道静脉曲张
   E. 抽吸胃液作检查

测试题答案

1. B　2. D

(贾丽燕　李艳青)

三、洗 胃

【目的】

（1）解毒，用于抢救食物或服用药物中毒的患者，避免毒物吸收。

（2）减轻胃黏膜水肿，用于幽门梗阻的患者，洗胃可缓解因食物滞留而造成的恶心、呕吐、腹胀等症状，以减轻患者痛苦。

（3）为某些手术或检查作准备。

【适应证】

（1）口服毒物1小时以内者；对于服用吸收缓慢的毒物、胃蠕动功能减弱或消失者，服毒4~6小时后仍应洗胃。

（2）胃黏膜水肿。

（3）某些手术或检查前做准备。

【禁忌证】 吞服强腐蚀性毒物、食管静脉曲张、惊厥或昏迷患者，不宜进行洗胃。

【操作前准备】

1. 评估患者并解释

（1）解释：向患者或家属解释操作目的、过程及配合方法，签署知情同意书。

（2）评估：患者有无操作禁忌，患者有无义齿及合作程度。

2. 操作者准备　着装整洁，洗手，戴口罩。

3. 物品准备

（1）鼻饲包：治疗碗、镊子、止血钳、压舌板、纱布、胃管、50ml注射器。

（2）其他：手电筒、听诊器、弯盘、手套、石蜡油或石蜡油棉球、胶布、手消毒液、防水治疗巾、开口器、舌钳、水温计、检验标本容器或试管、洗胃液（种类按需要而定）5000~10000ml、电动洗胃机装置一套（管道连接并机器性能良好）。

【操作步骤】

1. 核对　核对医嘱单和患者床号、姓名等信息。

2. 体位　患者取左侧卧位，昏迷患者取平卧头偏向一侧，铺防水治疗巾，弯盘放于口角旁。戴手套，放牙垫。

3. 插胃管　测量胃管插入深度（自鼻尖至耳垂再至剑突下的长度或自发际至剑突的长度），读取测量胃管刻度，成人约55~60cm，用石蜡油润滑胃管前端，经口腔轻轻插入，嘱患者做吞咽动作，置胃管过程和注意事项同胃管置入术。

4. 验证　用注射器抽吸胃液，留取标本化验，如果不能肯定胃管是否在胃内，用注射器快速注入少量空气，同时用听诊器在胃区听气过水声，或将胃管末端置于水中，看有无气泡逸出。检查无误，将胃管用胶布固定。

5. 洗胃　连接胃管，进行灌洗，直至洗胃液澄清无味为止。每次向胃内注入约300ml，一次注入量过多易促使毒物进入肠腔内。洗胃需反复灌洗，直至洗出液清亮为止。洗胃液总量至少2~5L，甚至可用到6~8L，或更多。洗胃时注意洗胃液的性质、颜色、气味、出入量是否平衡，若水流缓慢、不流或故障时，按手吸、手冲数次，正常后再按手吸，将胃内液吸出，再按自动。洗胃过程中要随时观察面色、呼吸、脉搏变化、有无洗胃并发症发生。

6. 拔管　洗胃完毕，需捏紧胃管尾部拔出，以免拔管过程中管内液体反流入气管内，到咽喉处快速拔出。

7. 操作后处理 ①患者：帮助患者漱口，擦净面部，安置患者，交代注意事项。②整理记录：整理床单位，清理用物，洗手记录。

【注意事项】

（1）洗胃前根据毒物性质、种类选择洗胃液。

（2）插管时动作要轻柔以免损伤黏膜。如遇阻力或咳嗽，应稍停或拔出后徐徐插入，如有抽搐时，要等痉挛停止后再进行。毒物不明时，先用等渗盐水或温开水洗胃，据送检结果再选择合适洗胃液或停止洗胃。

（3）确保胃管在胃内再行洗胃。

（4）灌注量每次以300~500ml为宜。

（5）如吞服强碱等腐蚀性药物，切忌洗胃，以免造成穿孔，而应灌入黏膜保护剂，如蛋清、牛奶、豆浆、米汤等。

（6）如为幽门梗阻者洗胃，宜在饭后4~6小时，并记录潴留量，以了解阻塞情况，供补液参考。

（7）凡中毒物质不明或疑似食物中毒患者，应另备一容器收集第一次吸出的胃内容物，送有关部门作毒物检验，以明确诊断和治疗，并提供法律上的依据。

（8）洗胃过程中注意观察生命体征、洗胃液的性质及洗胃液入量和出量，如患者在洗胃中感觉疼痛，且流出血性液体或出现休克现象，应立即停止洗胃，进行处理。

（9）消化道溃疡、食道阻塞、食道静脉曲张、胃癌等一般不洗胃。给昏迷患者洗胃应谨慎。

【并发症及处理】

1. 急性胃扩张 胃管孔被食物残渣堵塞，形成活瓣作用，使洗胃液体只进不出，多灌少排，进液量明显大于出液量或在洗胃过程中没有及时添加洗胃液，造成药液吸空后使空气吸入胃内而造成。患者表现为腹部高度膨胀，呕吐反射消失，洗胃液吸出困难。此时应协助患者取半卧位，头偏向一侧，查找原因，对症处理。管孔堵塞的更换胃管重新插入，因吸入空气造成的，行负压吸引将空气吸出。

2. 上消化道出血 由于插管动作粗暴或患者本身有慢性胃病经毒物刺激使胃黏膜充血、水肿以及电动洗胃机抽吸压力过大而造成，此时吸出液为淡红色或鲜红色，清醒患者自述胃部不适，严重者有休克表现。因此在插管时动作应轻柔、快捷、插管深度适宜，使用电动洗胃机时，压力一般控制在正压：0.04MPa，负压：0.03MPa。对于昏迷患者、小儿和年老体弱者应选择小胃管、小液量、低压力抽吸。

3. 窒息 清醒患者可由于胃管或洗胃液刺激引起呕吐反射造成，昏迷患者可因误吸造成。此外还可由于口服毒物对咽喉刺激造成喉头水肿或胃管判断错误，洗胃液误入气管造成。表现为烦躁不安、呼吸困难、口唇发绀、呛咳甚至心跳呼吸骤停。为预防此类情况出现可在插管前石蜡油充分润滑胃管，及时清除口鼻分泌物，医护人员熟练掌握胃管置入术，严格按照证实胃管在胃内的三种方法进行检查，确定胃管在胃内后方可开始洗胃。

4. 吸入性肺炎 轻中度昏迷患者，因意识不清，洗胃不合作，洗胃液大量注入而未被吸出，引起反射性呕吐，洗胃液被误吸入呼吸道；或拔除胃管时未捏紧胃管末端，而使管内液体流入气管导致吸入性肺炎。患者表现为呛咳，肺部听诊湿啰音和水泡音。预防及处理：洗胃时采取左侧卧位，头稍偏向一侧，一旦误吸，立即停止洗胃，取头低右侧卧位，吸出气道内误吸物。病情允许情况下，协助患者翻身、拍背以利于痰液排出。必要时使用抗生素。

5. 呼吸心跳骤停 心脏病患者，可由于插管给其带来痛苦、不适、呕吐甚至挣扎，引起情绪紧张,心脏负荷加重,诱发心衰;插管时刺激迷走神经,反射性引起心跳呼吸骤停或由于患者处于昏迷、抽搐、呼吸衰竭状态,强行洗胃可致缺氧加重引起心跳呼吸骤停。患者表现为突然意识丧失、大动脉搏动和心音消失,呼吸停止。对于昏迷和心脏病患者应慎重洗胃。一旦出现呼吸心跳骤停,立即拔除胃管,给予吸氧,并行心肺复苏术。

6. 咽喉、食管黏膜损伤、水肿 合理正确使用开口器,操作必须轻柔,严禁暴力插管。

7. 急性水中毒 选用粗胃管,对洗胃量大的患者常规使用脱水剂;洗胃过程中严密观察病情变化,如神志、瞳孔、呼吸、血压及上腹部是否饱胀等,对洗胃时间相对较长者,随时观察有无眼球结膜水肿及病情变化等;出现脑水肿,及时用甘露醇、地塞米松纠正。

8. 胃穿孔 误服腐蚀性化学品者严禁洗胃;保持灌入与抽出量平衡,严格记录出入量。

【相关知识】 管饲是将导管插入胃肠道,给患者提供必需的食物、营养液、水及药物的方法,是临床中提供或补充营养的重要方法之一。根据管饲中导管插入的途径,可分为:①口胃管,导管由口插入胃内;②鼻胃管,导管经鼻腔插入胃内;③胃肠管,导管由鼻腔插入小肠;④胃造瘘管,导管经胃造瘘口插入胃内;⑤空肠造瘘管,导管经空肠造瘘口插至空肠内。

附:洗胃机洗胃术评分标准

洗胃机洗胃术				
项目	分值	内容及评分标准	满分	得分
术前准备	15	1. 评估患者:核对床号、姓名;了解、熟悉患者病情、生命体征;口腔黏膜有无损伤,有无活动义齿;向患者和家属说明解释,取得合作。	5	
		2. 操作者正确戴好口罩、帽子;六步洗手法洗手。	5	
		3. 检查所需物品: (1)鼻饲包:治疗碗、镊子、止血钳、压舌板、纱布、胃管、50ml注射器。 (2)其他:手电筒、听诊器、弯盘、手套、石蜡油或石蜡油棉球、胶布、手消毒液、防水治疗巾、开口器、舌钳、水温计、检验标本容器或试管、洗胃液(种类按需要而定)5000~10000ml、电动洗胃机装置一套(管道连接并机器性能良好)。	5	
操作过程	85	1. 准备患者:摆体位(患者取左侧卧位,昏迷患者取平卧头偏向一侧);颌下铺防水治疗巾;置弯盘于口角旁。	10	
		2. 操作者准备:检查洗胃机功能;连接各管道;准备洗胃液(测水温25~38℃);试运转待用;备胶布;戴手套(打开手套包,取出手套,左手捏住手套反折处,右手对准手套5指插入戴好。已戴手套的右手,除拇指外4指插入另一手套反折处,左手顺势戴好手套);检查胃管是否通畅。	10	
		3. 测量插管长度(自前额发际至胸骨剑突的长度或鼻尖至耳垂再到胸骨剑突的距离);必要时以胶布粘贴作标记或读取刻度;润滑胃管前段。	10	
		4. 沿口腔轻柔插入。	5	
		5. 插入到咽部(约10~15cm)时,嘱患者做吞咽动作(昏迷患者下颌紧贴胸骨处);注意观察患者反应。	5	
		6. 插入深度为55~60cm。	5	
		7. 验证胃管是否在胃中:①用注射器抽吸胃液;②用注射器快速注入少量空气,同时用听诊器在胃区听气过水声;③将胃管末端置于水中,看有无气泡逸出。	10	

续表

项目	分值	内容及评分标准	满分	得分
操作过程	85	8. 用纱布拭去口角分泌物,将胃管固定。	2	
		9. 抽取胃液留作标本化验(毒物不明确时)。	4	
		10. 连接胃管,进行灌洗,直至洗胃液澄清无味为止。洗胃时注意洗胃液的性质、颜色、气味,出入的量是否平衡,洗胃过程中要随时观察面色、呼吸、脉搏变化、有无洗胃并发症发生。	5	
		11. 洗胃完毕,反折胃管或将前端夹住迅速拔出,帮助患者漱口,擦净面部,必要时更衣。	5	
		12. 撤去弯盘及防水治疗巾;脱手套。	2	
		13. 爱护体贴患者,取舒适体位,可头偏向一侧,以防误吸,交代注意事项,整理床单位,清理用物。	5	
		14. 清洁洗胃机。	5	
		15. 洗手记录。	2	
总分	100		100	

测 试 题

1. 患者在置胃管过程中,突然出现呛咳、呼吸困难、口唇发绀,最可能的原因为( )
A. 胃穿孔　　　　B. 气胸
C. 食管穿孔　　　D. 鼻黏膜损伤
E. 误入气管

2. 除下列哪项外一般都不作洗胃( )
A. 消化道溃疡　　B. 食道下段静脉曲张
C. 近期有消化道出血　D. 胃手术前
E. 胃癌

测试题答案

1. E　2. D

（贾丽燕　李艳青）

四、氧 气 吸 入

【目的】　纠正各种原因所致的缺氧状态,提高动脉血氧分压和动脉血氧饱和度,增加动脉血氧含量,促进组织的新陈代谢,维持机体生命活动。

【适应证】
(1) 呼吸系统疾患影响肺活量者。
(2) 心肺功能不全,致使肺部充血而呼吸困难者。
(3) 中枢神经系统疾病、颅脑外伤、各种原因引起的昏迷等。
(4) 其他:严重贫血、休克、产程过长或胎心不良、各种中毒引起的呼吸困难等。

【操作前准备】

1. 评估患者并解释

（1）解释：向患者或家属解释操作目的及注意事项。

（2）评估：患者鼻腔通畅性及合作程度。

2. 操作者准备　着装整洁，洗手，戴口罩。

3. 物品准备　氧气装置、氧气表、湿化瓶（内盛1/2至2/3蒸馏水）、治疗盘内放治疗碗1个（内盛凉开水）、鼻导管、镊子、纱布、医用胶布、棉签、别针、弯盘、氧气筒挂四防牌、扳手。

【操作步骤】

1. 核对　核对医嘱单和患者床号、姓名等信息。

2. 装表　装氧气表，用无菌纱布将氧流量表内气芯拧好，湿化瓶连接到氧流量表上，试关流量表，开大开关，检查是否通畅、有无漏气。

3. 连接　清洁患者鼻孔，连接鼻导管，调节氧流量，将鼻导管放入水中湿润并检查氧气管是否通畅。

4. 固定　轻轻插入患者鼻孔，胶布固定鼻导管于鼻翼及面颊部。

5. 记录　记录用氧时间及流量。

6. 停氧　停用氧气时，先拔出鼻导管，分离鼻导管放入弯盘内。先关流量表，再关总开关，重开流量表放余气后关好流量表，用纱布擦拭患者口鼻部。记录停止用氧时间。

7. 整理　清理用物，卸氧气表。

【注意事项】

（1）注意用氧安全，严格遵守操作规程，切实做好四防（防火、防震、防油、防热）。

（2）用氧过程中应仔细观察患者反应及缺氧纠正程度，有无 CO_2 潴留现象等。

（3）持续用氧者，每日更换导管 1～2 次，并由另一鼻孔插入。调节流量时，须分离导管，以免气体大量突增损伤组织。

（4）筒装氧气不可全部用尽，压力降至 5kg/cm 时，即停止使用，以免再次充气时发生爆炸。

【并发症及处理】

1. 气道黏膜干燥　氧气是一种干燥气体，吸入后可导致呼吸道黏膜干燥，分泌物黏稠，不易咳出，如果湿化瓶内湿化液不足，氧气湿化不充分，尤其是患者发热、呼吸急促或张口呼吸，导致体内水分蒸发过多，更加重气道黏膜干燥。临床表现为刺激性咳嗽，无痰或痰液黏稠，不易咳出，部分患者有鼻出血或痰中带血。应及时补充氧气湿化瓶内的湿化液。对发热患者，及时做好对症处理。对有张口呼吸习惯的患者，做好解释工作，争取其配合改用鼻腔呼吸，利用鼻前庭黏膜对空气有加温加湿的功能，减轻气道黏膜干燥的发生。对病情严重者，可用湿纱布覆盖口腔，定时更换。加温加湿吸氧装置能防止气道黏膜干燥。对于气道黏膜干燥者，给予超声雾化吸入，超声雾化器可随时调节雾量的大小，并能对药液温和加热。

2. 氧中毒　特点是肺实质改变，表现为胸骨下不适、疼痛、灼热感，继而出现呼吸增快、恶心、呕吐、烦躁、断续的干咳。应避免长时间、高浓度氧疗，经常做血气分析，动态观察氧疗的治疗效果。

3. 肺不张　吸入高浓度氧气后，肺泡内氮气被大量置换，一旦支气管有阻塞时，其所属肺泡内的氧气被肺循环血液迅速吸收，引起吸入性肺不张。表现为烦躁、呼吸、心率加快、血压上升，继而出现呼吸困难、发绀、昏迷。预防措施是多鼓励患者深呼吸，多咳嗽和经常改变卧位、姿势,防止分泌物阻塞。

4. 晶状体后纤维组织增生　新生儿,尤其是早产低体重儿,长时间高浓度氧气吸入会引起此并发症。是一种增生性视网膜病变,其特征为视网膜新生血管形成、纤维增殖以及由此产生的牵引性视网膜脱离,最终导致视力严重受损甚至失明。预防及处理:①新生儿,尤其是早产低体重儿勿长时间、高浓度吸氧,吸氧浓度小于40%。②对于曾长时间高浓度吸氧后出现视力障碍的患者应定期行眼底检查。③已发生晶体后组织增生者,应早日行手术治疗。

5. 呼吸抑制　见于Ⅱ型呼吸衰竭者,由于 PaO_2 长期处于高水平,呼吸中枢失去了对 CO_2 的敏感性,呼吸调节主要依靠缺氧对外周化学感受器的刺激来维持,吸入高浓度氧,解除缺氧对呼吸的刺激作用,呼吸中枢抑制加重,甚至呼吸停止。对Ⅱ型呼吸衰竭者应给予低浓度、低流量(1～2L/min)持续吸氧,一旦发生高浓度吸氧后病情变化,不能立即停止吸氧,应调整氧流量,同时应用呼吸兴奋剂,保持呼吸道通畅,促进 CO_2 排出。经上述处理无效者应建立人工气道进行人工通气。

【相关知识】 氧疗方法。

1. 鼻导管给氧法　是将鼻导管前端插入鼻孔内约1cm,导管环固定稳妥即可。此法简单,患者感觉比较舒适,是目前临床上常用给氧方法之一。

2. 鼻塞法　鼻塞是一种用塑料制成的球状物,操作时将鼻塞塞入一侧鼻孔鼻前庭内给氧。此法刺激性小,患者感觉比较舒适,且两侧鼻孔可交替使用。适用于长期吸氧患者。

3. 面罩法　将面罩置于患者的口鼻部供氧,氧气自下端输入,呼出的气体从面罩两侧孔排出。由于口、鼻部都能吸入氧气,效果较好。给氧时必须有足够的氧流量,一般需6～8L/min。适用于张口呼吸且病情较重患者。

4. 氧气头罩法　将患者头部置于头罩里,罩面上有多个孔,可以保持罩内一定的氧浓度、温度和湿度。头罩与颈部之间要保持适当的空隙,防止二氧化碳潴留及重复吸入。此法主要用于小儿。

5. 氧气枕法　氧气枕是一方形橡胶枕,枕的一角有一橡胶管,上有调节器可调节氧流量,氧气枕充入氧气,接上湿化瓶即可使用。此法可用于家庭氧疗、危重患者抢救或转运途中,以枕代替氧气装置。

测 试 题

1. 下列情况哪项不是缺氧的主要临床表现(　　)
   A. 烦躁不安,脉搏加快　B. 喘息,鼻翼翕动
   C. 四肢末梢发绀　　　　D. 血压下降
   E 神志不清
2. 在用氧过程中,要调节氧流量,应采取的方法是
   (　　)

A. 拔出导管调节流量
B. 直接调节氧流量
C. 分离导管,调节氧流量
D. 更换粗导管并加大氧流量
E. 更换流量表

测试题答案

1. D　2. C

（贾丽燕　李艳青）

五、导 尿 术

【目的】

1. 治疗　缓解尿潴留;手术中或危重患者监测尿量;下尿路手术后膀胱引流,神经性膀胱间歇导尿及膀胱内注射药物。

2. 诊断　女性获取无污染的尿样;测定残余尿量;行膀胱尿道造影时经导尿管灌注造影剂和尿流动力学测定膀胱尿道功能等检查。

【适应证】

(1) 直接从膀胱导出不受污染的尿标本;测量膀胱容量、压力及检查残余尿容量。

(2) 为尿潴留患者放出尿液,以减轻痛苦。

(3) 腹部及盆腔器官手术前准备,导尿以排空膀胱,避免手术中损伤。

(4) 昏迷、尿失禁或会阴部有损伤时,保留导尿以保持局部干燥、清洁,某些泌尿系统疾病手术后,为促使膀胱功能的恢复及切口的愈合,常需做留置导尿。

(5) 抢救休克或垂危患者,正确记录尿量、比重,以观察肾功能。

(6) 行膀胱检查(膀胱造影,膀胱内压测量图)。

(7) 膀胱内灌注药物进行治疗。

【禁忌证】

(1) 急性尿路感染。

(2) 尿道狭窄及先天性畸形无法留置尿管者。

(3) 严重的全身出血性疾病。

(4) 月经期。

【操作前准备】

1. 评估患者并解释

(1) 解释:向患者或家属解释操作目的、过程及配合方法,嘱其清洗外阴。

(2) 评估:患者病情及合作程度,有无操作禁忌。

2. 操作者准备　着装整洁,洗手,戴口罩。

3. 用物准备　治疗车上层治疗盘内放无菌导尿包或一次性导尿包,一般一次性导尿包分两层包装,外层内有弯盘、血管钳或镊子、纱布、棉球和手套;内层有弯盘、治疗碗、1% 碘伏或 0.1% 新洁尔灭棉球数个、石蜡油棉球数个、血管钳、镊子、治疗巾、孔巾、纱布,另备一次性垫巾、16 ~ 18Fr 导尿管、无菌手套、有盖标本瓶,留置导尿时另备 10ml 或 20ml 注射器、无菌引流袋、必要时备屏风。治疗车下层置便盆。

【操作步骤】

1. 女患者导尿

(1) 核对:核对医嘱单和患者床号、姓名等信息。

(2) 操作者立于患者右侧,让患者平卧,脱去其对侧裤腿盖于近侧腿上,患者两腿屈曲外展,将盖被遮于左腿上。臀下垫一次性垫巾。

(3) 打开尿包外层,将弯盘置两腿间;左手戴手套,右手持血管钳夹取 1% 碘伏或 0.1% 新洁尔灭棉球,自尿道口、小阴唇、大阴唇向外旋转擦拭数次,再对会阴部进行擦拭清洁。脱下的手套放弯盘内,然后将弯盘放于治疗车下层。

　　(4) 打开导尿包内层,戴无菌手套,左手用无菌纱布分开大、小阴唇暴露尿道口,右手持另一血管钳夹 1% 碘伏或 0.1% 新洁尔灭棉球自尿道口向外旋转擦拭数次,包括小阴唇、大阴唇和操作区域的会阴部。消毒结束后铺无菌孔巾,然后再铺治疗巾,在治疗巾上放置导尿包,将无菌治疗碗置孔巾口旁,弯盘置治疗碗后。检查导尿管的通畅性和球囊的密闭性。用血管钳夹消毒棉球再次消毒尿道口。用无菌石蜡油棉球润滑尿管前端,尿管远端用止血钳夹闭,将其开口置其治疗碗中,暴露尿道口。

　　(5) 夹取尿管缓缓插入 4~6cm。见尿流出再向里插 2~3cm。左手于尿道口 2cm 处固定尿管,尿液流入碗内,放满后夹住尿管末端,将尿液倒入便盆内。如留取无菌中段尿标本,可待尿液流畅后打开标本瓶,接少许尿液后盖好瓶盖。

　　(6) 缓缓拔出导尿管,用纱布为患者擦净外阴,脱去手套置弯盘内,撤去全部用物,协助患者穿好裤子。如需保留尿管,则用注射器向球囊内注入生理盐水约 10~20ml 固定导尿管,用手牵拉尿管以证实尿管固定稳妥,连接无菌尿袋,将尿袋从患者腿下送至床边并固定,标记留置时间。

　　(7) 询问患者感觉,观察患者反应,交代注意事项,协助患者取舒适体位。

　　(8) 整理床铺,清理用物,做好记录。

　　2. 男患者导尿

　　(1) 核对:核对医嘱单和患者床号、姓名等信息。

　　(2) 操作者立于患者右侧,使其平卧,脱去其对侧裤腿盖于近侧腿上,患者两腿屈曲外展,将盖被遮盖于左腿上。臀下垫一次性垫巾。

　　(3) 打开尿包外层,将弯盘置两腿间;左手戴一次性手套,用纱布裹住阴茎提起并将包皮向后推,以暴露尿道口,右手持血管钳夹取 1% 碘伏或 0.1% 新洁尔灭棉球,自尿道口向外旋转擦拭数次,然后自龟头向阴茎根部进行擦拭清洁。脱下的手套放弯盘内,然后将弯盘放于治疗车下层。

　　(4) 打开导尿包内层,戴无菌手套,用 1% 碘伏或 0.1% 新洁尔灭棉球自尿道口向外旋转擦拭数次,再自龟头向阴茎根部进行消毒 2 次,消毒结束后铺无菌孔巾,仅露出龟头,然后再铺治疗巾,在治疗巾上放置导尿包,将无菌治疗碗置孔巾口旁,弯盘置治疗碗后。检查导尿管的通畅性和球囊的密闭性,左手持阴茎,右手持镊子夹消毒棉球,再次消毒尿道口,消毒顺序是尿道口、龟头、冠状沟。用无菌石蜡油棉球润滑尿管前端,尿管远端用止血钳夹闭,将其开口置其治疗碗中。

　　(5) 提起阴茎和腹壁呈 60°,右手持另一血管钳夹导尿管,轻轻插入 20~22cm,见尿液流出再插 2~3 cm,左手固定尿管,使尿液流入治疗碗内。插入导尿管时,嘱患者深呼吸,使腹部和会阴部放松。如留取无菌中段尿标本,可待尿液流畅后打开标本瓶,接少许尿液后盖好瓶盖。

　　(6) 导尿闭,缓慢拔出导尿管,用纱布为患者擦净尿道外口处。脱去手套置弯盘内,撤去全部用物,穿好裤子。如需保留尿管则用装有 10~20ml 生理盐水的注射器接于尿管气囊口端,将液体慢慢注入尿管气囊内。用手牵拉尿管以证实尿管固定稳妥,连接无菌尿袋,将尿袋从患者腿下送至床边并固定,标记留置尿管时间。

　　(7) 询问患者感觉,观察患者反应,交代注意事项,协助患者取舒适体位。

　　(8) 整理床铺,清理用物,做好记录。

【注意事项】

（1）用物必须严格消毒灭菌，并按无菌操作进行，以防感染。

（2）为女患者导尿，如误入阴道，应更换导尿管，重新插入。

（3）如为男患者导尿，应掌握尿道两个弯曲三个狭窄的解剖特点，使尿管顺利插入。

（4）选择光滑、粗细适宜的导尿管，插管动作要轻、慢，以避免损伤尿道黏膜。

（5）尿潴留的患者膀胱高度膨胀，身体极度衰竭时，每次放尿量不应超过1000ml，以防腹压突然降低，发生虚脱或膀胱黏膜充血。

（6）留置导尿管的注意事项

1）及时倾倒尿液并记录尿量，倒尿时引流管不可高于耻骨联合，以防尿液逆流而致感染。

2）每日定时用0.02%呋喃西林或0.1%新洁尔灭棉球消毒尿道外口及其周围两次，以保持清洁，防止感染。

3）每5～7天更换导尿管一次，以防逆行感染或管内的尿盐沉积，阻塞管腔。并酌情留取标本常规检查，如有感染及时治疗。

4）长期留置导尿的患者，容易产生泌尿道结石或感染，应鼓励患者经常更换体位和多饮水，以利排尿，避免造成结石，如发现尿浑浊、沉淀或有结晶，应行膀胱冲洗。

5）保持引流管通畅，防止受压、扭曲、脱出。膀胱因无尿充盈而孪缩，在拔管前应作间歇性引流，定时夹管和开放，以利训练膀胱的反射功能。

【并发症】

1. 拔管困难　未抽净球囊内液体或空气。

2. 尿管阻塞　尿管被尿结晶沉渣堵塞，引流不畅。

3. 尿道黏膜损伤　使用尿管粗细不合适或使用质地硬的尿管时易引起损伤，反复插管易引起尿道黏膜水肿、损伤出血；尿管被外力牵拉（如患者翻身或烦躁时）；下尿路有病变时，尿道解剖发生变化，如前列腺增生使前列腺部尿道狭窄、扭曲变形时插入导尿管易致尿道损伤；使用气囊尿管时，导尿管末端未进入或刚进入膀胱即向气囊内注水，气囊部分位于后尿道部，胀大的气囊压迫后尿道引起损伤。

4. 尿路感染　①各种导致无菌技术不符合要求，细菌逆行进入尿道和膀胱。②导尿术作为一种侵袭性操作常可导致尿道黏膜损伤，破坏了尿道黏膜的屏障作用。③所选用的导尿管粗细不合适或质地太硬。④技术不熟练，导尿管插入不顺利而反复多次插管。⑤随着年龄的增加，男性常有前列腺肥大，易发生尿潴留，增加了感染的机会。⑥所采用的导尿管受细菌污染。

5. 尿道出血　①各种导致尿道黏膜损伤的原因，严重时均可引起尿道出血。②凝血机制障碍。③药物引起尿道黏膜充血、水肿，使尿道易致机械性损伤。④严重尿潴留导致膀胱内压升高的患者，如大量放尿，膀胱内突然减压，使黏膜急剧充血、出血而发生血尿。

6. 球囊破裂致膀胱异物　注入气体或液体过多，压力过大；使用反复消毒过的气囊导尿管，弹性变差。

【相关知识】　男女性尿道生理特点。

1. 男性尿道　长约18～20cm，有三个狭窄，即尿道内口、膜部和尿道外口；两个弯曲，即耻骨下弯和耻骨前弯；三个扩张，即前列腺部、球部及舟状窝。

2. 女性尿道　长约4～5cm，较男性尿道短、直、粗，富于扩张性，尿道外口位于阴蒂下方,与阴道口、肛门相邻,比男性容易发生尿道感染。

附:导尿术评分标准

女患者导尿术				
项目	分值	内容及评分标准	满分	得分
术前准备	15	1. 评估患者:核对床号、姓名;了解患者病情及合作程度,有无操作禁忌;向患者或家属解释操作目的、过程及配合方法;嘱其清洗外阴。	5	
		2. 操作者正确戴好口罩、帽子;六步洗手法洗手。	5	
		3. 检查所需物品:治疗车上层:治疗盘内放无菌导尿包或一次性导尿包,一般一次性导尿包分两层包装,外层内有弯盘、血管钳或镊子、纱布、棉球和手套;内层有弯盘、治疗碗、1%碘伏或0.1%新洁尔灭棉球数个、石蜡油棉球数个、血管钳、镊子、治疗巾、孔巾、纱布,另备一次性垫巾、16～18Fr 导尿管、无菌手套、有盖标本瓶,留置导尿时另备 10ml 或 20ml 注射器、无菌引流袋、速效手消毒剂,必要时备屏风。治疗车下层:便盆。	5	
操作过程	85	1. 患者体位:使患者平卧,脱去其对侧裤腿盖于近侧腿上,患者两腿屈曲外展,将盖被遮盖于左腿上。臀下垫一次性垫巾。	5	
		2. 清洁外阴:操作者立于患者右侧,打开尿包外层,将弯盘置两腿间;左手戴手套,右手持血管钳夹取1%碘伏或0.1%新洁尔灭棉球,自尿道口、小阴唇、大阴唇向外旋转擦拭数次,再对会阴部进行擦拭清洁。脱下的手套放弯盘内,然后将弯盘放于治疗车下层。	15	
		3. 消毒:打开导尿包内层,戴无菌手套,左手用无菌纱布分开大、小阴唇暴露尿道口,右手持另一血管钳夹1%碘伏或0.1%新洁尔灭棉球自尿道口向外旋转擦拭数次,包括小阴唇、大阴唇和操作区域的会阴部。消毒结束后铺无菌孔巾,然后再铺治疗巾,在治疗巾上放置导尿包,将无菌治疗碗置孔巾口旁,弯盘置治疗碗后。用血管钳夹消毒棉球再次消毒尿道口。	25	
		4. 尿管:检查导尿管的通畅性和球囊的密闭性。用无菌石蜡油棉球润滑尿管前端,尿管远端用止血钳夹闭,将其开口置其治疗碗中。	10	
		5. 插尿管:夹取尿管缓缓插入 4～6cm,见尿流出再向里插 2～3cm。左手于尿道口 2cm 处固定尿管,尿液流入治疗碗内。如留取无菌中段尿标本,可待尿液流畅后打开标本瓶,接少许尿液后盖好瓶盖。	10	
		6. 拔管或固定:缓缓拔出导尿管,用纱布为患者擦净外阴,脱去手套置弯盘内,撤去全部用物,协助患者穿好衣裤。如需保留尿管,则用注射器向球囊内注入生理盐水约 10～20ml 固定导尿管,用手牵拉尿管以证实尿管固定稳妥,连接无菌尿袋,将尿袋从患者腿下送至床边并固定,标记留置时间。	10	
		7. 询问患者感觉,观察患者反应,交代注意事项,协助患者取舒适体位。	5	
		8. 整理床铺,清理用物,洗手记录。	5	
总分	100		100	

男患者导尿术				
项目	分值	内容及评分标准	满分	得分
术前准备	15	1. 评估患者:核对床号、姓名;了解患者病情及合作程度,有无操作禁忌;向患者或家属解释操作目的、过程及配合方法;嘱其清洗外阴。	5	
		2. 操作者正确戴好口罩;帽子;六步洗手法洗手。	5	
		3. 检查所需物品:治疗车上层:治疗盘内放无菌导尿包或一次性导尿包,一般一次性导尿包分两层包装,外层内有弯盘、血管钳或镊子、纱布、棉球和手套;内层有弯盘、治疗碗、1% 碘伏或0.1% 新洁尔灭棉球数个、石蜡油棉球数个、血管钳、镊子、治疗巾、孔巾、纱布,另备一次性垫巾、16～18Fr 导尿管、无菌手套、有盖标本瓶,留置导尿时另备 10ml 或 20ml 注射器、无菌引流袋、速效手消毒剂,必要时备屏风。治疗车下层:便盆。	5	
操作过程	85	1. 患者体位:使患者平卧,脱去其对侧裤腿盖于近侧腿上,患者两腿屈曲外展,将盖被遮盖于左腿上。臀下垫一次性垫巾。	5	
		2. 清洁外生殖器:操作者立于患者右侧,打开尿包外层,将弯盘置两腿间;左手戴手套,用纱布裹住阴茎提起并将包皮向后推,以暴露尿道口,右手持血管钳夹取1% 碘伏或0.1% 新洁尔灭棉球,自尿道口向外旋转擦拭数次,然后自龟头向阴茎根部进行擦拭清洁。脱下的手套放弯盘内,然后将弯盘放于治疗车下层。	15	
		3. 消毒:打开导尿包内层,戴无菌手套,用 1% 碘伏或 0.1% 新洁尔灭棉球自尿道口向外旋转擦拭数次,再自龟头向阴茎根部进行消毒 2 次,消毒结束后铺无菌孔巾,仅露出龟头,然后再铺治疗巾,在治疗巾上放导尿包,将无菌治疗碗置孔巾口旁,弯盘置治疗碗后。左手持阴茎,右手持镊子夹消毒棉球,再次消毒尿道口,消毒顺序是尿道口、龟头、冠状沟。	25	
		4. 尿管:检查导尿管的通畅性和球囊的密闭性。用无菌石蜡油棉球润滑尿管前端,尿管远端用止血钳夹闭,将其开口置其治疗碗中。	10	
		5. 插尿管:提起阴茎和腹壁呈60°,右手持另一血管钳夹导尿管,轻轻插入 20～22cm,见尿液流出再插 2～3 cm,左手固定尿管,使尿液流入治疗碗内。插入导尿管时,嘱患者深呼吸,使腹部和会阴部放松。如留取无菌中段尿标本,可待尿液流畅后打开标本瓶,接少许尿液后盖好瓶盖。	10	
		6. 拔管或固定:缓慢拔出导尿管,用纱布为患者擦净尿道外口处。脱去手套置弯盘内,撤去全部用物,协助患者穿好衣裤。如需保留尿管则用装有 10～20ml 生理盐水的注射器接于尿管气囊口端,将液体慢慢注入尿管气囊内。用手牵拉尿管以证实尿管固定稳妥,连接无菌尿袋,将尿袋从患者腿下送至床边并固定,标记留置尿管时间。	10	
		7. 询问患者感觉,观察患者反应,交代注意事项,协助患者取舒适体位。	5	
		8. 整理床铺,清理用物,洗手记录。	5	
总分	100		100	

测 试 题

1. 关于导尿术的目的叙述错误的是( )
   A. 采集患者尿标本做细菌培养
   B. 为尿潴留患者引流尿液,减轻痛苦
   C. 为患者测定膀胱容量、压力及残余尿量
   D. 卧床患者留置导尿管以保持局部干燥、清洁
   E. 抢救休克或者危重患者,准确记录尿量

2. 男患者导尿插管时,为了伸直尿道,应提起阴茎使与腹部呈( )
   A. 15°   B. 30°
   C. 45°   D. 60°
   E. 90°

测试题答案

1. D   2. D

(李艳青 贾丽燕)

六、静脉穿刺技术

(一) 股静脉穿刺技术

【目的】 在外周静脉穿刺困难情况下获取静脉血标本;也可通过留置导管建立深静脉通道,用于胃肠外营养或快速补液治疗、经静脉系统的血流动力学检查、介入治疗等。

【适应证】
(1) 需长期输液而外周静脉因硬化、塌陷致穿刺困难者。
(2) 需行肠道外全静脉营养者。
(3) 危重患者及采血困难患者急症处理或行心导管检查术者。
(4) 中心静脉压测定。

【禁忌证】 穿刺部位有感染、下肢有静脉血栓者为绝对禁忌证,有出血倾向者为相对禁忌证。

【操作前准备】
1. 评估患者并解释
(1) 解释:向患者或家属解释操作目的、可能的不适及配合方法。
(2) 评估:患者有无操作禁忌及合作程度。
2. 操作者准备 着装整洁,洗手,戴口罩。
3. 物品准备 治疗盘(内放碘伏消毒液,棉棒,弯盘,)注射器5ml,采血试管。

【操作步骤】
(1) 核对医嘱及患者床号、姓名等信息。
(2) 指导患者摆好体位:患者取仰卧位,穿刺处大腿放平,稍外旋、外展。
(3) 确定穿刺点:在腹股沟韧带中点内下方1.5~3.0cm处触摸股动脉搏动,其内侧即为股静脉穿刺部位。
(4) 皮肤消毒:常规消毒穿刺部位皮肤及术者左手中指、食指皮肤。

（5）穿刺操作：术者位于患者右侧，于穿刺点处轻轻压迫皮肤及股静脉并稍加固定。右手持穿刺针，向左手示指、中指固定的穿刺点刺入，进针方向与穿刺部位的皮肤呈 30°～45°，顺应血流方向或成垂直方向，边进针边抽吸缓缓刺入。当穿刺针进入股静脉后，即有静脉血液回流入注射针管内，再稍进针、固定，即可采血或注射药物。

（6）操作完毕，洗手，做好记录。

【注意事项】

（1）必须严格无菌操作，以防感染。

（2）如抽出鲜红色血液表示误入动脉，应立即拔出，压迫穿刺点 5 分钟。

（3）穿刺动作要轻柔，若未能抽出血液则先向深部刺入，采用边退针边抽吸法至有血液抽吸出为止；或者调整穿刺方向、深度或重新穿刺。尽量避免反复穿刺，一般穿刺 3 次不成功应停止。

（4）穿刺后妥善压迫止血，防止局部血栓形成。

（二）外周静脉穿刺技术

【目的】

（1）通过外周静脉穿刺获取静脉血标本进行血常规、血生化、血培养等各项血液化验检查。

（2）建立外周静脉输液通道。

【适应证】

（1）需要留取静脉血标本的各种血液化验检查。

（2）需要开放静脉通道输液或进行相关检查的各种情况。

【禁忌证】 穿刺部位有感染为绝对禁忌，有明显出血倾向者为相对禁忌证。

【操作前准备】

1. 评估患者并解释

（1）解释：向患者或家属解释操作目的、可能的不适及配合方法。

（2）评估：患者有无操作禁忌，患者合作程度，并选择外周血管穿刺部位。

2. 操作者准备　着装整洁，洗手，戴口罩。

3. 物品准备　治疗盘（内放碘伏消毒液、棉棒、止血带、弯盘、垫枕）注射器 5ml，采血试管

【操作步骤】

（1）核对医嘱，核对患者床号、姓名等信息。

（2）以肘静脉穿刺为例，协助患者做好准备，取平卧位或坐位，暴露前臂和上臂。

（3）选择患者适宜的穿刺部位，在穿刺处上方 6～8cm 处扎止血带，嘱患者握拳。

（4）0.5% 碘伏（或 2% 碘酊，75% 乙醇溶液）常规消毒皮肤，消毒范围大于 5cm，待干。

（5）将针头斜面和注射器刻度向上，沿静脉走行，与皮肤呈 15°～30°快速刺入皮肤，见回血后，将针头再向前送入少许，抽取所需血样品量。

（6）采血完毕，松压脉带，嘱患者松拳，快速拔出针头，用无菌棉签按压穿刺点 3～5 分钟。

（7）操作完毕，整理用物，及时送检。

【注意事项】

（1）必须严格无菌操作，以防感染。

（2）穿刺动作要轻柔，若未能抽出血液则先向深部刺入，采用边退针边抽吸法至有血液抽吸出为止；或者调整穿刺方向、深度或重新穿刺。尽量避免反复穿刺，一般穿刺3次不成功应停止。

（3）采血时注意：①若患者正在进行静脉输液、输血，不宜在同侧手臂采血。②在采血过程中，应当避免导致溶血的因素。③需要抗凝的血标本，应将血液与抗凝剂混匀。

【并发症及处理】 穿刺部位出血：可造成皮下瘀血或血肿。常见于按压不充分、反复穿刺、刺穿血管壁等情况。充分按压是预防出血重要手段。部分凝血功能差患者，在穿刺后应按压更长时间，确定无出血后方可停止按压。皮下出血或血肿在24小时后可进行热敷等处理。

【相关知识点】 静脉血标本采集常用静脉。

1. 四肢浅静脉　上肢常用肘部浅静脉（贵要静脉、肘正中静脉、头静脉）、腕部及手背静脉；下肢常用大隐静脉、小隐静脉及足背静脉。

2. 颈外静脉　婴幼儿在颈外静脉采血。

3. 股静脉　股静脉位于股三角区，在股神经和股动脉的内侧。

测 试 题

1. 留取外周血标本时，将血液注入试管的最佳方式是（　　）

A. 不拔针头、快速注入

B. 不拔针头、缓慢注入

C. 拔下针头、快速注入

D. 拔下针头、缓慢注入

E. 上述均不对

2. 同时抽取几项检验血标本时，一般注入容器的顺序为（　　）

A. 血培养瓶、抗凝管、干燥试管

B. 干燥试管、血培养瓶、抗凝管

C. 抗凝管、干燥试管、血培养瓶

D. 血培养瓶、干燥试管、抗凝管

E. 干燥试管、抗凝管、血培养瓶

测试题答案

1. D　2. A

（李艳青　贾丽燕）

七、小儿头皮静脉输液

【目的】 新生儿、婴幼儿输液、输血和静脉给药等治疗。

【适应证】

（1）补充水分、电解质，维持水和电解质的平衡。

（2）扩充血容量，改善血液循环。

（3）输入药物，维持营养，供给热量。

【禁忌证】 头部外伤或感染。

【操作前准备】

1. 评估患儿并解释

（1）解释：向患儿家属解释操作目的、过程及配合方法。

（2）评估：患者有无操作禁忌，患儿和家属合作程度。

2. 操作者准备　着装整洁，洗手，戴口罩。

3. 物品准备　治疗盘(内盛常规消毒液、棉棒、胶布、弯盘)输液器、安全剃刀等。

【操作步骤】

（1）核对医嘱和患儿姓名、床号等信息。

（2）选择适宜的静脉血管，常用的有前正中静脉、颞浅静脉和耳后静脉等。必要时剃净毛发，以暴露血管。

（3）患儿仰卧或侧卧位，采用全身约束法，妥善约束患儿。

（4）输液管排气，关闭水止。

（5）常规消毒穿刺部位，再次核对，去除头皮针针套，左手绷紧皮肤，右手持针柄沿静脉走向，与皮肤呈15°~30°进针，然后平行进入静脉，见回血后，打开水止，静脉通畅，胶布固定。根据患儿年龄大小及病情调整输液速度。血管细小或充盈不全时常无回血，可用注射器轻轻抽吸，见回血时，表示穿刺成功。

（6）将患儿置于合适卧位，必要时予以适当约束。

（7）记录、再次核对、整理用物。

【注意事项】

（1）严格无菌操作，做好核对。

（2）穿刺时，不要误入头皮动脉。误入动脉后，回血成冲击状，逆流不进，颜色鲜红，液体不滴或滴速慢。推注液体，血管呈树枝样苍白，患儿尖叫，应立即拔针，停止输液，穿刺点局部按压，防止血肿。

（3）穿刺过程及输液过程注意观察患儿反应，如有异常及时处理。

（4）输液过程注意观察输液是否通畅，穿刺部位有无红肿等异常表现，防止液体外渗。

【并发症】

1. 误入动脉　如误入动脉，则回血成冲击状，逆流不进，颜色鲜红。一旦误入，应立即拔针，穿刺点局部按压，防止血肿。

2. 静脉炎　长期输注高浓度、刺激性较强药液，或静脉内放置刺激性较强塑料导管时间过长引起局部静脉壁发生化学炎症反应，也可能是未严格执行无菌操作，导致局部静脉感染。临床表现为沿静脉走向出现条索状红线，局部组织发红、肿胀、灼热、疼痛，有时伴有畏寒、发热等全身症状。应严格执行无菌技术操作，对血管壁刺激性强药物应充分稀释应用，并防止药液漏出血管外，同时，有计划更换输液部位。出现这种情况应立即停止该部位静脉输液。也可用超短波理疗或局部用药的方法，如合并感染，遵医嘱给予抗生素治疗。

【相关知识】 新生儿、婴幼儿头皮静脉输注常选用额上静脉(滑车上静脉)、颞浅静脉、耳后静脉、眶上静脉等。

测 试 题

1. 头皮静脉穿刺不常选用的静脉是( )
   A. 颞浅静脉　　B. 耳后静脉
   C. 眶上静脉　　D. 额前正中静脉
   E. 枕后静脉
2. 小儿头皮静脉输液如误注入动脉,局部表现为
   ( )

A. 局部无变化
B. 沿静脉走向呈条索状红线
C. 苍白水肿
D. 呈树枝状分布苍白
E. 局部颜色发暗

测试题答案

1. E　2. D

(李艳青　贾丽燕)

第七章 眼科部分

一、视力检查

视力检查包括远视力检查和近视力检查两部分。

（一）远视力检查

【物品准备】

（1）我国多用国际标准视力表、对数视力表。

（2）欧美多用 Snellen 视力表（记录法为 6/6 或 20/20）。

（3）视力表照度应为 400～800Lx，室内照度应为 50Lx，标有 1.0 的一行应与受检眼视线高度相等。

【操作方法】 被检者与视力表相距 5m。如置有反光镜，距离为 2.5m。如用 Snellen 表，距离为 6m。亦可采用投射法。嘱患者读视力表上指定的符号，时间限为 5～10 秒。检查时用遮眼板将一眼遮盖，先查右眼；先查裸眼视力，视力减退者应查小孔或矫正视力；如系戴镜者，应查戴原镜视力，记明原镜片度数。

（1）首先告诉患者辨认表上符号的方法，然后由上而下；直至不能辨认为止，以小数法记录。例如第 7 行字全部读出而第 8 行字全部不能辨认，记录为 0.7；如第 7 行字有二位不能读出，记录为 0.7^{-2}；如第 7 行字全部能辨认，第 8 行尚能读出二位，记录为 0.7^{+2}。

（2）如患者视力低于 0.1 时，嘱患者逐渐走近视力表，至能辨清最大符号时为止，如移至 4m 能看清最大符号，应记录为 0.08；如至 1m 始能辨认第一行大字，应记录为 0.02。

（3）如患者视力低于 0.02，嘱患者背光，数检查者手指，应以能辨认指数的最远距离为标准，记录为若干 cm 指数。

（4）如果 5cm 仍不能数手指，应背光辨认有无手动，记录能分辨手动的最远距离。

（5）如患者在 5cm 仍不能看见手动，则应在暗室内测验光感。将非检查眼严密遮盖，记录能分辨光感最远距离，一般到 5 米为止。为进一步了解视网膜功能，应查光定位及辨色力。查光定位时，嘱患者注视正前方，眼球不能随光移动，将烛光移至距患者 1m 远处，分别置于正前方上、中、下，颞侧上、中、下，鼻侧上、中、下，共 9 个方向，嘱患者指出烛光方向，并记录之。能辨明者记"+"，指不出者记"-"。如能指对上、中 6 个方向而下 3 个方向不能辨认者，应记为下式，并注明眼别与鼻、颞侧、查辨色能力时，分别置红、绿、黄、蓝各色玻璃于受检者眼前，嘱患者注视白色灯光，辨认颜色，并予记录。

+	+	+
+	+	+
-	-	-

（二）近视力检查

采用标准近视力表或耶格近视力表，嘱患者持表背光，遮盖一眼，将视力表置于眼前30cm处，辨认表上 E 字开口方向，由上而下，至看不清为止。记录其能看清的最小一行字（标准近视力表以小数法记录，耶格表记为几号字），必要时记录其距离。

【提问】

(1) 远视力检查时，如果在 2mm 处才看清 0.1 行试标，其实际视力应为多少？

其实际视力应为 0.04

(2) 远视力检查时的注意事项。

查视力须两眼分别进行，先右后左；遮盖另侧眼时不要压迫眼球；视力表须有充足的光线照明；远视力检查的距离为 5m；一定要检查矫正视力。

(3) 检查远视力时，如第 6 行字有两位不能读出，应记录为什么；如第 6 行尚能读出两位，应记录为什么？

应记录为：0.6^{-2}，0.6^{+2}

（李 娜 邓爱军）

二、视野检查

【基本知识】 视野也叫周边视力，指眼固定注视一点时所能看见的空间范围。它表示视网膜黄斑中心凹以外的视觉细胞功能。

正常单眼视野的范围：颞侧约 90°，下方 70°，鼻侧 60°，上方 55°。各种颜色视野范围并不一致，白色最大，蓝色次之，红色又次之，绿色最小，两眼同时注视时，大部分视野是互相重叠的。

【检查方法】

1. 面对面对比法　医生与患者相距 1m，面对面坐着，患者的左眼看医生的右眼或患者的右眼看医生的左眼，彼此注视，双方眼睛保持在同一水平高度。将患者的一眼遮盖，医生伸出自己的手来回摆动，在两人之间从各个方向的外周向中心移动，当患者觉察手指出现的刹那，立即告知，如医生视野正常，患者能在各个方面与医生同时看到手指，这说明患者的视野大致正常。这种方法比较简单，但准确性较差。

2. 周边视野计检查法　用视野计检查视野比较精确，其中又有动态视野检查法和静态视野检查法。

3. 动态视野检查法　是用一定刺激强度视标从某一不可见区，如视野周边部或暗点中心向可见区移动来探查不可见区与可见区交界点的方法，动态视野检查法主要用于测绘等视线和暗点范围，目前临床常用的平面视野计、弧形视野计均属此种。静态视野检查法：是视标不动，通过逐渐增加视标刺激强度来测量视野中某一点的光敏度或光阈值的方法，目前计算机自动视野计如国外的 Humphreye 及国内的北京眼科研究所的 H QDS-Ⅰ型全自动电脑视野仪均属此种检查法。

4. 影响视野检查的因素　①受检者的合作：受检者在检查中注意力应集中，必须始终注意中心固视点，同时不能太疲劳。②面形：受检者的脸形、睑裂大小、鼻梁的高低均可影响视野大小及形状。③瞳孔大小：缩小的瞳孔可使视野缩小，这对青光眼患者尤为重要，反之瞳孔散大则视野增大。④屈光不正：平面视野计检查时，未矫正的屈光不正常常使视野缩小，检查周边视野时，患者最好不戴眼镜，以免镜框阻碍视线。⑤对随访观察的患者，每次检查条件必须一致，方可比较观察。

5. 视野检查临床意义

（1）判断病变部位：①患侧眼全盲，对侧眼正常－视交叉前视神经。②双眼颞侧偏盲－视交叉正中。③不对称性双眼同侧上象限偏盲－视放射前段。④不对称性同侧偏盲－视放射中段。⑤对称性同侧中心性偏盲－枕叶部。

（2）对疾病的鉴别诊断提供帮助。

（3）有助于了解某些眼病的进展情况、治疗效果及判断预后。

【提问】

（1）什么是视野？

眼向前方固视时所见的空间范围，相对于视力的中心视锐度而言，它反映了周边视力。

（2）试述正常单眼视野的范围。

颞侧约90°，下方70°，鼻侧65°，上方55°。

（李　娜　邓爱军）

三、瞳孔对光反射检查

【基本知识】　瞳孔对光反射检查是检查瞳孔功能活动的测验，为了评估传入和传出神经的通路，分直接对光反射和间接对光反射。

【操作方法】　检查时环境照明稍暗，要求检查者能看清被检者的瞳孔。检查者与被检者之间距离为30cm，检查者不能遮挡被检者的视线，若被检者佩戴眼镜，则应摘掉。

1. 直接对光反射　被检者背光而坐，双眼平视前方远视力表上最大的视标，检查者遮盖被检者左眼，用手电直接照射右眼，观察该瞳孔变化的速度和大小。然后遮盖右眼，观察左眼。以上步骤重复2次，若双眼瞳孔迅速缩小，则瞳孔直接对光反射正常。

2. 间接对光反射　检查者用手置于被检者鼻梁上，将双眼分隔开，用手电筒照射左眼，观察右眼瞳孔变化，若瞳孔缩小，则为间接对光反射正常。双眼分别检查比较。以上步骤重复2次。

3. MG瞳孔反映　在双眼之间迅速移动手电筒光，但是要让光在每只眼前停留3～5秒。当光达到某一眼时，立即观察该眼的瞳孔反应（是散大还是缩小）和大小，该检查常用于发现瞳孔逃避或Marcus-Gunn瞳孔反应。若被照眼的瞳孔引起反常扩大反应，则称为MG瞳孔。

【注意事项】　若被检者无直接对光反射，但间接对光反射存在则是传入性瞳孔异常，病变部位在视网膜或视神经；若被检者瞳孔直接与间接对光反射均消失，则为传出性瞳孔异常，病变部位一般在动眼神经或瞳孔括约肌。MG瞳孔提示该眼有传入性视觉系统异常。

双眼瞳孔缩小（针尖瞳）可见于中毒（有机磷农药等）、虹膜炎、药物反应（吗啡、氯丙嗪、毛果芸香碱等）。双眼瞳孔对光反射迟钝或消失，见于昏迷患者。

【提问】

（1）哪些情况可见于双眼瞳孔缩小？

中毒(有机磷农药等)、虹膜炎、药物反应(吗啡、氯丙嗪、毛果芸香碱等)。

(2) 相对性传入性瞳孔障碍常见于哪种疾病?

相对性传入性瞳孔障碍常见于单眼的球后视神经炎。

(王　平　邓爱军)

四、眼球运动检查

【基本知识】　眼球运动是检查 6 条眼外肌的运动功能,若有某一方向运动受限,提示该对配偶肌功能障碍和支配该对配偶肌眼神经麻痹。

【操作方法】　检查者执目标物(如棉签或笔尖或示指尖),于受检查者眼前 30～40cm,告知被检查者头不要转动,眼球随目标物方向移动,嘱患者向上→下,左→左上→左下,右→右上→右下,共八个方向注视,观察有无眼球运动障碍和眼球震颤。

【提问】

(1) 眼外肌都是哪些神经支配?

外直肌:展神经;内直肌、上直肌、下直肌、下斜肌:动眼神经;上斜肌:滑车神经。

(2) 单眼运动正常的标志。

单眼运动正常的标志是内转时瞳孔内缘到达上、下泪小点连线;外转时角膜外缘到达外眦角;上转时角膜下缘到达内、外眦连线;下转时角膜上缘到达内外眦连线。

五、眼 底 检 查

【基本知识】　眼底检查是检查玻璃体、视网膜、脉络膜和视神经疾病的重要方法。许多全身性疾病如高血压病、肾病、糖尿病、妊娠毒血症、结节病、某些血液病、中枢神经系统疾病等均会发生眼底病变,甚至会成为患者就诊的主要原因,故眼有"机体的橱窗"之称,检查眼底可提供重要诊断资料。

【操作方法】　检查眼底须用检眼镜,有直接和间接两种。其中直接检眼镜实用、方便,眼底所见为正像,放大约 16 倍。

直接检眼镜检查　眼底镜下方手柄中装有电源,前端为接有凸透镜及三棱镜的光学装置,三棱镜上端有一观察孔,其下有一可转动镜盘。镜盘上装有 1—25 屈光度的凸透镜(以黑色"+"标示)和凹透镜(以红色"-"标示)。用以矫正检查者和患者的屈光不正,以清晰地显示眼底。

(1) 检查宜在暗室中进行,患者多取坐位,检查者坐位或立位均可。检查右眼时,检查者位于患者的右侧,用右手持镜,右眼观察;检查左眼时,则位于患者左侧,左手持镜,用左眼观察。

(2) 正式检查眼底前,先用彻照法检查眼的屈光间质是否混浊。用手指将检眼镜盘拨到+8— +10(黑色)屈光度处,距受检眼 10～20cm,将检眼镜光线射入受检眼的瞳孔,正常时呈橘红色反光。如角膜、房水、晶体或玻璃体混浊,则在橘红反光中见有黑影。此时令患者转动眼球,如黑影与眼球的转动方向一致,则混浊位于晶体前方,如方向相反,则位于玻璃体;位置不动,则混浊在晶体。

(3) 检查眼底:嘱患者向正前方直视,将镜盘拨回到"0",同时将检眼镜移近到受检眼前约2cm处观察眼底。如检查者与患者都是正视眼,便可看到眼底的正像,看不清时,可拨动镜盘至看清为止。检查时先查视神经乳头,再按视网膜动静脉分支,分别检查各象限,最后检查黄斑部。检查视神经乳头时,光线自颞侧约15°处射入;检查黄斑时,嘱患者注视检眼镜光源;检查眼底周边部时,嘱患者向上、下、左、右各方向注视,或将检眼镜角度变动。

观察视神经乳头的形状、大小、色泽,边缘是否清晰。观察视网膜动、静脉,注意血管的粗细、行径、管壁反光、分支角度及动、静脉交叉处有无压迫或拱桥现象,正常动脉与静脉管径之比为2∶3。观察黄斑部,注意其大小、中心凹反射是否存在,有无水肿、出血、渗出及色素紊乱等。观察视网膜,注意有无水肿、渗出、出血、脱离及新生血管等。

(4) 眼底检查记录:为说明和记录眼底病变的部位及其大小范围。通常以视神经乳头、视网膜中央动、静脉行径,黄斑部为标志,表明病变部与这些标志的位置距离和方向关系。距离和范围大小一般以视神经乳头直径PD(1PD=1.5mm)为标准计算。记录病变隆起或凹陷程度,是以看清病变区周围视网膜面与看清病变隆起最高处或凹陷最低处的屈光度(D)差来计算,每差3个屈光度(3D)等于1mm。

【提问】 眼底记录包括哪些?

记录项目包括玻璃体、视盘的边界颜色、C/D比值、血管系统、A/V、黄斑、有无中心凹反光、视网膜背景、异常及相关阴性体征。

(王 平 邓爱军)

六、眼部常见症状和体征

(一) 眼部常见症状

眼部常见症状主要有三方面:视力障碍、感觉异常和外观异常。

1. 视力障碍 主要为视力下降。

(1) 一过性视力下降:指视力24小时内(通常在1小时内)恢复正常。常见原因:视盘水肿;一过性缺血发作;椎基底动脉供血不足;体位性低血压;视网膜中央动脉痉挛;癔症等。其他原因:即将发生的视网膜中央动脉阻塞、血压突然变化、急性眶压升高等。

(2) 突然视力下降、无眼痛:见于视网膜动脉或静脉阻塞、缺血性视神经病变、玻璃体积血、视网膜脱离、视神经炎(常伴眼球运动痛)等。

(3) 逐渐视力下降、无眼痛:见于白内障、屈光不正、原发性开角型青光眼、慢性视网膜疾病等。

(4) 突然视力下降并眼痛:见于急性闭角型青光眼、葡萄膜炎、角膜炎、眼内炎等

(5) 视力下降但眼底正常:见于视神经炎、早期视锥细胞营养不良、早期视神经挫伤、中毒性视神经病、肿瘤所致的视神经病变、全色盲、弱视、癔症等。

2. 感觉异常 眼部刺痛、胀痛、痒、异物感、畏光等。眼部刺激征为眼剧痛、睫状充血、畏光及流泪,常见于角膜炎、眼外伤、急性虹膜睫状体炎、急性青光眼等。

3. 外观异常 充血、出血、分泌物、肿胀、新生物、眼睑位置异常、眼球突出等。

(二) 眼部常见体征

1. 眼睑 观察有无红肿、淤血、肿物;内翻、外翻;睫毛是否整齐等。

2. 泪器　注意泪点有无外翻或闭塞,泪囊区有无红肿压痛或瘘管,压挤泪囊有无分泌物自泪点溢出。可采取下列方法检查泪道有无阻塞:荧光素钠试验、泪道冲洗、X 线碘油造影或超声检查。眼干燥的检查包括:Schirmer 试验和泪膜破裂时间。

3. 结膜　依次检查上下睑结膜、上下穹窿部结膜内外眦部,将眼睑向上下翻转,检查睑结膜颜色,有无充血、出血、水肿、乳头肥大、滤泡增生、溃疡瘢痕、睑球粘连、异物、色素沉着或新生物。

4. 巩膜　注意巩膜有无黄染、充血、结节及压痛。

5. 角膜　注意角膜大小、弯曲度、透明度、表面是否光滑、有无异物、新生血管及有无混浊、KP 等

6. 前房　观察中央与周边前房深度,注意房水有无混浊,前房有无积血、积脓等。

7. 虹膜　观察颜色、纹理,有无新生血管、色素脱落、萎缩、结节,有无与角膜前粘连、与晶状体后粘连,有无根部离断及缺损,有无震颤(晶状体脱位)。

8. 瞳孔　两侧瞳孔是否等大、形圆,位置是否居中,边缘是否整齐。正常成人瞳孔在弥散自然光线下直径约为 2.5~4.0mm。观察和记录直接光反射和间接光反射、集合反射。

Argyll-Robertson 瞳孔:直接光反射消失而集合反射存在,这种体征可见于神经梅毒。

Marcus-gunn 瞳孔:即相对性传入性瞳孔障碍(RAPD),患侧直接对光反射消失而间接对光反射存在,健侧直接对光反射存在而间接对光反射消失。间隔 1 秒交替照射,健眼瞳孔缩小,患眼瞳孔扩大。这种体征有助于诊断单眼球后视神经炎。

9. 晶状体　观察晶状体有无混浊及程度,晶状体形态及位置有无异常。

10. 玻璃体　观察玻璃体透明度,有无液化、混浊、后脱离,有无积血等。

11. 视网膜　见"眼底检查"一节。主要体征有视网膜出血、水肿、硬渗、色素变性、裂孔、脱离等。

12. 眼眶　观察两侧眼眶对称性、形状、大小等,触诊检查眶壁与眶缘有无压痛、隆起或缺损。

【提问】

(1) 视力下降包括哪些? 各举 1 例。

包括一过性视力下降(视网膜中央动脉痉挛)、突然视力下降、无眼痛(视网膜脱离)、逐渐视力下降、无眼痛(白内障)、突然视力下降并眼痛(急性闭角型青光眼)、视力下降但眼底正常(弱视)。

(2) 试述正常瞳孔的大小。

正常成人瞳孔在弥散自然光线下直径约为 2.5~4.0mm。

(3) 什么是 Argyll-Robertson 瞳孔,见于哪种疾病?

Argyll-Robertson 瞳孔:直接光反射消失而集合反射存在,这种体征可见于神经梅毒。

(4) 眼干燥检查主要包括哪些?

眼干燥的检查包括:Schirmer 试验和泪膜破裂时间。

(李　娜　邓爱军)

第八章　耳鼻咽喉科部分

一、鼻腔及鼻窦检查

【适应证】

(1) 头痛。

(2) 流脓涕。

(3) 鼻塞。

(4) 嗅觉减退。

(5) 鼻部不适包括:干燥、痒及疼痛。

(6) 可疑鼻腔异物和新生物。

【禁忌证】　无绝对禁忌证。

【操作前准备】　前鼻镜、枪状镊、额镜、光源、鼻咽镜、酒精灯等。

【操作步骤】

1. 外鼻及鼻前庭检查法　先检查鼻外形及颜色(有无畸形、前鼻孔狭窄、鼻梁有无偏曲、塌陷、肿胀、增宽,皮肤色泽是否正常)、活动(如面瘫是鼻翼塌陷或鼻唇沟变浅)等,再以拇指和食指检查外鼻有无触痛,鼻骨有无塌陷、移位、骨摩擦感。并注意讲话时有无闭塞性或开放性鼻音,鼻分泌物性质及有无特殊臭味。然后进行鼻窦表面检查,观察面颊部、内眦及眉根附近皮肤有无红肿,局部有无隆起,眼球有无移位及运动障碍,面颊、眼内上角处有无压痛,额窦前壁叩痛等。

头稍后仰,用拇指将鼻尖抬起,检查鼻前庭皮肤有无充血、皲裂、溃疡、结痂、肿胀及鼻毛脱落。

2. 前鼻镜检查法(anterior rhinoscopy)　将两叶合拢的前鼻镜与鼻底平行伸入鼻前庭并轻轻打开。鼻镜不宜进入过深,勿超过鼻阈,以免引起疼痛或损伤鼻中隔黏膜引起出血。取出鼻镜时不可完全闭紧双叶,以免夹持鼻毛引起疼痛。

按下述三种头位顺序进行检查:

第一头位:患者头面部呈垂直位或头部稍低,观察鼻腔底,下鼻甲、下鼻道、鼻中隔前下部分及总鼻道的下段。

第二头位:患者头稍后仰,与鼻底成30°,检查鼻中隔的中段及中鼻甲、中鼻道和嗅裂的一部分。

第三头位:头部继续后仰30°,检查鼻中隔的上部、中鼻甲前端、鼻丘、嗅裂和中鼻道的前下部。对疑有鼻窦炎而鼻道未见分泌物者或鼻甲肥大或肿胀,用1%麻黄碱生理盐水或其他鼻用减充血剂喷雾,以达到收敛鼻黏膜之目的。

检查时应注意:黏膜颜色、肿胀、肥厚、萎缩、表面湿润、干燥;总鼻道增宽、狭窄;鼻道分泌物位置、颜色、性质、量;鼻中隔偏曲、嵴、距状突;有无新生物。正常鼻黏膜为淡红色,表面光滑湿润而有光泽。急性炎症时黏膜呈鲜红色,有黏性分泌物。慢性炎症时黏膜呈暗红色,下鼻甲前端有时呈桑葚状,分泌物为黏脓性,变应性鼻炎的黏膜苍白水肿或呈淡紫色,分泌物水样清稀。萎缩性鼻炎黏膜萎缩、干燥,失去正常光泽,被覆脓痂,下鼻甲缩小,中鼻甲偶见肥厚或息肉样变。

中鼻道有脓性分泌物系前组鼻窦病变所致,嗅沟有脓性分泌物则为后组鼻窦病变所致。

可作体位引流以助检查,即先用 1% 麻黄碱生理盐水棉片放于中鼻道和嗅沟处,以收缩鼻腔黏膜,使窦口通畅,然后将头部和身体摆放一定位置,约 10 ~ 15 分钟后再检查。若疑为上颌窦积脓,取侧卧低头位,健侧向下,如见中鼻道有脓流出即可证实。检查前组筛窦头稍后仰,后组筛窦则稍前倾,检查额窦则取正坐位。

3. 后鼻镜(鼻咽镜)检查法(posterior rhinoscopy) 检者正坐、头略前倾,将鼻咽镜镜面加温,并在自己手背触试不烫方可使用。

检查者左手用压舌板压下舌背,同时嘱患者用鼻呼吸,右手持鼻咽镜绕过悬雍垂,放置于软腭后下与咽后壁之间,通过镜面进行检查。

注意勿碰及咽后壁及舌根,以免恶心影响检查。检查时需将镜面左右转动和水平移动,以便观察鼻咽全貌。应注意软腭背面、鼻中隔后缘、后鼻孔内各鼻道及鼻甲后部、鼻咽顶壁、咽鼓管咽口、咽鼓管隆突及咽隐窝。应特别注意鼻咽黏膜有无充血、粗糙、出血、溃疡、新生物以及两侧鼻咽腔是否对称,以早期发现病变。

咽部过于敏感、检查不能合作者,可用 1% 丁卡因行表面麻醉后再检查。对鼻咽部暴露困难者,可用软腭拉钩或细导管或塑料管将软腭拉起检查。

【模式图】

鼻腔结构见图 8-1,前鼻镜检查法见图 8-2。

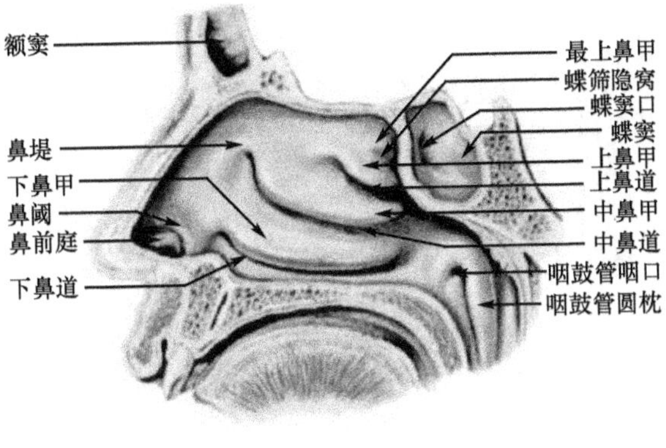

图 8-1 鼻腔结构模式图

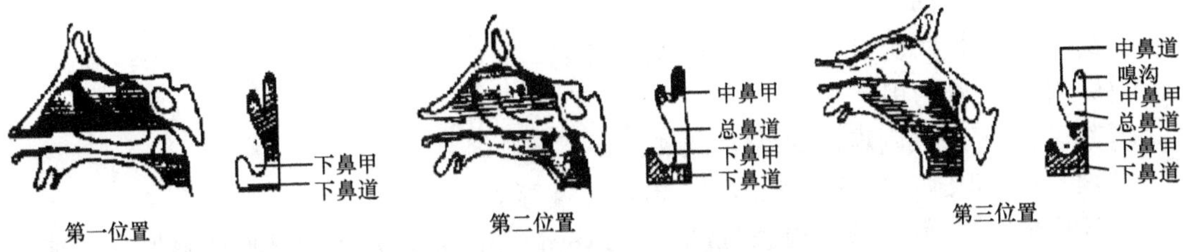

图 8-2 第一、二、三头位检查法模式图

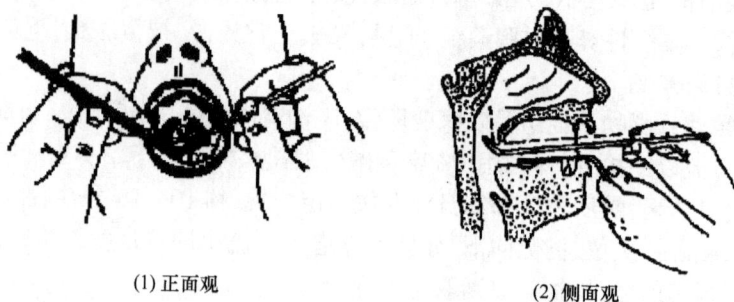

(1) 正面观　　　　　　　　　　　　　　(2) 侧面观

图 8-3　鼻咽镜检查模式图

测　试　题

1. 鼻腔鼻窦检查方法包括哪些？
2. 前鼻镜检查方法中第二头位所见的结构有哪些？
3. 鼻腔鼻窦检查中如中鼻道有脓性分泌物，你认为可能的病变在什么部位？

测试题答案

答案略

（孙树军）

二、间接喉镜检查

【适应证】
（1）喉部不适，包括：疼痛、干燥、异物感等。
（2）声音嘶哑。
（3）吞咽困难。
（4）吞咽疼痛。
（5）咳嗽、咯血。
（6）喉部活组织标本采取。
（7）下咽及喉部异物的取出。
（8）小的良性病变如声带小结、息肉的摘除。
（9）喉及气管的用药。

【禁忌证】　呼吸困难较重；急性喉梗阻

【准备】　间接喉镜、酒精灯、纱布、光源、额镜等。

【操作步骤】　间接喉镜检查（indirect laryngoscopy）是最常用而简便的喉及喉咽部检查法。

患者端坐，头微前倾，张口、伸舌、用口呼吸，检查者用消毒纱布包住患者舌前端，用拇指与中指将舌轻轻固定于门齿外，食指抵于上列牙齿，此时不可过度用力牵拉以免损伤舌底。

右手持间接喉镜,将镜面在酒精灯上稍加热,防止检查时起雾。并且在检查前试温,确认不烫时,右手持经加温后的间接喉镜沿患者舌背进入,镜面与舌背平行,但不与舌背接触,当镜背抵达悬雍垂时,转镜面成45°,轻轻以镜背向后上推压悬雍垂根部,首先看到的是舌根、舌扁桃体、会厌谷、喉咽后壁、喉咽侧壁、会厌舌面游离缘。然后嘱患者发较长"依"声,使会厌上举,此时可看到会厌喉面、杓会厌襞、杓间区、室带及声带与其闭合情况。正常情况下,发"依"声时,声带内收向中线靠拢,深吸气时,声带分别向两侧外展,此时可通过声门窥见声门下区或部分气管环。应注意此镜面之影像为倒像,与喉部真实解剖位置前后颠倒,但左右侧不变。检查时应注意有无充血、肿胀、增生、溃疡、两侧是否对称,有无声带运动障碍;喉室及声门下区有无肿物,梨状窝有无唾液潴留,杓间区有无溃疡或肉芽等。

在正常情况下,喉及喉咽左右两侧对称,梨状窝无积液,黏膜呈淡红色,声带呈白色条状。发"依"声时,声带内收,深吸气时,声带分别向两侧外展。间接喉镜检查有时可因舌背高拱、咽反射过于敏感、会厌不能上举等原因,不能暴露喉腔,可对患者加强解释和训练,使能较好配合,或于咽部喷少量1%丁卡因表面麻醉后,让受检者自己拉舌,检查者左手持喉镜,右手持会厌拉钩或弯喉滴管、弯卷棉子等物将会厌拉起,暴露喉腔。

【附图】

间接喉镜检查法见图8-4,间接喉镜下正常图像见图8-5。

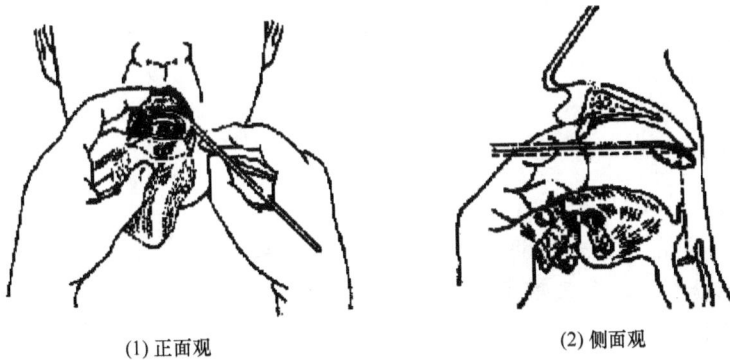

(1) 正面观　　　(2) 侧面观

图8-4 间接喉镜检查法模式图

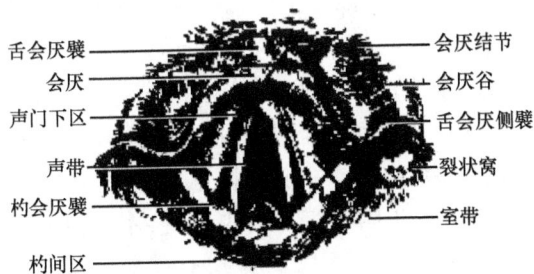

图8-5 间接喉镜下正常图像

测 试 题

1. _____是最常用而简便的喉及喉咽部检查法。

2. 间接喉镜检查中为什么对间接喉镜镜面进行加热处理?

3. 间接喉镜检查首先看到的结构有哪些? 嘱患者发"依"音后所见结构有哪些?

4. 间接喉镜检查镜面之影像为倒像,与喉部真实解剖位置_____,_____。

5. 在间接喉镜检查中如患者出现恶心等咽反射敏感情况,如何进行处理?

测试题答案

答案略

（孙树军）

三、外耳道及鼓膜检查

【适应证】

(1) 耳部不适,包括:疼痛、痒感及异物。

(2) 流脓水。

(3) 听力下降。

(4) 耳鸣。

(5) 耳内闭塞感。

(6) 眩晕;耳外伤。

【禁忌证】 耳部急性炎症期不适宜行鼓气耳镜检查。

【操作前准备】 耳镜、鼓气耳镜、光源、额镜、膝状镊等。

【操作步骤】

1. 耳的一般检查法

(1) 外耳的检查法:观察耳廓大小、位置是否对称,有无畸形、瘘管、红肿、压痛,耳周淋巴结有无肿大,然后牵拉耳廓,并压耳屏有无疼痛。乳突部有无肿胀、瘢痕、鼓窦区、乳突尖和乳突导血管等处有无压痛。

(2) 外耳道及鼓膜检查:牵拉耳廓及耳屏,使外耳道变直。因为外耳道并非一直线,而是略呈 S 形弯曲,由外 1/3 软骨部和内 2/3 骨部所组成,其中外段方向向内、向后、向上,内段方向转为向内、向前、向下。新生儿呈一裂缝状,幼儿外耳道方向向内、向前、向下,故检查外耳道及鼓膜时必须辅以一定的手法,使外耳道变直,才有利于检查。

2. 徒手检查法

(1) 双手检查法:检查者一手将耳廓向后、上、外方轻轻牵拉,使外耳道变直;另一手食指将耳屏向前推压,使外耳道口扩大,以便看清外耳道深部及鼓膜。

(2) 单手检查法:如检查者右手需进行操作(如拭洗脓液,钳取盯聍、异物等),则用左手牵拉耳廓进行检查。查左耳时,左手从耳廓下方以拇指和中指挟持并牵拉耳廓,食指向前推压耳屏;查右耳时,左手则从耳廓上方以同法牵拉耳廓,推压耳屏,即可看清外耳道和鼓膜。

（3）婴幼儿检查时应将耳廓向后下牵拉，同时将耳屏向前推移，方能使外耳道变直扩大。

婴幼儿外耳道呈裂隙状，检查时应向下牵拉耳廓，方能使外耳道变直。

牵拉耳廓如出现疼痛，应检查外耳道，如出现软骨部局限性红肿，是外耳道疖肿。外耳道耵聍为黄白色呈片状，油性耵聍为褐色或酱油色。当耵聍较大较硬应为耵聍栓塞；外耳道皮肤弥漫性红肿，外耳道黑褐色或黄白色片状分布的污物常为外耳道真菌的表现。外耳道有脓性分泌物时应分别考虑是否有无中耳炎，急性中耳炎脓液为稀薄，如为黏稠或并有臭味应为慢性化脓性中耳炎。清除外耳道内耵聍及分泌物，看清鼓膜情况。

3. 耳镜检查法（otoscopy） 受检者侧坐，受检耳朝向检查者。将额镜反光焦点对准外耳道口，一手将耳廓向外后上方牵拉（婴幼儿向后下方牵拉），一手食指向前推压耳屏，以使外耳道变直。若有耳毛阻挡看不清楚时，可选用大小适宜的耳镜轻轻旋转置入，并向上、下、左、右各方向转动，以观察外耳道并看清整个鼓膜形态。然后相继观察锤骨柄、短突及前、后皱襞，区分鼓膜的松弛部及紧张部，正常鼓膜呈半透明乳白色。

（1）窥耳器检查法：窥耳器形似漏斗，口径大小不一。检查时，应根据外耳道的宽窄选用口径适当的耳镜。检查者左手牵拉耳廓使外耳道变直，右手将窥耳器轻轻置入外耳道内，伸入方向应与外耳道纵轴一致，目的在于压倒耳毛。因为通过窥耳器只能看见鼓膜的一部分，故窥耳器不应超越外耳道的外1/3，才便于上下左右移动，以观鼓膜全貌；同时也可避免因置入过深压迫骨部，引起疼痛和咳嗽。如果操作熟练，可在检查左耳时，以左手中指推耳廓向上、后、外方，左手食指和拇指持窥耳器插入外耳道，空出右手操作；检查右耳时，左手中指与食指挟住耳廓将之向后、上、外方提拉，同时左手食指与拇指夹持窥耳器插入外耳道。窥耳器插置妥当后，即可利用额镜反射光线进行检查。

（2）电耳镜检查法：电耳镜是自带光源和放大镜的耳镜，放入外耳道时也如窥耳器法。此法可检查肉眼不能察觉的较细微的病变，对婴幼儿及卧床患者较方便，在缺乏额镜反射光源的地方尤其重要。

（3）鼓气耳镜检查法：耳镜漏斗状的远端插入外耳道，近端为一具有放大作用的玻璃片封闭。耳镜的旁侧开一小孔，通过小橡皮管与一橡皮球相接。检查时利用额镜反射光线或电耳镜的光线进行观察，将适当大小的鼓气耳镜置于外耳道内，注意使耳镜与外耳道皮肤贴紧，然后通过反复挤压—放松橡皮球，在外耳道内交替产生正、负压，同时观察鼓膜向内、向外的活动度。鼓室积液或鼓膜穿孔时鼓膜活动度降低或消失，咽鼓管异常开放时鼓膜活动明显增强。鼓气耳镜检查还可发现细小的、一般耳镜下不能发现的穿孔，通过负压吸引作用还可使一般检查时不能见到的脓液从小的穿孔向外流出。此外也可用鼓气耳镜检查镫骨脚板的活动度、迷路有无瘘管，以及进行鼓膜按摩等治疗。

另外，临床上还有鼓膜显微镜、手术显微镜和可屈性纤维内窥镜能更精细地观察鼓膜的各种细微变化，并摄像存档。电鼓室镜可观察鼓室内的各种病变。

4. 鼓膜异常的鉴别 急性炎症时鼓膜充血、肿胀。鼓室内有积液时，鼓膜色泽粉红、橘黄琥珀或灰蓝色，有时透过鼓膜可见液平面或气泡。鼓室硬化时鼓膜增厚或萎缩变薄，出现钙斑。胆固醇肉芽肿或颈静脉球高位、颈静脉球瘤表现为蓝鼓膜。鼓膜表面有肉芽，需要鼓气耳镜检查。

鼓膜所见：正常鼓膜为半透明、灰白色、有光泽的薄膜，边缘近鼓环处较厚，前下方有一三角形反光区即光锥，尖向后上，止于脐部与锤骨柄末端相连。锤内柄呈黄白色棒状，由前上向后下至鼓膜脐部，锤骨柄上端有一向前突出的白点即锤骨短突，由短突向前、向后分别伸出前、后皱襞，前、后皱襞上方三角形区为松弛部，与外耳道皮肤相同，色淡红，无光泽。

为了便于描写病变部位,将鼓膜沿锤骨柄向后下方作一延长线,再通过脐部作一与此延长线垂直的线,而将鼓膜分为前上、前下、后上、后下四个象限。

检查时应注意鼓膜的色泽及正常标志,有无充血、膨隆、内陷、混浊、增厚、瘢痕、钙斑、液面(发线)、穿孔与分泌物等病变现象。

充血:轻度充血仅见于锤骨柄处有条纹状充血,或自脐部向四周放射状充血。重度充血呈弥漫性鲜红色,常为外耳道或中耳急性炎症所致。

内陷:表现为光锥缩短、分散或消失,锤骨短突明显突出,锤骨柄向后上方移位,多由于咽鼓管阻塞或鼓室内粘连等所致。

混浊:鼓膜增厚失去光泽,表面标志不清,呈局部或广泛的白色混浊或局限性发白增厚的瘢痕,有时可见界限分明的黄白色钙化斑,为中耳炎症后遗所致。

穿孔:应注意穿孔部位、大小、形状、分泌物量及性质等,穿孔内鼓室黏膜有无肿胀、肉芽、息肉或胆脂瘤分泌物等。鼓膜穿孔按其位置分为紧张部和松弛部穿孔、边缘性和中央性穿孔。化脓性中耳炎穿孔仅为针尖样大小,急性期有液体波动,无化脓时可用鼓气耳镜观察。慢性化脓性中耳炎紧张部穿孔围绕锤骨柄呈肾型,锤骨柄有时赤裸。严重时无残余边缘。

检查鼓膜时,应先清除外耳道耵聍及分泌物,有时松弛部病变易为痂皮、碎屑遮盖,极易疏忽误认为正常。必要时可使用鼓气耳镜或手术显微镜以鉴别病变。

【附图】

外耳道及鼓膜徒手检查法见图8-6,鼓膜正常结构模式图见图8-7。

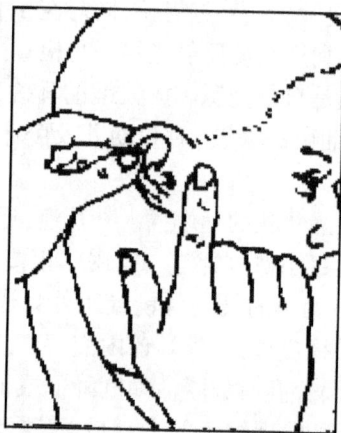

图8-6 外耳道及鼓膜徒手检查法

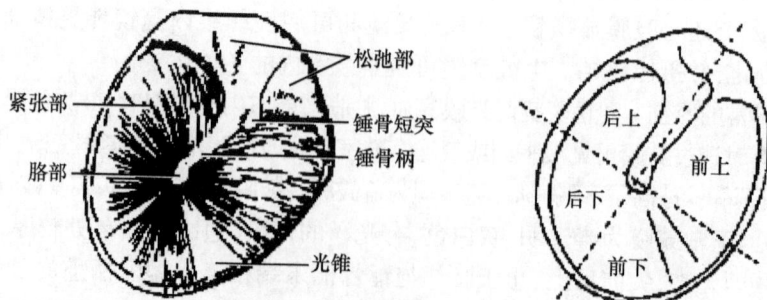

图8-7 鼓膜正常结构模式图

测 试 题

1. 鼓膜异常特征包括哪些？
2. 外耳道及鼓膜检查适应证包括哪些？
3. 外耳道检查方法包括哪些？
4. 鼓膜凹陷有哪些特征性表现？
5. 有哪些情况使用鼓气耳镜检查？

测试题答案

答案略

（孙树军）

四、音 叉 检 查

音叉检查（tuning-fork test）是鉴别耳聋性质最常用的方法（图8-8）。常用C调倍频程频率五支一组音叉，其振动频率分别为C128Hz、C256Hz、C512Hz、C1024Hz 和 C2048Hz。检查时注意：①应击动音叉臂的上 1/3 处；②敲击力量应一致，不可用力过猛或敲击台桌硬物，以免产生泛音；③检查气导时应把振动的音叉上 1/3 的双臂平面与外耳道纵轴一致，并同外耳道口同高，距外耳道口约 1cm 左右；④检查骨导时则把柄底置于颅面；⑤振动的音叉不可触及周围任何物体。常用的检查方法如下：

1. 林纳试验（Rinne test，RT） 又称气骨导对比试验，是比较同侧气导和骨导的一种检查方法。取 C256 的音叉，振动后置于乳突鼓窦区测其骨导听力，待听不到声音时记录其时间，立即将音叉移置于外耳道口外侧1cm 外，测其气导听力。若仍能听到声音，则表示气导比骨导时间长（AC>BC），称林纳试验阳性（RT"+"）。反之骨导比气导时间长（BC>AC），则称林纳试验阴性（RT"-"）。

正常人气导比骨导时间长 1～2 倍，为林纳试验阳性。传导性聋因气导障碍，则骨导比气导长，为阴性。感音神经性聋气导及骨导时间均较正常短，且听到声音亦弱故为短阳性。气导与骨导时间相等者（AC=BC，RT"±"）亦属传导性聋。

如为一侧重度感音神经性聋，气导和骨导的声音皆不能听到，患者的骨导基本消失，但振动的声波可通过颅骨传导至对侧健耳感音，以致骨导较气导为长，称为假阴性。

2. 韦伯试验（Weber test，WT） 又称骨导偏向试验，系比较两耳骨导听力的强弱。取C256 或 C512 振动的音叉柄底置于前额或头顶正中，让患者比较哪一侧耳听到的声音较响，若两耳听力正常或两耳听力损害性质、程度相同，则感声音在正中，是为骨导无偏向；由于气导有抵消骨导作用，当传导性聋时患耳气导有障碍，不能抵消骨导，以至患耳骨导要比健耳强，而出现声音偏向患耳；感音神经性聋时则因患耳感音器官有病变，故健耳听到的声音较强，而出现声音偏向健耳。记录时除文字说明外，可用"→"表示偏向侧，用"="表示无偏向。

3. 施瓦巴赫试验（Schwabach test，ST） 又称骨导对比试验，为比较正常人与患者骨导的时间，将振动的 C256 音叉柄底交替置于患者和检查者的乳突部鼓窦区加以比较，正常者两者相等；若患者骨导时间较正常耳延长，为施瓦巴赫试验延长（ST"+"），为传导性聋；若较正常者短，则为骨导对比试验缩短（ST"－"），为感音神经性聋。用以上方法测定听力，其结果应结合临床进行全面分析，才能判断耳聋的性质。

4. 盖莱实验（镫骨活动试验，Gelle test GT）　检查镫骨内有无固定的试验法。将振动的 C256 音叉柄底放在鼓窦区，同时以鼓气耳镜向外耳道交替加压和减压，若声音强弱波动，亦即当加压是骨导顿觉减低，减压时恢复，即为镫骨活动试验阳性（GT"+"），表明镫骨活动正常。若加压、减压声音无变化时，则为阴性（GT"－"），为镫骨底板固定征象。

【附图】

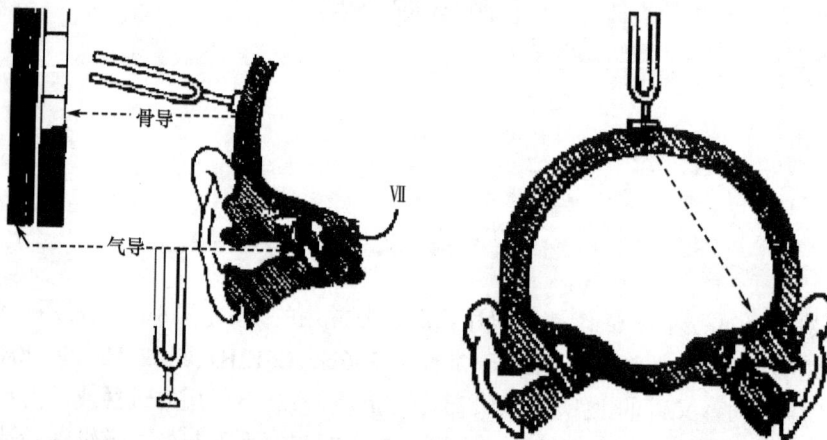

(1) 林纳试验阳性(AC＞BC)：正常或感音神经性聋　　(2) 韦伯试验中骨导偏向试验偏健侧

图 8-8　音叉检查

测　试　题

1. 音叉试验包括哪些？
2. 如患者林纳试验出现骨导＞气导，可能的耳聋性质是什么？
3. 盖莱实验有哪些临床意义？

测试题答案

答案略

（孙树军）

五、耳鼻咽喉头颈外科检查

1. 视诊

（1）观察颈部位置，颈部有无活动受限，有无斜颈或强迫头位。

（2）双侧颈部是否对称；有无肿块隆起；有无静脉充血及血管异常搏动；注意喉结的位置及外形，喉体有无膨大。

（3）注意皮肤有无红肿、溃疡、皮疹、瘘口、瘢痕等;注意腮腺;下颌下腺及甲状腺是否肿大。

2. 触诊　在患者完全放松的情况下,检查颈部向前后、左右活动情况,并按顺序对每个区域进行系统检查。

（1）颏下及下颌下区:患者取坐位,检查者站在患者对面,一手放在患者枕部,以转动患者头部,另一手的手指掌面在颏下及下颌下区进行触诊,注意有无淋巴结肿大及下颌下腺体肿大。

（2）颈前区:首先触诊甲状腺,常用的检查方法,为患者坐位,检查者站在患者背后,双手拇指置于患者颈后,双手示指、中指分别触摸甲状腺两侧侧叶,注意其大小、形状、质地,有无肿块及压痛,肿块是否随吞咽上下运动;注意气管有无移位、钙化等;疑有甲状舌管囊肿者,用拇指及示指触摸囊肿,并嘱患者做伸舌或吞咽动作,以观察囊肿活动情况;喉癌患者疑有喉体受累者,用拇指及中指轻提喉体、左右推动,注意喉体是否膨大,有无活动受限;注意会厌前间隙、喉前、气管前有无淋巴结肿大,注意肿大淋巴结的大小、质地及活动度、单个或多个等。

（3）颈侧区或锁骨上区:检查者站在患者对面,一手置患者枕部,以协助颈部转动,另一手深入胸锁乳突肌深面检查颈测区。检查颈后三角区时,使患者头部转动向检查侧并稍向后倾斜。检查锁骨上区时,检查者站在患者后方,拇指放在患者肩上,其余四指触摸锁骨上窝。注意有无颈部肿块、肿块大小、质地及活动度、单个或多个、散在或融合、有无压痛及搏动。皮肤上有无瘘口,若发现瘘口,可用手指触诊或用探针探查瘘管的深度及方向。

3. 听诊　甲状腺功能亢进的患者因腺体内血流增加,可在甲状腺区内听到持续性、收缩期杂音。

测　试　题

1. 颈部视诊包括哪些内容?
2. 简述颈部侧区和锁骨上区检查顺序及方法?

测试题答案

答案略

（孙树军）

第九章 皮肤病科部分

一、真 菌 镜 检

【目的】 真菌直接镜检法是一种方便、准确诊断真菌病的检测方法。此法简便易行,阳性可明确真菌是否存在,结合临床表现可确诊真菌病,但一般不能确定致病菌种类,而且阴性不能完全排除真菌病的诊断。

【适应证】 皮肤真菌感染,包括头癣、体癣、手足癣、甲癣、花斑癣等。

【禁忌证】 无特殊禁忌。

【操作前准备】

1. 患者准备 向患者交代检查的目的、意义及基本操作方法,用75%乙醇溶液消毒病变部位。

2. 材料准备 光学显微镜、酒精灯、连柄手术刀、睫毛镊子、剪刀、载玻片、盖玻片、10%~20%氢氧化钾溶液。

【操作步骤】

1. 取材 疑为手足癣或体癣应在病损活动边缘取材,用消毒连柄手术刀钝刀片刮取表皮皮屑;水疱标本取疱壁组织;脓疱则取脓液。疑为甲癣应先用钝手术刀刮除表层,采集病甲边缘较深层近甲床的甲屑。疑为头癣应取病变处头发检查。

2. 显微镜检查 将采集的标本置载玻片中央,滴加1滴氢氧化钾溶液,盖上盖玻片,在酒精灯火焰上方微微加热(勿沸腾)或放置数分钟后,轻压盖玻片,用棉拭子除去多余液体,置显微镜下观察。镜下见菌丝或孢子为阳性。

3. 典型真菌镜检所见

(1)花斑癣:短粗、两头钝圆、稍弯曲的菌丝,成堆的圆形或卵圆形厚壁孢子,有时有芽胞。

(2)头癣

1)黄癣:黄癣痂,发内孢子、鹿角状菌丝,可见气沟、气泡。

2)白癣:断发外菌鞘由镶嵌或成堆圆形孢子组成。

3)黑点癣:发内链状孢子。

(3)体股癣、手足癣:分支分隔的长菌丝。

(4)甲癣:分支分隔的长菌丝,常断裂为关节孢子样。

(5)念珠菌病:假菌丝、圆形或椭圆形芽胞。

(6)隐球菌病:圆形或椭圆形双壁孢子,外围有一层透光荚膜,在黑色背景下极为明亮。

(7)着色芽生菌病:棕色圆形厚壁分隔孢子。

(8)暗色丝孢霉病:棕色分支分隔菌丝或酵母样细胞。

(9)链状芽生菌病:链状出芽孢子。

(10)毛霉病:宽大菌丝,不分隔。

【注意事项】

（1）如在1周内皮损已外用抗真菌药物,须停药1周后做检查。

（2）薄嫩部位皮损可用浸有生理盐水的棉拭子擦拭局部取材。

（3）采集的标本应立即检查。

【相关知识】 真菌病(mycosis)是由真菌(fungus)引起的感染性疾病。真菌是广泛存在于自然界的一类真核细胞生物,有真正的细胞核和细胞器,不含叶绿素,以寄生和腐生方式吸取营养,能进行有性和无性繁殖。真菌的基本形态是单细胞个体(孢子)和多细胞丝状体(菌丝)。

按照菌落形态,真菌可分为酵母菌(yeast)和霉菌(mould)两大类,前者菌落呈乳酪样,由孢子和芽生孢子组成,后者菌落呈毛样,由菌丝组成,故又称为丝状真菌。有的致病真菌在自然界或25℃培养时呈菌丝形态,而在组织中或在37℃培养时则呈酵母形态,称为双相真菌。

人类感染的真菌主要来自外界环境并通过接触、吸入或食入而感染。少数致病真菌可直接致病,多数则在一定条件下致病,后者称为条件致病菌。根据真菌入侵组织深浅的不同,临床上把引起感染的真菌分为浅部真菌和深部真菌。浅部真菌主要指皮肤癣菌(dermatophyton),包括毛癣菌属(trichophyton)、小孢子菌属(microsporum)和表皮癣菌属(epidermophyton),其共同特点是亲角质蛋白,侵犯人和动物的皮肤、毛发、甲板,引起的感染统称为皮肤癣菌病(dermatophytosis),简称癣(tinea)。深部真菌病一般按致病菌命名(如着色芽生菌病、念珠菌病等)。多数深部真菌系条件致病菌,多侵犯免疫力低下者,近年来随着广谱抗生素、糖皮质激素、免疫抑制剂等使用的增多,器官移植、各种导管和插管技术的开展以及艾滋病患者的增多,条件致病菌感染也不断增加,同时还发现了许多新的致病菌种。

真菌病的实验室检查包括真菌直接镜检和培养,其结果具有诊断价值;分子生物学技术(如基因指纹图、基因探针杂交等)也已用于真菌菌种鉴定分类;极少数深部真菌目前人工培养尚不成功,这些真菌感染的组织如通过组织病理检查发现真菌也可诊断。

测 试 题

1. 关于真菌镜检描述正确的是（　　）
   A. 可以确定致病菌种类
   B. 不能确定致病菌种类
   C. 阴性可以排除真菌病
   D. 阴性不能完全可以排除真菌病
   E. 阳性可明确真菌是否存在

2. 关于真菌镜检取材错误的是（　　）
   A. 疑为手足癣或体癣应在病损活动边缘取材
   B. 水疱标本取疱壁组织
   C. 脓疱标本则取脓液
   D. 疑为甲癣采集病甲边缘较深层近甲床的甲屑
   E. 疑为头癣应取病变处表皮皮屑检查

3. 浅部真菌包括（　　）
   A. 毛癣菌属　　　B. 小孢子菌属
   C. 表皮癣菌属　　D. 念珠菌属
   E. 孢子丝菌属

测试题答案

1. BDE　2. E　3. ABC

（刘相明）

二、斑 贴 试 验

【目的】 斑贴试验是根据受试物的性质配制适当浓度的浸液、溶液、软膏或原物作为试剂,以适当的方法将其贴于皮肤,一定时间后观察机体是否对其产生超敏反应。斑贴试验是目前临床应用于检测Ⅳ型超敏反应的主要方法。

【适应证】 接触性皮炎、职业性皮炎、湿疹、化妆品皮炎等。

【禁忌证】 皮炎急性期;孕妇。

【操作前准备】

1. 材料准备 市售斑试器、低敏胶布、记号笔、市售专用标准筛选变应原。

2. 患者准备 向患者交代检查的目的、意义、方法及注意事项,用75%乙醇溶液消毒背部皮肤。

【操作步骤】

1. 准备试剂 将标准变应原从注射器或小瓶内挤出,置斑试器内,量以能够使变应原接触到皮肤又不溢出斑试器为度。液体变应原需先在斑试器内放置一滤纸片,然后滴加1或2滴变应原。

2. 贴敷 受试者坐直,上背部皮肤消毒,待自然干燥后,将已加变应原的斑试器贴敷于上背部,压紧后,用低敏胶布粘贴。用记号笔做好标记。

3. 结果判读 采用两次判读法。在贴敷后48小时,去除斑试器,20～30分钟后,做第1次判读;48～96小时后,做第2次判读。

受试部位无反应为(-);

出现痒或轻度发红为(±);

出现单纯红斑、瘙痒为(+);

出现水肿性红斑、丘疹为(++);

出现显著红肿、伴丘疹或水疱为(+++)。

阳性反应说明患者对受试物过敏,但应排除原发性刺激或其他因素所致的假阳性反应,假阳性反应者将受试物除去后,皮肤表现很快消失,而真阳性反应除去受试物后24～48小时内皮肤表现往往可增强。阴性反应则表示患者对试验物无敏感性。

【注意事项】

(1)应注意区分过敏反应及刺激反应。

(2)阴性反应可能与试剂浓度低、斑试物质与皮肤接触时间太短等有关。

(3)不宜在皮肤病急性发作期做试验,不可用高浓度的原发性刺激物做试验。

(4)受试前2周和受试期间服糖皮质激素、受试前3天和受试期间服用抗组胺类药物均可出现假阴性。

(5)如果在试验后72小时至1周内局部出现红斑、瘙痒等表现,应及时到医院检查。

【相关知识】 Ⅳ型超敏反应的接触物为致敏因子,本身并无刺激性或毒性,多数人接触后不发病,仅有少数人接触后经过一定时间的潜伏期,在接触部位的皮肤、黏膜发生变态反应性炎症。这类物质通常为半抗原(hapten)。当它与皮肤表皮细胞膜的载体蛋白以及表皮内抗原递呈细胞即Langerhans细胞表面的免疫反应性HLA-DR抗原结合后,即形成完全的抗原复合物。Langerhans细胞携带此完全抗原向表皮真皮交界处移动,并使T淋巴细胞致敏,后者移向局部淋巴结副皮质区转化为淋巴母细胞,进一步增殖和分化为记忆 T 淋巴细胞和效应 T 淋巴细胞,再经血流播及全身。上述从抗原形成并由 Langerhans 细胞递呈给 T 淋巴细胞,到 T 淋巴细胞增殖、分化以及向全身播散的整个过程,称为初次反应阶段(诱导期),大约需 4 天时间。当致敏后的个体再次接触致敏因子,即进入二次反应阶段(激发期)。此时致敏因子仍需先形成完全抗原,再与已经特异致敏的 T 淋巴细胞作用,一般在 24~48 小时内产生明显的炎症反应。

本类超敏反应引起皮炎的共同特点是:①有一定潜伏期,首次接触后不发生反应,经过 1~2 周后如再次接触同样致敏物才发病;②皮损往往广泛性、对称性分布;③易反复发作;④皮肤斑贴试验阳性。

测 试 题

1. 斑贴试验是目前应用于检测哪型超敏反应的主要方法( )
   A. Ⅰ型　　　　　B. Ⅱ型
   C. Ⅲ型　　　　　D. Ⅳ型
   E. Ⅴ型
2. 斑贴试验的适应证为( )
   A. 接触性皮炎　　B. 职业性皮炎
   C. 手部湿疹　　　D. 化妆品皮炎

   E. 荨麻疹
3. Ⅳ型超敏反应引起皮炎的共同特点是( )
   A. 有一定潜伏期,首次接触后不发生反应
   B. 皮损往往广泛性、对称性分布
   C. 易反复发作
   D. 皮肤斑贴试验阳性
   E 无潜伏期

测试题答案

1. D　　2. ABCD　　3. ABCD

(刘相明)

三、点刺试验及划破试验

【目的】 皮肤点刺试验是将少量高度纯化的致敏原液体滴于患者前臂,再用点刺针轻轻刺入皮肤表层。如患者对该过敏原过敏,则会于十五分钟内在点刺部位出现类似蚊虫叮咬的红肿块,出现痒的反应,或者颜色上有改变。我们基本上就能够比较确定过敏性疾病的存在。主要用于测试速发型变态反应。

【适应证】 荨麻疹、特应性皮炎、药疹、过敏性鼻炎、哮喘等多种与速发型超敏反应相关的过敏性疾病。以往用划破试验,现逐渐被点刺试验取代。

【禁忌证】 高敏体质者;有过敏性休克史者。

【操作方法】 一般选择前臂屈侧为受试部位,局部清洁消毒。消毒后待 2 分钟使皮肤血液恢复正常,按说明书滴试液及点刺,5~10 分钟后拭去试液,20~30 分钟读试验结果。

【结果判读】 皮肤反应强度与组胺(阳性对照)相似为阳性(+++),较强为(++++),较弱则相应标为(++)及(+);与生理盐水(阴性对照)相同为(-)。

【注意事项】
(1) 宜在基本无临床表现时进行。

（2）应设生理盐水及组胺液作阴性及阳性对照。

（3）结果为阴性时,应继续观察 3~4 天,必要时 3~4 周后重复试验。

（4）有过敏性休克史者禁止行划破试验。

（5）应准备肾上腺素注射液,以抢救可能发生的过敏性休克。

（6）受试前 2 天应停用抗组胺药物。

（7）妊娠期尽量避免检查。

【相关知识】

Ⅰ型超敏反应机制为变应原诱导机体产生 IgE,该抗体以 Fc 段与肥大细胞和嗜碱粒细胞表面相应的受体结合,使机体处于对该变应原的致敏状态。当相同变应原再次进入体内,通过与致敏肥大细胞或嗜碱粒细胞表面的 IgE 抗体特异性结合,促使其脱颗粒,释放一系列生物活性介质（组胺、缓激肽、花生四烯酸代谢产物）,引起小血管扩张、通透性增加,富含蛋白质的液体渗出到周围组织,平滑肌收缩和腺体分泌增加等,从而产生皮肤、黏膜、呼吸道和消化道等一系列局部或全身性过敏反应症状。根据发生快慢和持续时间的长短,可分为速发相反应（early-phase reaction）和迟发相反应（late-phase reaction）两种类型。速发相反应通常在接触变应原数秒钟内发生,可持续数小时,该反应的化学介质主要是组胺。迟发相反应发生在变应原刺激后 6~12 小时,可持续数天,参与该反应的化学介质为白三烯、血小板活化因子和前列腺素 D_2。

测 试 题

1. 点刺试验是用于检测哪型超敏反应的方法
   A. Ⅰ型　　　　B. Ⅱ型
   C. Ⅲ型　　　　D. Ⅳ型
   E. Ⅴ型

2. 点刺试验的适应证为
   A. 荨麻疹　　　　B. 药疹
   C. 特应性皮炎　　D. 哮喘
   E. 过敏性鼻炎

测试题答案

1. A　2. ABCDE

（刘相明）

四、皮 内 试 验

【目的】　主要用于测试速发型变态反应,是目前最常用于药物速发型超敏反应的方法。原理同划破试验,反应结果较划破试验阳性率高,较准确,但偶可发生过敏性休克。

【适应证】　各型荨麻疹、特应性皮炎、药疹、过敏性鼻炎、哮喘等。

【禁忌证】　高敏体质者;有过敏性休克史者;5 岁以下儿童。

【操作方法】

（1）一般选择前臂屈侧为受试部位,局部清洁消毒。

（2）将欲试抗原以无菌生理盐水适当稀释,以皮试注射器分别吸取 0.1ml,注射于受试部位皮内。同时注射多种抗原时,应在注射部位做标记。

（3）另取一注射器吸取 0.1ml 无菌生理盐水,注射于对侧前臂屈侧相应注射部位,或同臂原注射部位的下方 4～5cm 处,作为阴性对照。

（4）注射后 20～30 分钟观察速发型反应,24～48 小时后观察迟发型反应,必要时连续观察 1 周。

【结果判读】 15～20 分钟后观察结果。受试部位无反应为(-),出现红斑直径>1cm、伴风团为(+),直径 2cm、伴风团为(++),直径>2cm、伴风团或伪足为(+++),6～48 小时后出现反应并出现浸润性结节为迟发反应阳性。

【注意事项】

（1）宜在病情稳定期进行。

（2）应设生理盐水及组胺液作阴性及阳性对照。

（3）结果为阴性时,应继续观察 3～4 天,必要时 3～4 周后重复试验。

（4）有过敏性休克史者禁用。

（5）应做好抢救准备,以对应可能发生的过敏性休克。

（6）受试前 2 天应停用抗组胺药物。

（7）妊娠期应尽量避免检查。

【相关知识】 若发生过敏性休克,应立即抢救。方法为:

（1）0.1% 肾上腺素 0.5～1ml 皮下注射或肌内注射,亦可加入 50% 葡萄糖溶液 40ml 静脉注射,以减轻呼吸道黏膜水肿及平滑肌痉挛,并可升高血压。

（2）地塞米松 5～10mg 肌内注射或静脉注射,然后可将氢化可的松 200～400mg 加入 5%～10% 葡萄糖溶液 500～1000ml 内静脉滴注。

（3）上述处理后收缩压仍低于 80mmHg 时,可给升压药(如多巴胺、间羟胺)。

（4）给予吸氧,支气管痉挛严重时可静注 0.25g 氨茶碱,喉头水肿呼吸受阻时可行气管切开。

（5）心跳呼吸骤停时,应进行心肺复苏术。

测 试 题

1. 皮内试验是主要用于检测哪型超敏反应的方法
（　　）
A. Ⅰ型
B. Ⅱ型
C. Ⅲ型
D. Ⅳ型
E. Ⅴ型

2. 皮内试验的适应证为(　　)
A. 荨麻疹
B. 药疹
C. 特应性皮炎
D. 哮喘
E. 过敏性鼻炎

测试题答案

1. A　2. ABCDE

（刘相明）

五、性 病 检 查

（一）淋球菌检查

【目的】　主要是采取泌尿生殖道分泌物涂片，革兰氏染色镜检，如在中性粒细胞中发现革兰氏阴性双球菌时，就有诊断价值，必要时进行分离培养。

【适应证】　淋病。

【禁忌证】　无特殊禁忌。

【检查前准备】

1. 患者准备　向患者交代检查的目的、意义及基本操作方法。

2. 材料准备　藻酸钙棉拭子、生理盐水、干棉球、光学显微镜、酒精灯、载玻片、盖玻片、革兰染液、CO_2 培养箱、血琼脂或巧克力琼脂平板。

【操作步骤】

1. 标本采集　用含无菌生理盐水的藻酸钙棉拭子，伸入男性尿道 2～4cm，轻轻转动取出分泌物；女性先用无菌的脱脂棉擦去阴道内黏液，用无菌的藻酸钙脱脂棉拭子插入宫颈内 1～2cm 处旋转取出分泌物；患结膜炎的新生儿取结膜分泌物；全身性淋病时可取关节穿刺液；前列腺炎患者经按摩取前列腺液。

2. 直接涂片　主要用于急性感染患者。涂片 2 张，自然干燥、加热固定后作革兰染色，油镜下检查。

3. 细菌培养　标本立即接种于血琼脂或巧克力琼脂平板上，置于含 5%～10% 的 CO_2 孵箱，37℃孵育 24～48 小时后观察结果。挑选可疑菌落作涂片染色镜检，也可用氧化酶试验或糖发酵试验进一步证实。

4. 结果判读　涂片染色镜检可见大量多形核细胞，细胞内外可找到成双排列、呈肾形的革兰阴性双球菌。在培养皿上可形成圆形、稍凸、湿润、光滑、透明到灰白色的菌落，直径为 0.5～1.0mm。生化反应符合淋球菌特性。

【临床意义】　直接涂片镜检阳性者可初步诊断，但阴性不能排除诊断；培养阳性可确诊。

【注意事项】

（1）取材时拭子伸入尿道或宫颈口内的深度要足够。

（2）男性患者最好在清晨首次排尿或排尿后数小时采集标本进行培养。

（3）涂片时动作宜轻柔，防止细胞破裂变形，涂片的厚薄与固定及革兰染色时间要合适。

【相关知识】　淋球菌为 G-双球菌，呈肾形或蚕豆形成对排列，临近面扁平或略凹陷，细菌大小为 0.6μm，只有在高倍显微镜下才能看到。淋球菌由核质体、细胞质、质膜、细胞壁和外膜等构成，胞浆中有核糖体、内含体等细胞器，外膜上镶嵌有孔蛋白，此外还有 O-特异侧链和菌毛等结构。淋球菌对理化因子的抵抗力较弱，42℃20 分钟即可使其全部死亡，因此加热就很容易达到消毒的目的；干燥环境也不利于淋球菌生长；淋球菌对各种消毒剂很敏感。

人是淋球菌的唯一自然宿主。淋球菌很易侵入黏膜单层柱状上皮细胞和移行上皮细胞，如尿道、子宫颈、膀胱、直肠、咽、眼的结膜上皮细胞，并借助于其菌毛、蛋白 II 和 IgA1 分解酶与上述细胞膜黏附,然后被吞饮;进入细胞后,淋球菌开始大量繁殖导致细胞损伤、裂解和死亡;释放出来的淋球菌一方面感染更多的黏膜上皮细胞,另一方面可进入黏膜下间隙,引起黏膜下感染。淋球菌内毒素及淋球菌膜表面的脂多糖与补体结合,诱导中性粒细胞聚集,引起该处的炎症反应,导致局部红肿、糜烂、上皮细胞脱落,加之众多的脓细胞及炎性渗液,形成典型的尿道脓性分泌物;若不及时治疗,淋球菌可侵入尿道腺体、隐窝、前列腺、附睾、输卵管或盆腔,形成慢性淋病病灶,可成为再次急性发作。淋球菌感染后可激发人体产生特异的免疫,但由于这种免疫力较弱,且淋球菌有一定的自身保护机制,所以人体的免疫不足以清除淋球菌,也不足以阻止淋球菌的再感染。

测 试 题

1. 淋球菌为(　　)
    A. 革兰阳性双球菌　　B. 革兰阴性链球菌
    C. 革兰阴性双球菌　　D. 革兰阴性杆菌
    E. 革兰阳性杆菌
2. 淋球菌检查的意义(　　)

A. 直接涂片镜检阳性者可初步诊断
B. 阴性不能排除诊断
C. 阴性可以排除诊断
D. 直接涂片镜检阳性者明确诊断
E. 培养阳性可确诊

测试题答案

1. C　2. ABE

(二) 梅毒螺旋体检查

【目的】 一期梅毒硬下疳和二期梅毒扁平湿疣等皮损以及梅毒性淋巴结炎的组织中均有一定数量的梅毒螺旋体。用皮损渗出液及淋巴结穿刺液涂片,可找到梅毒螺旋体。

【适应证】 早期梅毒。

【禁忌证】 无特殊禁忌。

【检查前准备】

1. 患者准备　向患者交代检查的目的、意义及基本操作方法。

2. 材料准备　手套、无菌生理盐水棉试纸、手术刀、盖玻片、载玻片、生理盐水、暗视野显微镜。

【操作步骤】

1. 取材　可取病灶组织渗出物、淋巴结穿刺液或组织研磨液,先用无菌生理盐水清洗皮损处,用钝刀刮除皮损表面组织,擦净,挤压周围组织,使血清及组织液渗出,吸取液体涂片,在暗视野显微镜下检查。也可经镀银染色、吉姆萨染色或墨汁负染色后用普通光学显微镜检查,或用直接免疫荧光检查。

2. 结果判读　梅毒螺旋体菌体细长,两端尖直,在暗视野显微镜下折光性强,沿纵轴旋转伴轻度前后运动。镀银染色法示螺旋体呈棕黑色,吉姆萨染色法螺旋体呈桃红色,直接免疫荧光检查螺旋体呈绿色荧光。镜检阳性结合临床表现、性接触史可确诊。

【相关知识】 梅毒螺旋体(*Treponema pallidum*,TP)通常不易着色,故又称苍白螺旋体,由 8~14 个整齐规则、固定不变、折光性强的螺旋构成,长 4~14μm,宽 0.2μm,可以旋转、蛇行、伸缩 3 种方式运动。TP 人工培养困难,一般接种于家兔睾丸进行保存及传代。TP 系厌氧微生物,离开人体不易生存,煮沸、干燥、日光、肥皂水和普通消毒剂均可迅速将其杀灭,但其耐寒力强,4℃可存活3天,-78℃保存数年仍具有传染性。

TP表面的黏多糖酶可能与其致病性有关。TP对皮肤、主动脉、眼、胎盘、脐带等富含黏多糖的组织有较高的亲和力,可借其黏多糖酶吸附到上述组织细胞表面,分解黏多糖造成组织血管塌陷、血供受阻,继而导致管腔闭塞性动脉内膜炎、动脉周围炎,出现坏死、溃疡等病变。

测 试 题

1. 梅毒螺旋体检查的适应证(　　)
   A. 一期梅毒　　　　　B. 二期梅毒
   C. 三期梅毒　　　　　D. 早期潜伏梅毒
   E. 晚期潜伏梅毒

2. 梅毒螺旋体检查的方法有(　　)
   A. 暗视野显微镜　　　B. 镀银染色
   C. 吉姆萨染色　　　　D. 墨汁负染色
   E. 直接免疫荧光

测试题答案

1. ABD　　2. BCDE

(三) 梅毒螺旋体抗原试验

【目的】 梅毒的确证试验。

【适应证】 诊断梅毒有高敏感性和高特异性,常被用作梅毒的确证试验。应注意到:梅毒患者该类试验呈阳性反应后,约有95%的患者虽经足量治疗,其血清阳性反应终生不变,因此不能作为疗效观察、复发或再感染的判定指征。

【禁忌证】 无特殊禁忌。

【操作步骤】

1. 荧光密螺旋体抗体吸收试验(FTA-ABS) 用间接免疫荧光技术检测血清中抗梅毒螺旋体抗体。有高敏感性和高特异性。

2. 梅毒螺旋体血球凝集试验(TPHA) 是以梅毒螺旋体为抗原的间接血球凝集试验,是一种特异性和敏感性均较高而且操作较简单的方法。目前有两种试验:一种即TPHA,另一种为梅毒螺旋体颗粒凝集试验(TPPA)。两种方法都用超声波粉碎的Nichol株螺旋体悬液为抗原,前者用甲醛处理的羊红细胞作抗原载体,后者用纯化的明胶颗粒作抗原载体。

3. 梅毒螺旋体停动试验(TPI) 梅毒患者血清中含有一种在补体存在时能使螺旋体停动的抗体。该试验阳性结果出现得早,但应注意在一期梅毒的晚期、二期梅毒的早期和中期血清峰值开始下降。

【注意事项】 梅毒螺旋体检查阳性对梅毒的诊断提供了重要依据,但确诊梅毒常需要接触史、临床症状、实验室检查综合判定。梅毒血清试验可能出现技术性假阳性和生物学假阳性反应,特别是非梅毒螺旋体抗原试验。

【相关知识】 梅毒螺旋体含有很多抗原物质,多数为非特异性(如心磷脂),仅少数为特异性(如TP抗原)。非特异性抗体(如心磷脂抗体)在早期梅毒患者经充分治疗后滴度可逐渐下降直至完全消失,当病情复发或再感染后可由阴转阳或滴度逐渐上升,少数患者可出现血清固定,即治疗6~9个月后滴度无明显下降或2年后血清仍未转阴。特异性抗体

(即抗 TP 抗体)对机体无保护作用,在血清中可长期甚至终生存在。

测 试 题

1. 梅毒螺旋体抗原试验的适应证(　　)
    A. 一期梅毒　　　　B. 二期梅毒
    C. 三期梅毒　　　　D. 早期潜伏梅毒
    E. 晚期潜伏梅毒

2. 梅毒螺旋体抗原试验的方法有(　　)
    A. FTA-ABS　　　　B. TPPA
    C. TPHA　　　　　D. TPI
    E. VDRL

测试题答案

1. ABCDE　　2. ABCD

(四) 非梅毒螺旋体抗原试验

【目的】 本试验敏感性高而特异性低。结果为阳性时,临床表现符合梅毒,可初步诊断。定量试验是观察疗效、判断复发及再感染的手段。

【适应证】

(1) 临床可疑人群常规检查;大量人群筛选检查。

(2) 定量指标观察疗效,是否再发,是否再感染。

(3) 发现潜伏梅毒感染者。

【禁忌证】 无特殊禁忌。

【操作步骤】 试验方法

1. 性病研究实验室试验(VDRL) 用心磷脂、磷脂酰胆碱(卵磷脂)及胆固醇为抗原,与机体产生的反应素发生颗粒凝集和沉淀反应。可稀释做定量反应。

2. 不加热血清反应素试验(USR) 用改良的 VDRL 抗原,血清可不必加热灭活,抗原不必每天配制。

3. 快速血浆反应素环状卡片试验(RPR) 基本原理与 USR 相同,但在抗原中加入药用炭(活性炭)颗粒,判定结果可在肉眼下进行。也可稀释做定量反应。

结果判定

(++++)有大块状的颗粒和聚合团块

(+++)有中块状的颗粒和聚合团块

(++)有小块状的颗粒聚合物

(+)有小块聚合颗粒,均匀分布

(−)颗粒细小、混悬,无聚合现象

定量用生理盐水按 1:8、1:16、1:32……稀释,判定阳性标准同上。

【相关知识】 梅毒血清试验的假阳性反应(false-positive reaction)

(1) 非梅毒螺旋体试验的假阳性反应:分为两类:①急性假阳性反应:持续时间<6 个月,见于肝炎、传染性单核细胞增多症、病毒感染(水痘、麻疹、病毒性肺炎等)、疟疾、免疫接种、妊娠和实验技术错误;②慢性假阳性反应:持续时间>6 个月,女性多见,见于结缔组织病(如 SLE)、伴有免疫球蛋白异常的疾病、麻风、老年人、恶性肿瘤和麻醉剂成瘾等。假阳性反应的滴度一般较低(<1:8),但在少数情况下可能很高(如 10% 以上的静脉药物注射者

的假阳性反应滴度>1∶8),故目前认为滴度不能用于区别真、假阳性反应。

(2)梅毒螺旋体试验的假阳性反应:普通人群中的发生率约为1%,见于红斑狼疮(系统性、盘状、药物诱导性)、混合结缔组织病、自身免疫病、病毒感染、麻风、妊娠和药物成瘾。

测 试 题

1. 非梅毒螺旋体抗原试验的适应证(　　)
　　A. 临床可疑人群常规检查
　　B. 大量人群筛选检查
　　C. 定量指标观察疗效,是否再发,是否再感染
　　D. 发现潜伏梅毒感染者

　　E. 确诊梅毒

2. 非梅毒螺旋体抗原试验的方法有(　　)
　　A. RPR　　　　　　　B. USR
　　C. TPHA　　　　　　D. TPI
　　E. VDRL

测试题答案

1. ABCD　　2. ABE

(刘相明)

六、皮肤组织病理学检查

【目的】 皮肤组织病理学改变有时可以协助临床确定诊断。由于皮肤位于体表,活检操作较为简单,皮肤组织病理学检查可作为辅助诊断的重要手段。然而,有时组织学改变呈非特异性,为明确诊断必须反复活检进行病理学检查。

【适应证】 按皮肤病理诊断的价值依次为:

(1)皮肤肿瘤、癌前期病变、病毒性皮肤病、角化性及萎缩性皮肤病、红斑鳞屑性皮肤病等有高度诊断价值。

(2)大疱性皮肤病、肉芽肿性皮肤病、代谢性皮肤病、结缔组织病、血管性皮肤病、色素障碍性皮肤病、遗传性皮肤病、黏膜疾病等有诊断价值。

(3)某些深部真菌病、皮肤黑热病、猪囊尾蚴病(囊虫病)等感染性皮肤病可找到病原体。

【禁忌证】 严重瘢痕体质者(尤其是特殊部位)应慎重,需要征求患者同意。

【操作步骤】

(1)活检取材方法。

1)常规消毒。

2)局部麻醉。

3)用手术方法或钻孔器取材。

A. 刀切法:用手术刀可取较大较深组织,适用于各种皮肤病变,尤其是结节、肿瘤等。

B. 钻孔法:较方便,但应用受一定限制。适用于较小损害,或病变局限于表浅处,或手术切除有困难者。

C. 削除法:用刀削除病变组织,适用于表浅增生组织,如疣状物等。

(2)将所取组织按常规固定、脱水、包埋、切片、染色。必要时做组织化学、免疫组织化

学及电镜等检查。

【注意事项】

1. 皮损选择 一般选择充分发育的典型皮损,须取原发病变。水疱、脓疱宜取早期皮损。有多种病变同时存在时,应分别取材。必要时从皮损边缘取材,一半病损皮肤,一半正常皮肤,以便对比观察。如考虑肿瘤和结节性皮肤病,取材应尽量包括皮下脂肪组织。

2. 麻醉 尽可能在病变周围进行,避免在拟取皮损内直接注入麻醉药。

3. 取材 取材要根据实际情况,宽、长足够,应包括表皮、真皮及皮下组织。皮下结节须包括皮肤及皮下组织。较小皮损沿其边缘全部取下即可;较大斑块、环状皮损应取活动性边缘;溃疡性病变应取活动性边缘。色素痣切口应稍宽,切口至皮损边缘的距离根据部位不同而定,最好在 0.5cm 以上。要防止水疱、脓疱破损。活检组织应避免挤压。

4. 固定 一般用 10% 甲醛溶液立即固定。固定液与组织体积之比为 8∶1。

5. 术后处理 术后用无菌敷料包扎,保持创口清洁,选择适当时机拆线。

测 试 题

1. 采取皮肤标本时最常用的方法是(   )
   A. 环钻钻取　　B. 手术切取
   C. 削切　　D. 皮面剥离
   E 激光

2. 以下疾病中组织病理学检查不具有高度诊断价值的是(   )
   A. 皮肤肿瘤　　B. 病毒感染性皮肤病
   C. 角化性皮肤病　D. 结缔组织病
   E. 遗传性皮肤病

3. 以下关于组织病理学检查取材的描述错误的是(   )
   A. 大疱性皮肤病选择新鲜皮损
   B. 环状皮损选择中央部分
   C. 结节性损害应达到足够深度
   D. 感染性皮肤病选择新发皮损

E. 考虑肿瘤和结节性皮肤病,取材应尽量包括皮下脂肪组织

4. 组织病理切片的处理流程是(   )
   A. 脱水、包埋、染色、切片
   B. 染色、包埋、脱水、切片
   C. 包埋、染色、切片、脱水
   D. 脱水、包埋、切片、染色
   E. 脱水、染色、包埋、切片

5. 手术切取法进行取材时应注意(   )
   A. 切口方向与皮纹垂直
   B. 尽量避免切取面部、关节等部位的皮肤
   C. 取材时不应切到皮损周围的正常皮肤
   D. 尽量夹持切下组织的中央
   E. 活检组织应避免挤压

测试题答案

1. B　2. DE　3. B　4. D　5. BE

（刘相明）

第十章 医务人员职业防护

一、洗 手

【适应证】

（1）直接接触患者前后。

（2）执行无菌技术操作前后。

（3）穿脱隔离衣前后。

（4）接触清洁或无菌物品前。

（5）接触患者黏膜、破损皮肤后。

（6）接触污物后。

（7）接触患者血液、体液、分泌物、排泄物后。

（8）脱手套后。

（9）进食或下班前。

【六步洗手法步骤】

（1）在流动水下,使双手充分淋湿。

（2）取适量肥皂(皂液),均匀涂抹至整个手掌、手背、手指和指缝。

（3）认真揉搓双手至少15秒钟,应注意清洗双手所有皮肤,包括指背、指尖和指缝,具体揉搓步骤为:

1）掌心相对,手指并拢,相互揉搓。

2）掌心手背相对,双手交叉指缝相互揉搓,交换进行。

3）掌心相对,双手交叉指缝相互揉搓。

4）弯曲手指使关节在另一手掌心旋转揉搓,交换进行。

5）右手握住左手大拇指旋转揉搓,交换进行。

6）将五个手指尖并拢放在另一手掌心旋转揉搓,交换进行。

（4）在流动水下彻底冲净双手,擦干,取适量护手液护肤。

测 试 题

1. 医务人员在下列哪些情况下应当洗手(　　)

A. 直接接触患者前后

B. 接触特殊易感患者前后

C. 穿脱隔离衣前后

D. 进行无菌操作前后

E. 接触不同患者之间

2. 六步洗手法正确的描述是(　　)

A. 流动水洗手时可采用

B. 洗手的每步顺序不必有先后

C. 认真揉搓双手至少15秒

D. 应注意清洗指背、指尖和指缝

测试题答案

1. ABCDE 2. ABCD

(刘 永)

二、口罩的佩戴方法

【适应证】 一般诊疗活动,可佩戴纱布口罩或外科口罩;手术室工作或护理免疫功能低下患者、进行体腔穿刺等操作时应戴外科口罩;接触经空气传播或近距离接触经飞沫传播的呼吸道传染病患者时,应戴医用防护口罩。

【操作过程】

1. 外科口罩的佩戴方法

(1) 将口罩罩住鼻、口及下巴,口罩下方带系于颈后,上方带系于头顶中部。

(2) 将双手指尖放在鼻夹上,从中间位置开始,用手指向内按压,并逐步向两侧移动,根据鼻梁形状塑造鼻夹。

(3) 调整系带的松紧度。

2. 医用防护口罩的佩戴方法(图 10-1)

(1) 一手托住防护口罩,有鼻夹的一面背向外。

(2) 将防护口罩罩住鼻、口及下巴,鼻夹部位向上紧贴面部。

(3) 用另一只手将下方系带拉过头顶,放在颈后双耳下。

(4) 再将上方系带拉至头顶中部。

(5) 将双手指尖放在金属鼻夹上,从中间位置开始,用手指向内按鼻夹,并分别向两侧移动和按压,根据鼻梁的形状塑造鼻夹。

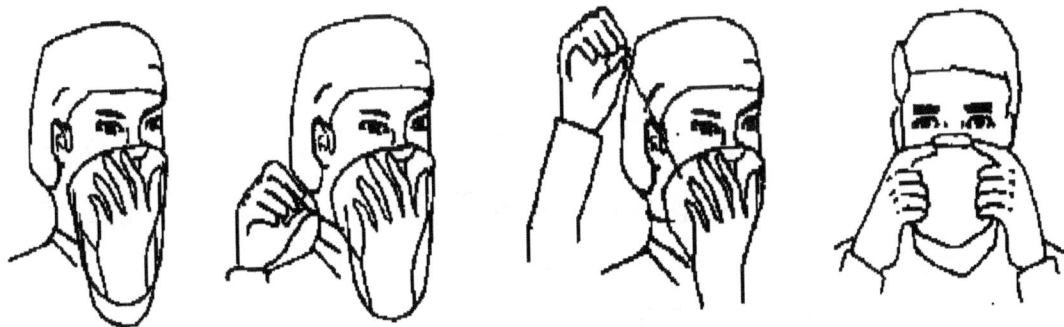

图 10-1 医用防护口罩的佩戴方法

3. 摘口罩方法(图 10-2)

(1) 不要接触口罩前面(污染面)。

(2) 先解开下面的系带,再解开上面的系带。

(3) 用手仅捏住口罩的系带丢至医疗废物容器内。

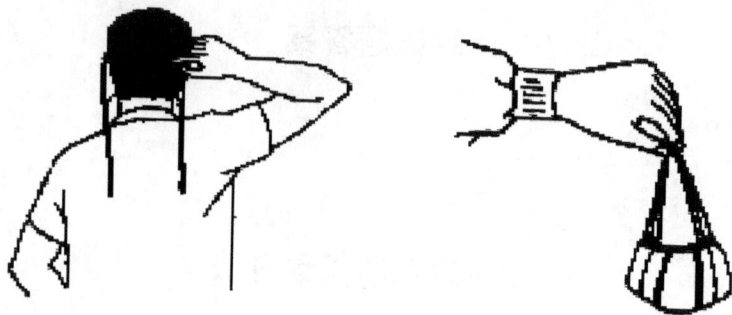

图 10-2　摘口罩方法

【注意事项】

（1）不应一只手捏鼻夹。

（2）医用外科口罩只能一次性使用。

（3）口罩潮湿后、受到患者血液、体液污染后，应及时更换。

（4）每次佩戴医用防护口罩进入工作区域之前，应进行密合性检查。检查方法将双手完全盖住防护口罩，快速的呼气，若鼻夹附近有漏气应调整鼻夹，若漏气位于四周，应调整到不漏气为止。

测　试　题

关于戴口罩，以下说法错误的是（　　　）

A. 医用防护口罩应做密合性检查

B. 口罩潮湿后应立即更换

C. 外科口罩只能一次性使用

D. 接触经空气传播或近距离接触经飞沫传播的呼吸道传染病患者时，应戴外科口罩

测试题答案

D

（刘　永）

三、穿脱隔离衣

【适应证】

（1）进入严格隔离病区时，需穿隔离衣。

（2）检查、护理需特殊隔离患者，工作服可能受分泌物、排泄物、血液、体液污染时，需穿隔离衣。

（3）进入易引起院内播散的感染性疾病患者病室和需要特别隔离的患者（如大面积烧伤、器官移植和早产儿等）的医护人员均需穿隔离衣。

【操作准备】　戴好帽子口罩，取下手表、卷袖至前臂以上并洗手。

【操作过程】

1. 穿隔离衣

（1）手持衣领取下隔离衣，清洁面向自己，将衣领向外折，对齐肩缝，露出袖笼。

(2) 左手伸入袖内并上抖,依法穿好另一袖,两手上举,将衣袖尽量抖上。

(3) 两手持衣领顺着边缘向后扣好领扣,系好袖口。

(4) 将隔离衣一边约在腰下 5cm 处渐向前拉,直到见边缘捏住,同法捏住另一侧边缘,然后双手在背后将边缘对齐,向一侧按压折叠,将腰带在背后交叉,回到前面将带子系好。

2. 脱隔离衣

(1) 解开腰带,打一活结,再解袖口,在肘部将部分袖子塞入工作服袖下,尽量暴露双手、前臂。

(2) 双手于消毒液中浸泡清洗,并用毛刷按前臂、腕部、手掌、手背、指缝、指甲、指尖顺序刷洗 2 分钟,再用清水冲洗 3 次,擦干。

(3) 解开衣领,一手伸入另一手的衣袖口,拉下衣袖包住手,用遮盖着的手从另一袖的外面拉下包住手。

(4) 两手于袖内松开腰带活结,然后双手先后退出,手持衣领,整理后,按规定挂好。

(5) 如脱衣备洗,应使清洁面在外将衣卷好,投入污衣袋中。

【注意事项】

(1) 隔离衣只限在规定区域内穿脱。

(2) 穿前应检查隔离衣有无破损。

(3) 穿时勿使衣袖触及面部及衣领

(4) 发现有渗漏或破损应及时更换。

(5) 脱时应注意避免污染。

(6) 隔离衣每天更换、清洗与消毒,遇污染随时更换。

测 试 题

1. 穿脱隔离衣应避免污染的部位是(　　)

　A. 腰带以下　　　B. 腰带

　C. 领子　　　　　D. 袖子

　E. 胸前、背后

2. 穿脱隔离衣时除了下列哪项外均应注意(　　)

　A. 隔离衣必须将内面工作服完全遮盖

　B. 穿时避免接触清洁物品

　C. 系领时勿使衣袖触及衣领及工作帽

　D. 病区走廊悬挂隔离衣,应污染面向外

3. 隔离衣应(　　)更换

　A. 每天　　　　　B. 每日两次

　C. 每周　　　　　D. 每月

测试题答案

1. C　2. D　3. A

（刘　永）

参 考 文 献

陈大燕,陈春彬,廖霖,等.2001.颈内静脉的解剖与穿刺改良法的临床应用.广东医学,22(7):576-577.

陈灏珠.2009.实用内科学.第13版.北京:人民卫生出版社.

陈红.2014.中国医学生临床技能操作指南.第2版.北京:人民卫生出版社.

陈红.陈江天.2005.内科常用操作技术手册.北京:北京大学医学出版社.

陈孝平,汪建平.2013.外科学.第8版.北京:人民卫生出版社.

陈新.2009.临床心律失常学.第2版.北京:人民卫生出版社.

儿童健康检查服务技术规范:中华人民共和国国家卫生和计划生育委员会官网 http://www.nhfpc.gov.cn/

葛均波,徐永健.2013.内科学.第8版.北京:人民卫生出版社.

胡亚美,江载芳.2002.诸福棠实用儿科学.第7版.北京:人民卫生出版社.

黄选兆,汪吉宝.2010.实用耳鼻咽喉科学.第2版.北京:人民卫生出版社.

江森,董白桦.2001.计划生育手术彩色图谱.济南:山东科学技术出版社.

教育部医学教育临床教学研究中心专家组.2012.教育部临床能力认证系列丛书:中国医学生临床技能操作指南.北京:
  人民卫生出版社.

教育部医学教育临床教学研究中心专家组.2012.中国医学生临床技能操作指南.北京:人民卫生出版社.

金汉珍,黄德珉,官希吉.2003.实用新生儿学.第3版.北京:人民卫生出版社.

康熙雄.2012.临床基本技能操作.北京:人民卫生出版社.

李爱斌,夏良.2009.妇产科小手术与检查技术.北京:北京科学技术出版社.

李小寒,尚少梅.2012.基础护理学.第5版.北京:人民卫生出版社.

刘新民.2003.妇产科手术学.北京:人民卫生出版社.

陆再英,钟南山.2009.内科学.第7版.北京:人民卫生出版社.

罗光辉,方机,黄锦联,等.2004.右锁骨下静脉穿刺置管术改进的解剖依据和临床应用研究.中华实验外科杂志,06:
  741-743.

邵肖梅,叶鸿瑁,丘小汕.2011.实用新生儿学.第4版.北京:人民卫生出版社.

田勇泉.2013.耳鼻咽喉头颈外科学.第8版.北京:人民卫生出版社.

万学红,卢雪峰.2013.诊断学.第8版.北京:人民卫生出版社.

王卫平.2013.儿科学.第8版.北京:人民卫生出版社.

吴希如,李万镇.2006.儿科实习医师手册.第2版.北京:人民卫生出版社.

吴在德,吴肇汉.2008.外科学.第7版.北京:人民卫生出版社.

谢幸,苟文丽.2013.妇产科学.第8版.北京:人民卫生出版社.

徐国成,韩秋生,等.2004.妇产科手术图谱.沈阳:辽宁科学技术出版社.

杨镇.2013.外科实习医师手册.第5版.北京:人民卫生出版社.

医师资格考试指导用书专家编写组.2010.国家医师资格考试实践技能应试指南.北京:人民卫生出版社.

张守信.2000.人体解剖学图谱.北京:科学技术文献出版社.

张学军.2013.皮肤性病学.第8版.北京:人民卫生出版社.

张彧.2010.急诊医学.北京:人民卫生出版社.

中华医学会.2006.临床技术操作规范——皮肤病与性病分册.北京:人民军医出版社.

庄心良,曾因明,陈伯銮.2004.现代麻醉学.第3版.北京:人民卫生出版社.

Kobrbel C,Thomsen T W,et al.2007.Orotracheal Intubation.N Eng L J.Med,356:e15.

附录1　0~3岁男童身长(身高)/年龄、体重/年龄

百分位标准曲线图

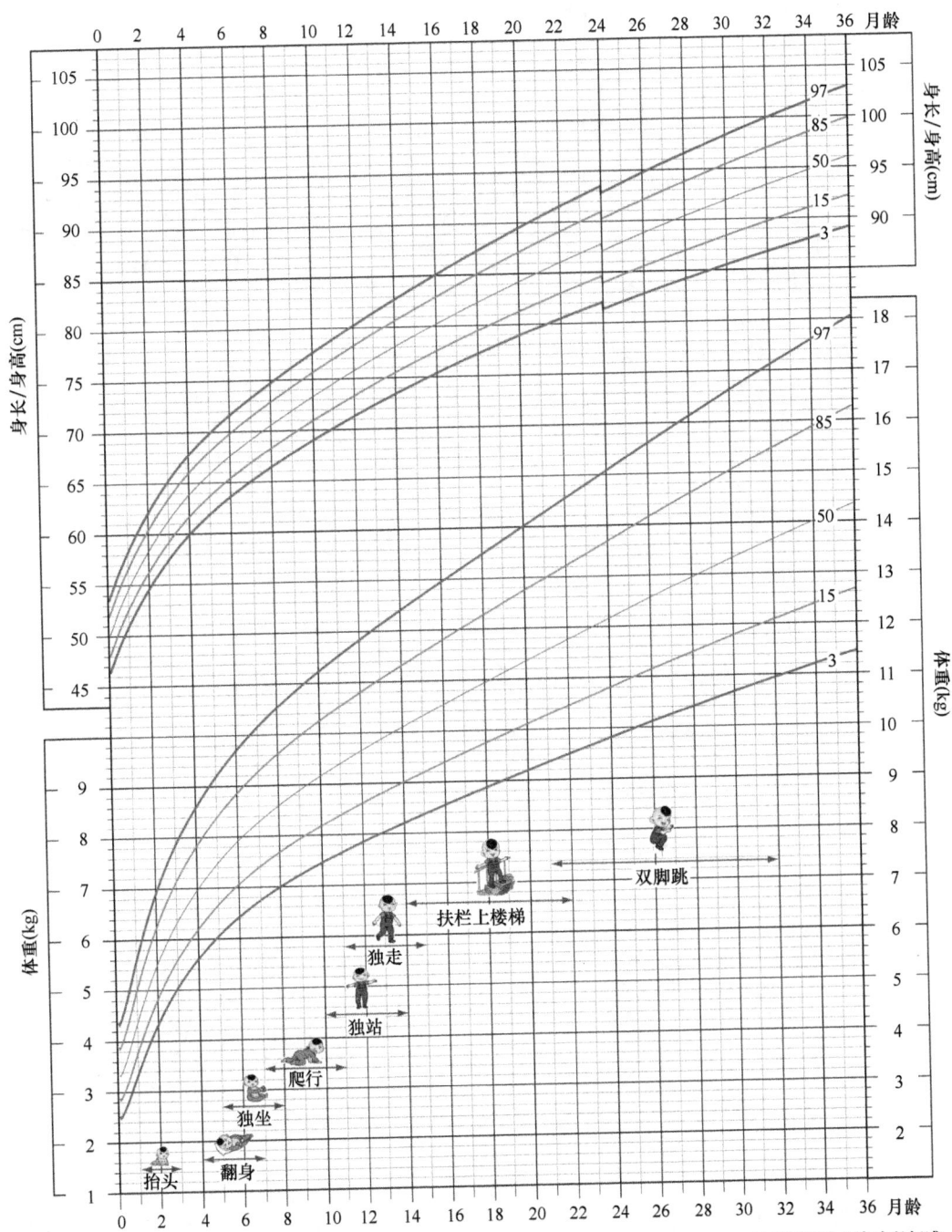

2006年WHO儿童生长标准

附录2 0~3岁男童头围/年龄、体重/身长
百分位标准曲线图

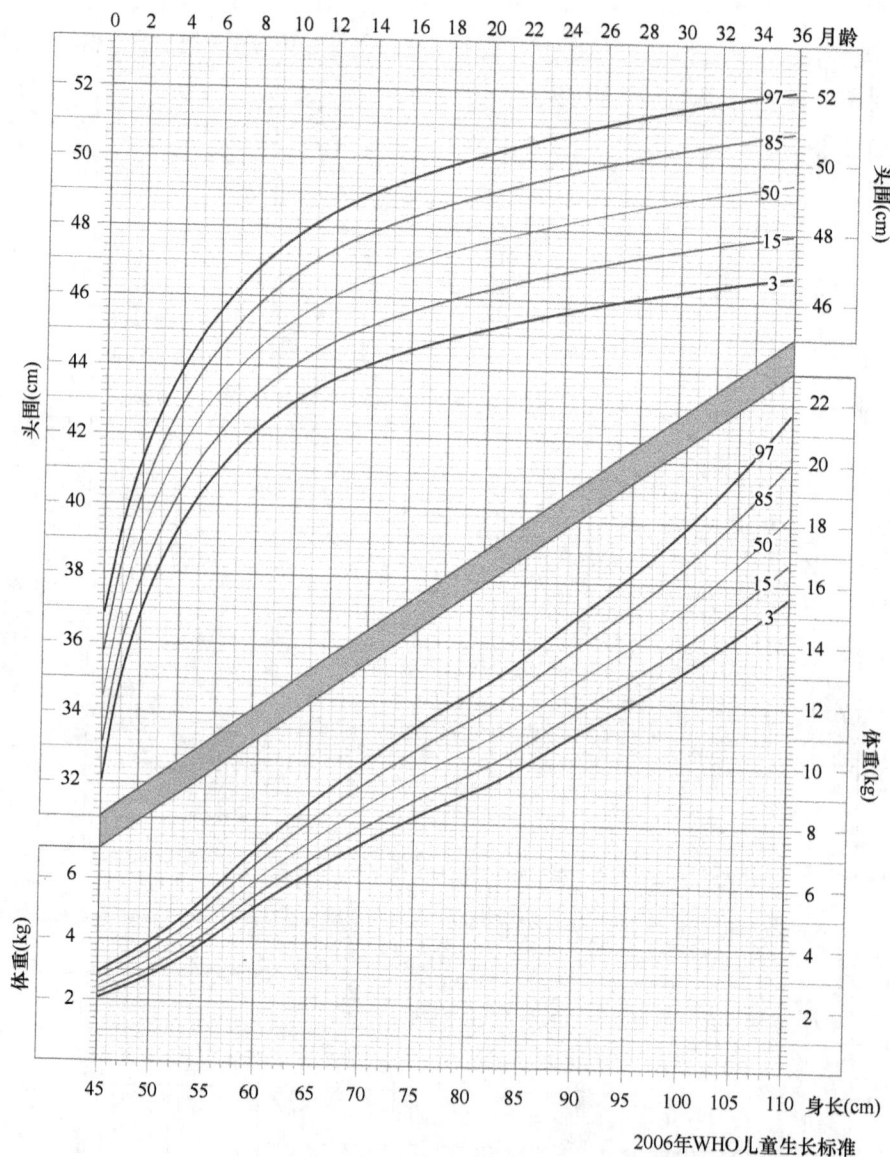

2006年WHO儿童生长标准

附录3 0~7岁男童体质指数(BMI)/年龄百分位标准曲线图

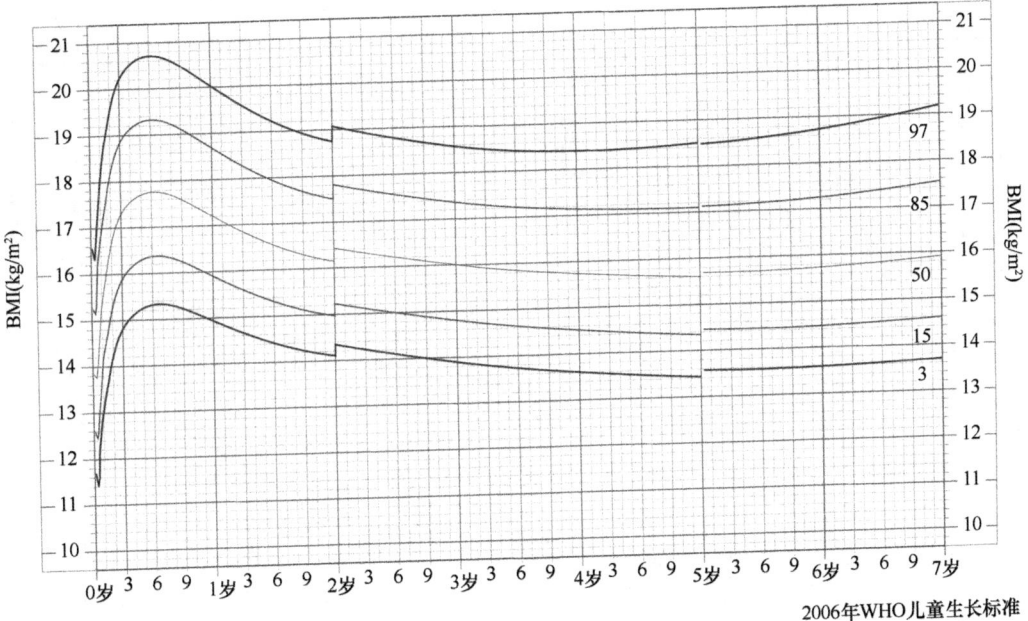

2006年WHO儿童生长标准

附录4 0~3岁女童身长(身高)/年龄、体重/年龄百分位标准曲线图

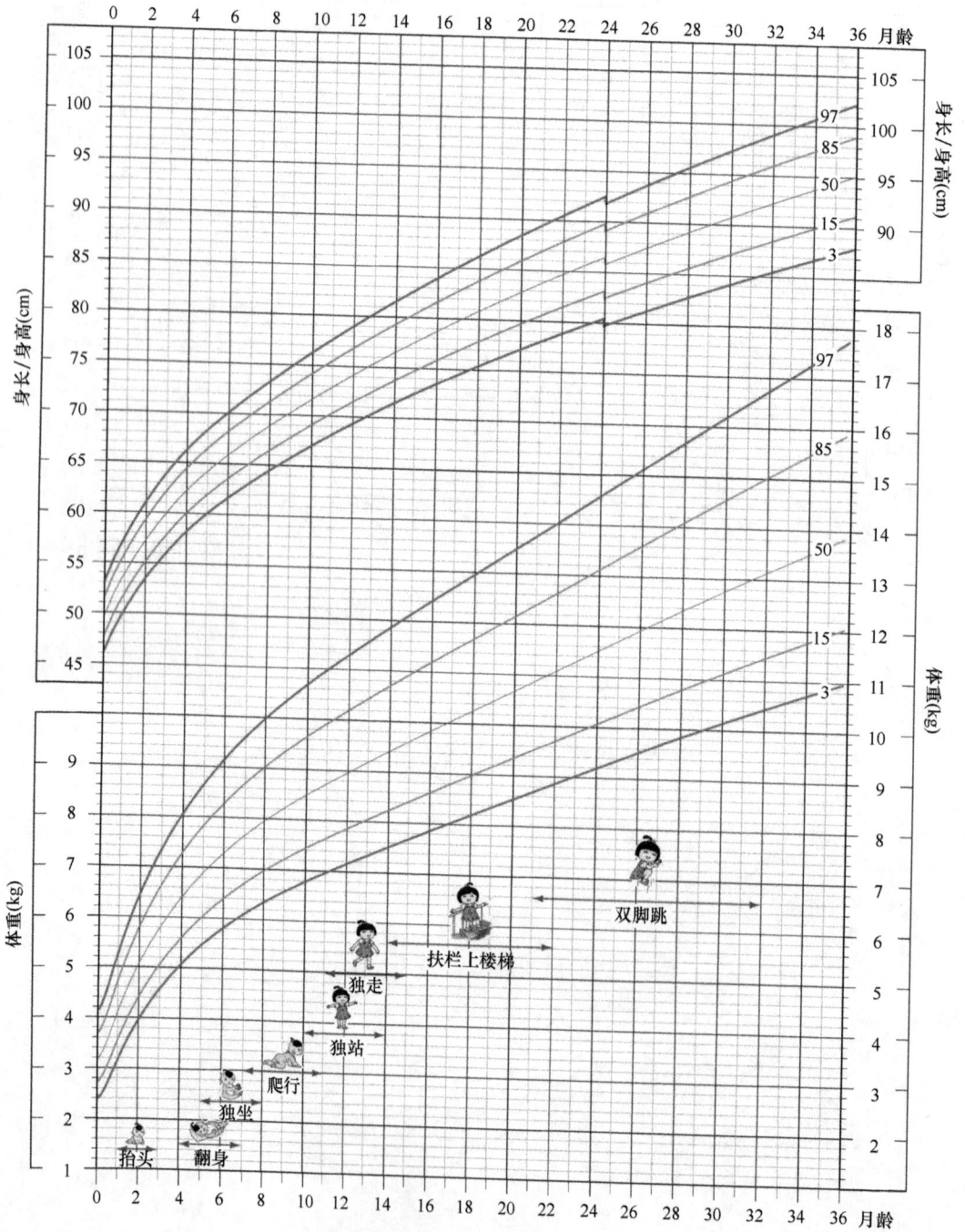

2006年WHO儿童生长标准

附录 5　0~3 岁女童头围/年龄、体重/身长 百分位标准曲线图

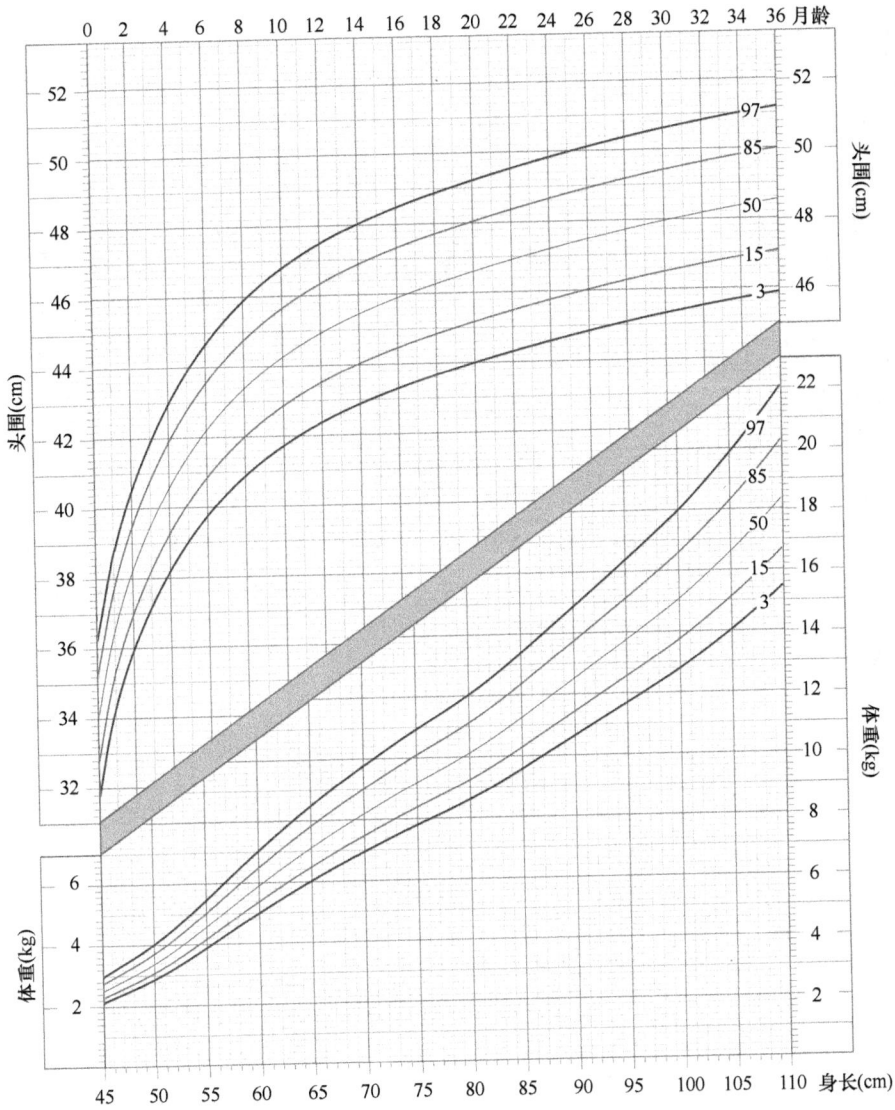

2006年WHO儿童生长标准

附录6 0~7岁女童体质指数(BMI)/年龄百分位标准曲线图

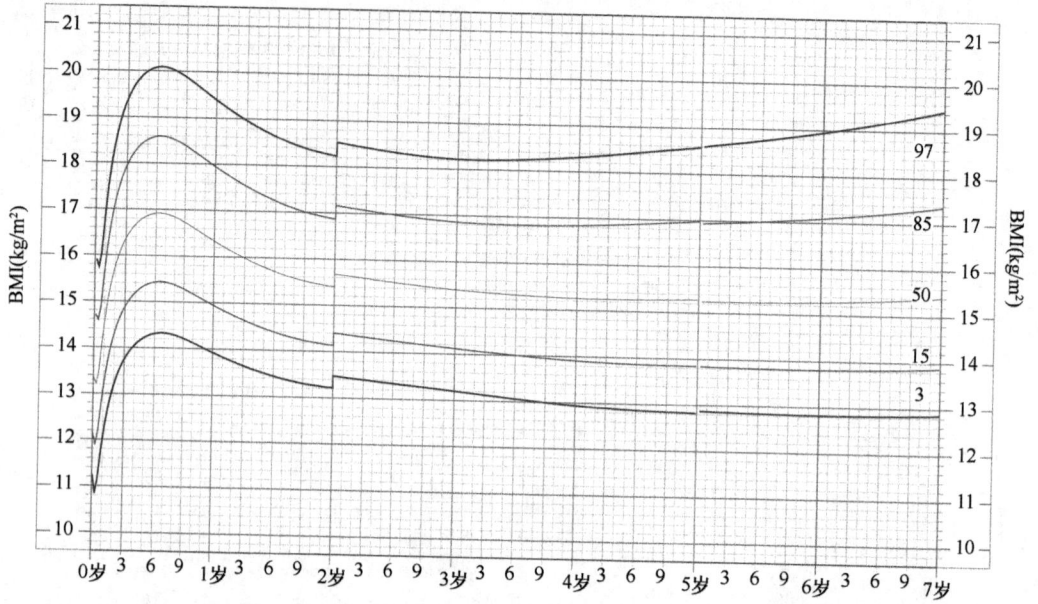

2006年WHO儿童生长标准